Ullstein

ÜBER DAS BUCH:

Der sanfte Weg zur Heilung ist möglich. Dem an Medikamente, Apparate und Operationen gewöhnten skeptischen Zeitgenossen mag dies abergläubisch oder schlicht naiv erscheinen. Die Praxis hat aber gezeigt: Die von Dr. Bach entwickelten 38 Blütenessenzen unterdrücken oder bekämpfen nichts, sondern geben der ursprünglichen und gesunden seelischen Anlage ihre Entfaltungskraft zurück und heilen auf natürliche Weise das Krankhafte. Nicht die vordergründige Beseitigung einzelner Symptome ist das Ziel, sondern ein harmonischer Genesungsprozeß, der sowohl die körperliche als auch seelische Seite des Menschen erfaßt. Das erfolgreiche Standardwerk des renommierten Blüten-Spezialisten Dr. med. Götz Blome enthält alle für die Selbstbehandlung erforderlichen Informationen. Es bietet Therapeuten, aber auch interessierten Laien viele praktische Hinweise und Tips für eine fundierte Therapie. Ein Novum sind die Ausführungen über die Möglichkeit, astrologische Gegebenheiten in der Bachschen Therapie einzusetzen.

DER AUTOR:

Dr. med. Götz Blome, Jahrgang 1942, studierte Medizin in Freiburg und Bonn. Seit über 20 Jahren arbeitet er in eigener Praxis mit Naturheilverfahren, seit über 15 Jahren zudem intensiv mit Bachblüten. Bekannt durch seine Bücher, Seminare und Vorträge gilt er als Deutschlands bekanntester Bachblüten-Spezialist.
Weitere Veröffentlichungen (u. a.):

Bewährung in der Krankheit (1990); Heile Dein Kind an Körper und Seele (1997); Das neue Bach-Blüten-Buch (1997); Das praktische Handbuch zur Bach-Blüten-Therapie (1998).

Dr. med. Götz Blome

Mit Blumen heilen

Die Blütentherapie nach Dr. Bach

Ullstein

Ullstein Buchverlage GmbH & Co. KG,
Berlin
Taschenbuchnummer 35858

Ungekürzte Ausgabe (auf der Grundlage der 8. Auflage 1996)
April 1999

Umschlagentwurf:
Vera Bauer
Unter Verwendung einer Abbildung von
Fotex/Colour Box

Printed in Germany 1999
Satz:
Pinkuin Satz und Datentechnik, Berlin
Druck und Verarbeitung:
Ebner Ulm
ISBN 3 548 35858 6

Die Deutsche Bibliothek – CIP-Einheitsaufnahme

Blome, Götz:
Mit Blumen heilen : die Blütentherapie nach Dr. Bach / Götz
Blome. – Ungekürzte Aufl. (auf der Grundlage der 8. Aufl. 1996) –
Berlin : Ullstein, 1999
(Ullstein-Buch ; Nr. 35858
ISBN 3-548-35858-6

Inhalt

Der sanfte Weg zur Heilung

Grundsätzliche Gedanken

Als irdische Wesen sind wir dem Gesetz von Aufbau und Verfall, Leben und Tod unterworfen. In Zeit und Raum werden wir uns als sterbliche Menschen bewußt, gleichzeitig aber tragen wir in uns das Wissen um unsere »göttliche«, unsterbliche Seite, und unser Leben stellt das Bemühen um die Vereinigung von Vergänglichem mit Ewigem, Menschlichem mit Göttlichem dar.

Die Kraft, die alles bewirkt, die die Religionen Gott und die Naturwissenschaft Energie nennen, drückt sich in unserer menschlichen Existenz als Leben, das heißt Wachstum und Entfaltung aus. Wir können sie als unbewußten Drang oder innere Notwendigkeit wahrnehmen, als das, was uns bewegt, verändert und motiviert. Sie nimmt einerseits Gestalt als Zelle und Organismus an und bildet andererseits alles, was wir nichtmateriell darstellen: Seele, Geist, Bewußtsein. Wir fühlen sie als unser *inneres Gesetz,* das unsere äußere Erscheinung ebenso bestimmt wie unsere Gefühls- und Geistesstruktur, unsere Verhaltensweisen wie unseren Lebenslauf. Solange wir ihm in unserer menschlichen Entwicklung entsprechen, empfinden wir unser Leben als sinnvoll und sind gesund. Kann es sich aber nicht in uns entfalten, so werden wir frustriert, deprimiert und krank.

Gesundheit und Krankheit sind Begriffe, die man verschieden verstehen und auf Körper, Geist oder Seele beziehen kann. Aber sie betreffen immer nur unser irdisches, vergängliches Leben. Für unsere unsterbliche Seele gelten sie nicht. Während sich die Lebenskraft so harmonisch wie möglich entfalten und dabei ein Höchstmaß an Gesundheit erreichen will, verwirklicht sich das Ewige in uns nach anderen Kriterien. Irdische Gesundheit ist dafür keine Voraussetzung.

In unserem Leben gibt es kein absolutes Ziel, es ist ein Entwicklungsprozeß. Wir können uns nur bemühen, die in uns auf Entfaltung drängende Kraft lebendig umzusetzen. Wohin sie uns führt und was wir erreichen werden, wissen wir nicht. Auch der Vergleich mit dem Leben eines anderen Menschen führt uns nicht weiter, denn an unserer Realität ändert er nichts, doch verlieren wir dabei unseren eigenen Maßstab, aus dem allein wir den richtigen Weg finden können.

Wenn die bewirkende Kraft Form annimmt, erfährt sie eine Veränderung. Als lebendige Wesen haben wir die Aufgabe, sie in einer bestimmten Weise zu transformieren, das heißt, ihr eine andere Qualität zu geben. Sie tritt in uns ein und verläßt uns in Form unserer Lebensäußerungen, nachdem sie sich im komplizierten Zusammenwirken aller unserer Eigenschaften und Komponenten gewandelt hat. Wie der Luftstrom in einer Flöte zum Wohlklang wird, so soll sie in uns zum harmonischen Lebensausdruck werden.

Unser inneres Gesetz stellt die Form dar, in der sie sich transformiert. Je harmonischer und reibungsloser ihr dies gelingt, desto sinnvoller und gesünder wird unser Leben. Krankheit dagegen entsteht, wenn Behinderungen oder Verzerrungen auftreten und unser tatsächliches Leben nicht den inneren Möglichkeiten und Notwendigkeiten entspricht.

Wenn wir gesund sind, durchströmt uns die Lebenskraft, bildet eine harmonische Struktur und verläßt uns in Form unserer – ebenfalls harmonischen – Lebensäußerungen. Wird sie jedoch darin behindert oder blockiert, dann staut sie sich, wird unharmonisch und destruktiv. Die Disharmonie beginnt in unserem Innern und nimmt schließlich die Form einer körperlichen Krankheit an. Wer sensibel ist, kann sie bereits in ihren subtilen Anfängen wahrnehmen.

Wasser, das in seinem freien Fluß behindert wird, bildet Turbulenzen und wird zerstörerisch. Ähnlich verändert sich der Ausdruck der Lebenskraft in einem gestörten oder blockierten Organismus. Ihr Stau führt an den psychosomatischen Problemstellen zu Schmerz, Entzündung oder Aggression, bis das

Hindernis beseitigt oder eine Drainage – in Form von Ausscheidungen oder Reaktionen aller Art – geschaffen ist (durch die zwar das Schlimmste verhütet, ein Teil der Lebenskraft aber vergeudet wird). Kann der Organismus keine Drainage entwickeln, so entsteht ein innerer Überdruck, der ihn, zum Beispiel in Form eines Tumors oder einer Sepsis, zerstört (siehe folgende Abbildung).

Solche Entartungen finden aber nicht nur im Körper statt, sondern können auf allen Ebenen auftreten: als Perversion und Blockierung der *Gefühle,* als Unklarheit des *Geistes,* Trübung des *Bewußtseins* und Verlust des *Lebenssinnes.* Die Gesamtheit unseres Lebens legt Zeugnis davon ab, in welcher Weise wir die Lebenskraft umsetzen: aufbauend und harmonisch oder disharmonisch und zerstörerisch.

Doch in welchem Zustand sich auch immer ein Organismus oder eine menschliche Existenz befinden mag: Stets stellt er die beste der noch verbliebenen Möglichkeiten dar. Jede Krankheit ist eine Art Rettungsaktion, die uns von einem falschen Weg abbringen und das zerstörerische Potential der gestauten Kräfte verringern soll. Sie ist der Versuch unseres inneren und äußeren Körpers, doch noch sein Ziel, nämlich Wachstum und Gesundheit, zu erreichen.

Immer, wenn wir uns krank fühlen, ist der Moment gekommen, in dem wir uns klarwerden müssen, in welcher Beziehung unsere Entfaltung behindert ist. Dabei können wir fast regelmäßig feststellen, daß das Problem in unserem Inneren liegt. Wenn wir uns ihm mehr zuwenden, wenn wir die Bedeutung von Seele, Geist und Bewußtsein und den Sinn unserer Existenz besser verstehen würden, hätten wir den Schlüssel zur Gesundung. Täglich erleben wir, welche entscheidende Rolle sie in unserem Leben spielen, und doch lehnen wir es meistens ab, uns aus ihnen die Kraft zur Heilung unserer Krankheiten zu erschließen und suchen statt dessen unser Heil bei Pillen und Operationen. Wieviele Menschen haben schon erlebt, daß eine schlechte innere Verfassung sie krank gemacht und umgekehrt ein positives Gefühl oder ein aufbauender Gedanke ihrem Körper die Heilkraft zurückgegeben hat!

Phase 1 *Idealzustand* Gesundheit Wachstum Entfaltung	*Stabiler Zustand*
Phase 2 *Normalzustand* Teilblockierung leichte krankhafte Störung, kompensiert	Gleichgewicht zwischen zuströmender Lebenskraft und Gegendruck durch Kompensationsmechanismus
Phase 3 *»normale Krankheit«* Entzündung, Schwellung (»Tumor«), Schmerz, Steine, Ablagerungen, emotionale, bewußtseins- mäßige Störung, sozial noch tragbar	*Labiler Zustand*
Phase 4 *Heilreaktion* *(aber nicht Heilung)* »Drainage«, Eiter, Absonderung, Fieber, emotionale Entladung, Rationalisierung, Selbstlüge	Gleichgewicht zwischen Blockierung zuströmender Lebenskraft und Abstrom über Drainage (= Verlust an Lebenskraft)

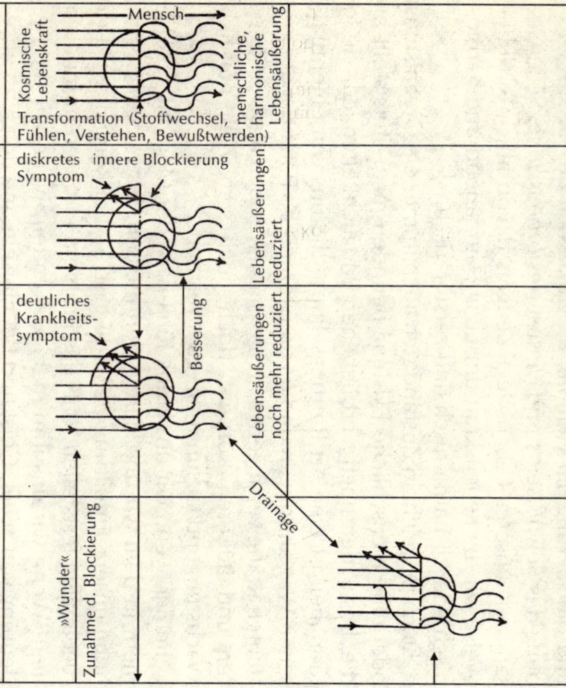

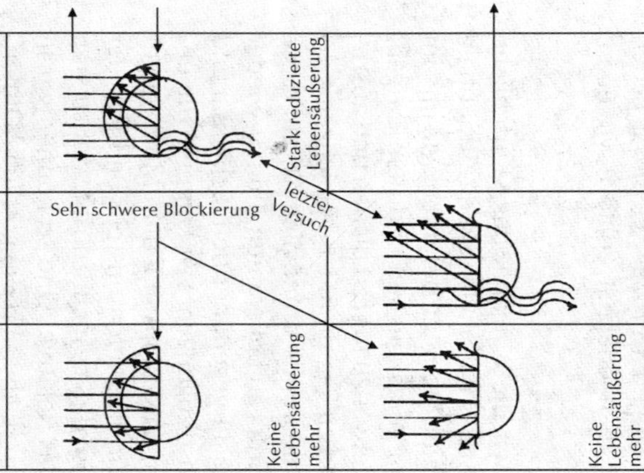

Phase 5 *schwere Krankheit* mit starker Intoxikation, schwere Geistes- oder Gemütskrankheit	Hoffnungsloser Zustand; »Wunderheilung« durch Abbau der Blockade
Phase 6 *schwere Heilreaktion* »letzter Versuch« durch große Drainage	Kritischer Zustand bei zu großer Abwehrreaktion = bedrohlicher Verlust der Lebenskraft durch Heilreakt.
Phase 7 *Tod*	Tod, entweder durch Totalblockierung oder durch Verlust aller Lebenskraft bei zu großer Drainage

Das Schema gilt für alle menschlichen Ebenen. Dabei besteht immer die Tendenz, den Stau der blockierten Lebenskraft auf eine tiefere Ebene zu verlagern (z. B. von der seelischen auf die körperliche), um die höhere freizuhalten.

Das Schema zeigt den *spontanen Verlauf* der Krankheiten.

Die Therapie kann drei Wege gehen:
1. Abbau der eigentlichen Blockade (Heilung) – Ansatzpunkt der Bachschen Therapie, z. T. Homöopathie.
2. Drainage und Ableitung der durch die innere Blockade gestauten Lebenskraft, um Progredienz im blockierten Bereich zu verhindern, z. B. ableitende Maßnahmen.
3. Reduktion des Zustroms an Lebenskraft, um zu großen Stau oder Drainage zu verhindern (z. B. allopathische Suppressionstherapie).

Bach wies deshalb auf die Notwendigkeit hin, die Blockierung, die in negativen Gefühlen, Denk- und Verhaltensweisen besteht und aus der sich unsere »Persönlichkeit« aufbaut, zu beseitigen, damit innere Harmonie und seelisches Wachstum stattfinden können.

Solange sich die Lebenskraft in uns entfalten kann, fühlen wir uns wohl. Wie auch immer unsere Ausgangsposition ist – eine leichte Störung oder eine schwere Krankheit –, das Wachstum kann jederzeit stattfinden, denn es ist ein dynamischer, auf die Gegenwart bezogener Prozeß. Er ist das Leben selbst. Deshalb können wir auch jederzeit, solange wir leben, gesunden.

In unserem Leben haben wir die Aufgabe, das Menschliche und das Göttliche, das heißt das Rationale und das Irrationale in uns zu vereinen. In jedem Moment befinden wir uns im Schnittpunkt zwischen dem Vergänglichen und dem Ewigen. Wir sehen uns gezwungen, etwas zu tun, zu planen und auszuführen, uns abzusichern und zu kämpfen. Und gleichzeitig erleben wir täglich, daß es im Grunde unmöglich ist, auf diese Weise das Leben »in den Griff« zu bekommen. Immer wieder erfahren wir unsere Ohnmacht gegenüber dem Schicksal und die Sinnlosigkeit unserer Anstrengungen. Wir kämpfen um unser Leben und wissen doch, daß es uns in jedem Moment genommen werden kann. Wir erschaffen uns ein Bild von der Welt und wissen gleichzeitig, daß es nicht zutrifft. Wir suchen das Absolute und finden das Relative. Und so können wir in jedem Augenblick die menschliche und die göttliche Dimension erfahren.

Diese zwei Seiten unserer Existenz entsprechen den beiden Prinzipien, die alle Phänomene unserer menschlichen Welt gestalten: dem Prinzip der Kausalität, dem Gesetz von Ursache und Wirkung einerseits, und dem Prinzip der Parallelität, der Gleichzeitigkeit, Gleichberechtigung und Zeitlosigkeit aller Phänomene andererseits.

So können wir zwar sagen, alles ergebe sich *kausal* aus etwas Ursächlichem, hintereinandergeschaltet in zeitlicher und räumlicher Folge. Aber gleichzeitig können wir erkennen, wie alles *nicht kausal,* sondern parallel und gleichzeitig nebeneinander existiert. Auf dem Prinzip der Kausalität ist unser normales, rationales Leben aufgebaut. In ihm erleben wir seinen zeitlichen Ablauf und die Aneinanderreihung unserer Erfahrungen, und in ihm entwickeln wir unser logisches Verständnis, das bestimmten Gesetzen folgt und daher zwangsweise zu bestimmten Ergebnissen kommen muß.

Das Prinzip der Parallelität jedoch bedeutet, daß alles, was in unserer Welt zu einem gegebenen Zeitpunkt existiert, der (variierte) Ausdruck eines übergeordneten kosmischen Phänomens ist, das heißt eine *gemeinsame Identität* besitzt. Es gibt unter diesem Aspekt keine zeitliche Aneinanderreihung von Folgezuständen, sondern nur die momentane Gemeinsamkeit eines höheren Sinnes, der sich gleichzeitig in allem zeigt. In dieser Betrachtungsweise entspricht eines dem anderen, aber nicht in nachgeordneter Folge, sondern in gleichberechtigter Beziehung. Sie ermöglicht uns das Eindringen in den – zeitlosen – Augenblick, wogegen in der Kausalität unsere menschliche Vergangenheit, Gegenwart und Zukunft stets präsent sind. Durch unsere Sinne, unser Gefühl und unsere Wahrnehmung haben wir Zugang zur momentanen, aus zeitlichen Abhängigkeiten herausgelösten Realität, und unser Verstand versucht, daraus ein logisches Gesetz für die Zukunft zu machen. Das uneingeschränkte Erfassen aller gleichzeitig bestehenden Umstände aber wäre die Voraussetzung für eine umfassende Erkenntnis. Je totaler wir eine Situation, in der wir uns befinden, in all ihren gleichzeitigen Aspekten und Bedeutungen erfassen können, desto universaler werden die hieraus von unserem Verstand konstruierten Kausalgesetze sein können.

Das Prinzip der Kausalität ist der Ebene des täglichen Lebens und des »menschlichen« Menschen zugeordnet. Es erlaubt ihm, seine Welt mechanisch zu gestalten, sie nach bestimmten Gesetzen zu ordnen und darin historische Spuren zu hinterlassen. Das Prinzip der Parallelität dagegen enthebt ihn der Einordnung in Zeit und Raum. Es macht ihn zum »göttlichen« Menschen, denn es bedeutet, daß auch er die göttliche

Ordnung repräsentiert und gleichzeitig mit allen anderen Phänomenen dieser Welt (ohne menschlichen Zweck) besteht.

Wenn wir uns das All als eine unendliche Anzahl verschiedener Ebenen vorstellen, so finden wir uns selbst – als menschliche Wesen – auf einer bestimmten Ebene, auf der sich unser Leben abspielt. Auf ihr liegt die für uns erfaßbare Kausalität, nach der wir handeln können.

In der Parallelität jedoch verbinden wir uns mit allen »höheren« und »tieferen« Welten oder Ebenen, können uns der Gemeinsamkeit mit dem All öffnen und uns seine Kräfte erschließen. Wir befinden uns in der Demut desjenigen, der – als Teil des Ganzen – dieses Ganze nicht in seine Macht bekommen kann, und haben das Wissen, daß es einen in diesem Ganzen liegenden übergeordneten Sinn gibt und daß hinter allem Erkennbaren das Unerkennbare steht.

Unsere Verständnismöglichkeit ist nicht nur dadurch eingeschränkt, daß wir das Unerkennbare eben nicht erkennen können, sondern daß wir auch normalerweise nicht in der Lage sind, das Erkennbare in seiner Vielfalt und Universalität zu erkennen. Es reicht meist gerade so weit, daß wir die vordergründige Welt unseres täglichen Lebens gestalten können.

Wir können jeden beliebigen Augenblick unseres Lebens in zwei Komponenten aufteilen, die sich durch eine Senkrechte und eine Waagerechte darstellen lassen (siehe folgende Abbildung). Die Senkrechte stellt den Schnitt durch alle gleichzeitig existierenden Welt-Augenblicke, die Parallelität, dar. Sie entspricht unserer momentanen Wirklichkeit, die wir nur intuitiv und gefühlsmäßig erfassen können und die zeitlos ist, wogegen das, was wir unter Zeitablauf verstehen, das Produkt unseres kausal und logisch denkenden Verstandes ist. In der Parallelität liegt das »Sein«, das totale Aufgehen in einem Gefühl oder einer Situation, die Loslösung von Zeit und Raum, die Absolutheit von etwas, was wir mit unserem Verstande nicht erfassen können. In ihr liegt unsere Fähigkeit, uns eins mit dem Universum oder »Gott« zu fühlen. Sie ist gleichzeitig Ursache und Wirkung, ein Ausdruck des Ewigen und unsere Verbindung nach »oben«.

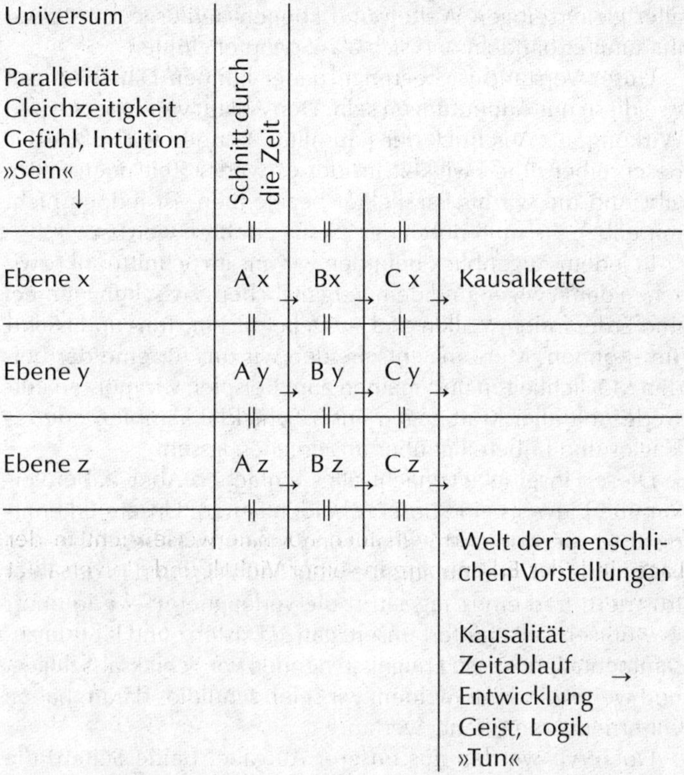

Parallel: Ax, Ay, Az usw. entsprechen sich; sie sind *gleichzeitig*
Kausal: Ax, Bx, Cx usw. ergeben sich auseinander; sie sind *hintereinandergeschaltet*.

Auf der Waagerechten finden wir den kausalen Ablauf unseres Lebens, die Vergangenheit, die Gegenwart und die Zukunft repräsentiert, das Phänomen der räumlichen Veränderung, der Aneinanderreihung von Ursache und Wirkung, die logischen Erklärungen unseres Verstandes und auch die Möglichkeit, steuernd einzugreifen. Diese unsere Ebene ist dem kalkulierenden Geist unterstellt. Er hat sie sich aus der Unzähligkeit aller gleichzeitigen Welten und Ebenen herausgegriffen. Auf ihr kann er handeln und sich als »Schöpfer« fühlen.

Unser Verstand ist begrenzt, daher können Darstellungen wie diese nur Andeutungen sein. Den Ablauf von Ursache und Wirkung, als Ausdruck der Kausalität, können wir »objektiv« beschreiben, die Ewigkeit, in der es weder Zeit noch Raum gibt und die wir als Parallelität bezeichnen, ist jedoch nicht mitteilbar. Sie muß durch das »Sein« erfahren werden.

In jedem Augenblick befinden wir uns im Schnittpunkt zwischen dem Ewigen und dem Vergänglichen, zwischen Himmel und Erde, freiem Willen und Ausgeliefertsein, Tun- und Nicht-Tun-Können. Meistens entscheiden wir uns für eine der beiden Möglichkeiten und meinen zum Beispiel, wir müßten entweder mit aller Kraft gegen unser Schicksal kämpfen oder es klaglos und unbeteiligt über uns ergehen lassen.

Diese Einseitigkeit macht alles einfacher. Aber dabei verkümmert jeweils eine unserer beiden Seiten. Unsere Erkenntnisse werden bruchstückhaft, und unserem Leben fehlt sein voller Sinn. Wir durchlaufen es verständnislos und in der Tiefe frustriert, und eines Tages tritt die verleugnete Seite in unser Bewußtsein, erschüttert unsere ganze Existenz und läßt sie zusammenfallen. Diese Ereignisse nennen wir Schicksalsschläge, und wenn wir dann meinen, wir seien schuldlos daran, haben wir erneut eine Chance vertan.

Doch wir werden aus unserer Aufgabe, beide Seiten, die menschliche und die göttliche, in uns zu vereinen, nicht entlassen. Und so ist es nur eine Frage der Zeit, wann die nächste »Chance« sich einstellt. Je besser es uns gelingt, beide in unser Leben einzubeziehen, das heißt, in der Ewigkeit verankert, in Raum und Zeit zu leben und uns seiner Vorder- und Hintergründigkeit bewußt zu sein, desto reicher und wirklicher wird es. Dann werden wir nicht nur in jedem Moment *tun,* sondern auch *sein* können.

Wir werden als »göttliche« Menschen in innerer Gelassenheit unser Schicksal annehmen und uns gleichzeitig als »menschliche« Menschen mit ihm aktiv auseinandersetzen und unsere Aufgabe erfüllen können.

Dann werden wir uns zwar bemühen, die Krankheit in ihrem Verlauf mit unserem logisch analysierenden Verstand zu erfassen und mit allen uns zur Verfügung stehenden Mitteln zu überwinden, aber gleichzeitig versuchen, durch sie, als *Zustand,* eine Verbindung zu jener höheren Kraft herzustellen, deren Ausdruck sie ja ist und die wir Gott oder Schicksal nennen. Wir werden um unser Leben kämpfen und es gleichzeitig in die Hand des Todes legen.

Diese Doppelnatur unserer menschlichen Welt tritt auch zutage, wenn wir die Krankheit in ihren verschiedenen Aspekten betrachten. Wir halten sie für ein Phänomen, das sich nach dem Gesetz von Ursache und Wirkung erklären läßt. Wir verknüpfen bestimmte Umstände kausal miteinander und behaupten zum Beispiel, die Krankheit komme von einer Infektion, einer Vergiftung, der Umweltbelastung, schlechter Ernährung oder falschen Verhaltensweisen. Wir sind stets auf der Suche nach einem Grund oder einem Schuldigen, weil wir glauben, dann könnten wir das Unheil bekämpfen oder verhüten.

Unser Bedürfnis, das Problem auf diese Weise in den Griff zu bekommen, ist so groß, daß wir oft bereit sind, willkürlich aus der Aneinanderreihung bestimmter Symptome genau definierte Krankheitsbilder zu konstruieren. Unser vermeintliches Wissen über den notwendigen Ablauf einer Krankheit, über ihre Folgen und Gefahren, zwingt uns dann, entsprechend einzugreifen. Dem beschränkten Gesichtsfeld entsprechend lassen sich dabei auch gewisse Erfolge erkennen, die wir dann natürlich auf unser eigenes Konto buchen. Daß alles auch ohne unser Eingreifen hätte gut werden können – dieser Gedanke kommt uns allerdings bei solch einseitiger Sicht erst gar nicht.

Andererseits können wir aber auch postulieren, daß es gar nicht anders hätte kommen können, als es gekommen ist, weil in allem, *auch in unserem Handeln,* eine höhere Ordnung wirkt. Unter diesem Aspekt müssen wir uns in unser Schicksal fügen, anstatt es ändern zu wollen. Wir können ja auch feststellen, daß alle von uns registrierten Symptome der Krankheit *gleichzeitig den momentanen Zustand* ausmachen, daß sie aber zu einem anderen Zeitpunkt in allen Einzelheiten anders waren oder sein werden.

Daraus läßt sich nach dem Prinzip der Parallelität schließen, daß im gesamten Universum *in diesem Moment* ein Zustand herrscht, der sich zum Beispiel in uns als unsere momentane Krankheit manifestiert. Durch diese Identität mit dem kosmischen Geschehen rückt sie aus dem Bereich unserer menschlichen Logik und Macht. Wir erkennen, daß hier ein höheres, übermenschliches Prinzip wirkt, dem wir uns hingeben müssen und durch das sich unsere Beziehung zu jener unbegreiflichen Dimension, die wir göttlich nennen, vertieft.

Diese prinzipiell verschiedenen Haltungen entsprechen der *objektiven* und der *subjektiven* Betrachtungsweise, aus der sich einerseits die *behandelnde* und andererseits die *erkennende* Seite der Medizin ergibt.

Objektiv ist ein Zustand dann, wenn er zu einer Norm in Beziehung gesetzt und von anderen Menschen festgestellt werden kann. Die behandelnde Medizin vergleicht den Zustand des »kranken« Menschen mit dem des »gesunden« und bemüht sich, die Gesundheitsnorm wiederherzustellen. Das Entscheidende an dieser Betrachtungsweise ist das Kriterium des Negativen, die Auffassung, daß der Zustand nicht richtig ist, weil er eine Abweichung vom Idealwert darstellt. Daraus ergibt sich die Notwendigkeit und die Möglichkeit, etwas dagegen zu unternehmen, zu behandeln und zu heilen.

In dieser Haltung befinden wir uns aber im Gegensatz zu uns selbst, denn wir betrachten dabei unsere Krankheit als ein außerhalb von uns liegendes Objekt, als etwas Selbständiges. Wir personalisieren sie und distanzieren uns von ihr. Wir sprechen von ihr wie von einer fremden Person und behandeln sie als etwas, womit wir eigentlich nichts zu tun haben, was aus unserem Leben verschwinden müsse. Damit wird sie zum Feind, den wir bekämpfen und besiegen müssen.

Wir können uns aber auch mit ihr identifizieren und sie subjektiv, als Ausdruck unserer selbst und unseres Schicksals sehen. *Wir selbst sind dann unsere Krankheit,* in ihr nimmt unser innerer Zustand Form an, sie ist wesentlicher Bestandteil unserer Existenz. Daraus ergibt sich ein anderer Weg zur Heilung: Da wir die Krankheit, das heißt uns selbst, nicht aus der Welt schaffen können, aber an ihr leiden, müssen wir nach einer Änderung suchen. Das heißt, wir müssen an uns, ganz unmittelbar und persönlich, arbeiten und uns so verändern, daß wir nicht mehr *unter uns* leiden.

Wenn es uns gelingt, die körperliche oder emotionale Störung als unmittelbaren Ausdruck unserer eigenen Schwächen und Fehler zu erkennen und uns ihrer bewußt zu werden, erscheint sie uns berechtigt und sinnvoll. Wir sträuben uns dann nicht mehr gegen sie, sondern können sie als Hinweis dafür sehen, wo wir unseren nächsten Entwicklungsschritt tun müssen. Wir können sie akzeptieren und die in unserem Schmerz gestaute Kraft in ein tieferes Verständnis unserer Existenz umsetzen. Dann hat uns unsere Krankheit vorangebracht.

Grundsätzlich kann das Wachstum (als Kriterium unseres irdischen Lebens) auf jeder Ebene stattfinden. Dabei ist allerdings das Bewußtsein dem Verstand und dem Gefühl untergeordnet und diese wiederum dem Körper. Je höher die Ebene, desto größer ist die in ihr liegende Kraft, und so sind unsere geistig-seelischen Bedürfnisse stets auch dringender als die körperlichen.

Wir wissen zum Beispiel, daß die körperliche Krankheit für uns ihre negative Bedeutung verliert, wenn wir sie einem höheren Sinn unterordnen können. Ob es die Mutter ist, die ihrem Kind ihre gesunde Niere opfert, oder der Märtyrer, der sein Leben für seinen Glauben gibt – beide leiden nicht wirklich darunter. Ihr menschliches Wachstum findet auf einer höheren Ebene als der des Körpers statt. In der Befriedigung ihres seelischen und geistigen Bedürfnisses liegt für sie die momentan beste aller Entfaltungsmöglichkeiten, auch wenn dabei ihr Körper zerstört wird. Sie opfern ihn gerne, um (bewußt oder unbewußt) den Schritt zu tun, der sie in ihrer Gesamtentwicklung am weitesten voranbringt.

Es kommt aber auch vor, daß das körperliche Bedürfnis dominiert und der Mensch ihm seine höheren Qualitäten opfert. Dies tritt in extremen Notsituationen oder bei Menschen auf, deren innere Entwicklung nur teilweise erfolgt ist und nicht die ganze Existenz erfaßt hat, denn alles muß sich gleichzeitig und harmonisch entfalten: Körper, Verstand, Gefühl und Bewußtheit. Ist eine dieser Komponenten minderwertig, so wird sie wegen der ungenügenden inneren Stabilität gegenüber äußeren Störungen oder negativen Einflüssen besonders anfällig sein. Jede stärkere Belastung kann dann einen Menschen seine Fassung verlieren oder an einem unwichtigen Problem zerbrechen lassen. Stets sind es ja unsere Schwächen, die uns schwach machen, und sie befinden sich in dem Bereich, der vom inneren Wachstum nicht erfaßt wurde.

Echte Gesundung beginnt immer in Seele und Geist, mit der Änderung der Einstellung sich selbst, dem Leben und der Umwelt gegenüber, mit der Entwicklung innerer Qualitäten. Sie bedeutet Selbstverwirklichung. Der Versuch, nur die körperliche Krankheit zu heilen, der ja eine langdauernde innere Fehlentwicklung vorangegangen ist, kann nur zu vorübergehenden und oberflächlichen Erfolgen führen. Die Krankheit des äußeren Menschen ist der Ausdruck des inneren. Sie zeigt, daß seine innere Notwendigkeit nicht befriedigt wird, sein Wachstum und seine Bewußtwerdung nicht stattfinden und daß die hierfür vorhandene, aber gestaute Kraft in zerstörerischer Weise auf den Körper abgeleitet wird.

Insofern stellt der Körper mit seiner Krankheit das Notventil für den durch die innere Blockade entstandenen Überdruck dar. Wir gleichen dann einem defekten Mühlrad, das einen Teil des Wassers ungenützt vorüberfließen läßt, anstatt es in Kraft umzusetzen oder – im Falle des Tumors – einem Luftballon, der solange aufgeblasen wird, bis er platzt.

Jedes medizinische System vertritt seine eigene, von den anderen abweichende Meinung und baut darauf seine Therapie auf, denn da sich die Krankheit auf vielen Ebenen abspielt, ergibt sich bei oberflächlicher Betrachtung die Möglichkeit, sich auf *eine* von ihnen zu beschränken. Genau besehen stellen wir jedoch fest, daß die Heilung um so tiefgreifender wird, je höher die Ebene ist, auf der wir ansetzen und je mehr Ebenen wir gleichzeitig berücksichtigen. Wir können zwar im Körper Ableitungen schaffen und den Stau beseitigen, wenn aber in Geist und Seele die Störung weiterbesteht, wird der Erfolg beschränkt sein und auch die körperliche Störung nach einiger Zeit wieder auftreten. Die Gesundung muß ein *grundsätzlicher* Vorgang sein, der den ganzen Menschen bis in seine Bewußtwerdung erfaßt.

Immer wenn die blockierte Kraft über eine Drainage ungenützt abgeleitet wird (siehe Abbildung 1, Phase 4), läßt der vordergründige Schmerz nach, und wir halten uns für geheilt. Aber in unserem Inneren empfinden wir diesen Verlust als tieferen Schmerz. Er hat eine andere Qualität als der körperliche. Es ist der Existenzschmerz. Meist erkennen wir nicht, daß er ein besonderer Ausdruck unserer Krankheit ist, trennen ihn von Körper und Psyche und meinen, es sei damit getan, wenn wir in ihnen beschwerdefrei sind.

Doch was nützt uns das gegen die Verzweiflung, die entsteht, wenn wir in unserem Leben keinen Sinn finden, wenn wir abgeschnitten von unserer unsterblichen Seite nur als sterbliche Wesen dahinvegetieren? Was nützt uns ein »gesunder« Körper, wenn unsere menschlichen Qualitäten verkümmert und Geist und Seele unbefriedigt sind?

Unsere Aufgabe in dieser irdischen Existenz ist es, unsere inneren, »göttlichen« Eigenschaften in menschliches Leben umzusetzen und mit Hilfe einer gesunden Gefühls-, Geist- und Körperstruktur das Ewige in uns auszudrücken. Nicht aber, die Lebenskraft in Ersatzhandlungen, Ablenkungen oder Drainagen ungenützt abzuleiten, vordergründig gesellschaftliche Funktionen oder Normen zu erfüllen und den Existenzschmerz durch oberflächliche Lebensweise oder Psychopharmaka zu betäuben.

Die Erkenntnis vom Wesen der Krankheit führt uns zur Frage nach ihrer eigentlichen Ursache. Wir können die Lebenskraft, deren Blockierung Krankheit bewirkt, als genetische Information, als elektromagnetisches Phänomen oder als chemisch-physikalische Gesetzmäßigkeit betrachten. Wir können sie aber auch als göttliches Gesetz, kosmisches Prinzip oder höheres Ideal verstehen. Wir können ihre Manifestationen in Körper, Geist, Psyche und Bewußtsein feststellen und dementsprechend ihre Behinderung als körperlichen Defekt, geistige Störung, emotionale Entartung oder Sinnverlust.

Wir können jedoch nur unvollkommen erkennen, was die Behinderungen hervorruft. Zwar gibt es viele – kausal und rational orientierte – Begründungen, wie die Lehre von den Infektionen oder Neurosen, den biochemischen Entgleisungen oder schädlichen Umwelteinflüssen. Aber all diese Erklärungen werden durch eine unberechenbare irrationale Komponente immer wieder grundsätzlich in Frage gestellt. Die einen nennen sie Zufall oder Glück, andere Gott oder Schicksal. Von ihr hängt auch der Erfolg aller therapeutischen Bemühungen ab. Was immer wir unternehmen, um den Zufall, das Schicksal oder eine Krankheit zu bezwingen – niemals können wir unseres Erfolges sicher sein, niemals sind wir wirklich Herr der Lage.

Mit unserem menschlichen Intellekt – das sehen wir hier besonders deutlich – gelingt es uns nicht, das Mysterium des Lebens zu verstehen. Dazu benötigen wir ein höheres, irrationales Denken und Wissen. Es entspringt intuitiven, gewissermaßen übermenschlichen Quellen und gipfelt in der Erkenntnis, daß alles, was wir sind und erleben, einen (wenn auch unbegreiflichen) Sinn hat und letztlich jener Dimension entspringt, die wir göttlich nennen.

Unter diesem Aspekt ist die Frage nach der Ursache unserer Krankheit eigentlich absurd: Sie ist vergleichbar der Frage nach dem Ursprung »Gottes«. »Ihn« können wir nicht rational ergründen, analysieren oder beweisen – wir müssen aus »Ihm« leben, müssen »Ihn« fühlen und wissen. Dennoch ist es unsere Aufgabe, auch in diesem Leben zu bestehen und zum Beispiel Krankheiten zu überwinden. Wenn wir dabei berücksichtigen, daß alle Erscheinungs- und Reaktionsweisen des *äußeren* (körperlichen) *Menschen* vom *inneren* (psychisch-geistigen) *Men-*

schen verursacht und gesteuert werden (der seinerseits Ausdruck und Werkzeug der Seele ist), so kommen wir dem Ideal einer menschenwürdigen Heilweise sehr nahe.

Bach hat seine Heilweise gerade aus dieser Erkenntnis heraus geschaffen. Er zeigte uns, daß unsere Krankheiten nicht nur körperbezogene Störungen sind, sondern ihren eigentlichen Ursprung in negativen und entarteten Gefühlen und Einstellungen haben, die uns in unserem inneren Wachstum behindern und die harmonische Umsetzung der kosmischen Lebenskraft blockieren.

Im Laufe unseres Lebens, das eine nicht endende Folge von Bewährungsproben darstellt, werden wir, weil wir diese nicht bestehen, zu Menschen, deren ursprünglich reinen Gefühle, Wahrnehmungen und Lebensäußerungen pervertiert oder verkümmert sind – zum Beispiel zu Neid oder Eifersucht, Haß oder Angst, Mißtrauen oder Geltungssucht, Habgier oder Verlogenheit. Zwar pflegen wir diese gegen unsere Umwelt zu richten, in Wirklichkeit aber leiden wir doch selbst am meisten unter ihnen. Sie vergiften unser ganzes Leben und hemmen unser inneres Wachstum. Bach nannte sie in ihrer Gesamtheit die »Persönlichkeit«. Mit ihrer Hilfe verteidigen wir uns gegen unsere scheinbar feindliche Umwelt, kämpfen ums Überleben und beantworten Negatives mit Negativem.

Die unverdorbene Kraft des Lebens, die sich primär in Gefühlen, Eingebungen und Erkenntnissen manifestiert, wird durch sie immer wieder behindert und entstellt. Dadurch entsteht ein dauernd zunehmender innerer Stau (siehe Abbildung 1, Phasen 2 und 3), der zunächst psychisch-geistige Störungen auslöst. Diese greifen, wenn wir sie nicht in der richtigen Weise beseitigen, schließlich auch auf den Körper über, um dort abreagiert und abgeleitet zu werden.

Die meisten Medizinsysteme halten diese körperlichen Symptome für die eigentliche Krankheit und bemühen sich, die Reaktionen, Entzündungen, Ablagerungen, Drainagen oder Tumoren möglichst schnell und mit allen nur denkbaren Mitteln zu beseitigen. Die offizielle, allopathische Medizin unterdrückt sie einfach und macht sie durch Operationen unsichtbar, und auch die übliche Naturmedizin begnügt sich oft damit, die Blockaden nur auf körperlicher, zellulärer Ebene zu beseitigen oder »Gifte« abzuleiten. Die Erfolge solcher nur körperlich orientierter Therapien sind oft beeindruckend, machen uns allerdings blind für die Erkenntnis, daß die eigentliche Krankheit in der Psyche fortbesteht.

Die Bachsche Heilweise dagegen setzt auf einer höheren Ebene an. Sie will dem Menschen die Fähigkeit geben, seine ursprünglichen, positiven und gesunden Eigenschaften besser zu entwickeln, wodurch den entarteten und negativen der Boden entzogen wird, und ihn wieder in den großen Zusammenhang der lebendigen Welt zurückführen. Ihre Heilmittel tragen in sich die harmonisierende Kraft bestimmter Blüten, die den Menschen – ähnlich wie Musik – auf seiner seelischen Ebene ansprechen. Sie stärken und fördern seine eigentlichen, wertvollen Eigenschaften und versetzen den ganzen Organismus in einen Zustand innerer Entspannung und des Wohlbefindens, der ja die Voraussetzung für eine gesunde Körperfunktion ist (zum Beispiel über eine vegetative Ausgeglichenheit und unbehinderte Kapillardurchblutung). So wirken sie gleichsam »von oben herab«, aus dem geistig-seelischen Bereich bis in jede einzelne Körperzelle.

Unser Leben ergibt sich aus dem Zusammenwirken des Ewigen und des Vergänglichen, des Jenseitigen und des Diesseitigen. Einerseits sind wir sterbliche Menschen und andererseits unsterbliche Wesen.

In der irdischen Dimension müssen wir logisch und kausal denken und handeln, das Leben und die Welt gestalten, Probleme lösen, Widerstände überwinden, unseren Willen durchsetzen und Form gewinnen. In der überirdischen dagegen können wir nichts »machen«, sondern müssen hinnehmen und geschehen lassen, betrachten und erkennen, im Ewigen (oder »Gott«) aufgehen und unsere Form verlieren.

Normalerweise nehmen wir an, daß sich diese beiden Dimensionen gegenseitig ausschließen und, an das Prinzip des »Entweder-Oder« gewöhnt, entscheiden wir uns für eine von ihnen und klammern die andere aus. Dabei übersehen wir aber, daß es sich hier nicht um Gegensätze handelt, sondern um unterschiedliche und gleichzeitige Ebenen unserer Existenz, die wir in die bewußte Gestaltung unseres Lebens einbeziehen müssen. Jede Einseitigkeit führt in die Selbstentfremdung, weil wir uns dabei von einer unserer Seiten distanzieren. Früher oder später kommen wir dann an einen Punkt, an dem es nicht mehr weitergeht, die Kraft erschöpft und das Wissen verbraucht ist.

Wir wissen, daß unsere Unternehmungen zum Gelingen einen Faktor brauchen, den wir Glück, Zufall oder Gottes Segen nennen, und immer wieder erleben wir, daß ein sicher erwarteter Effekt oder Erfolg aus »unerklärlichen« Gründen ausbleibt, daß etwas »Unmögliches« sich doch realisiert oder daß etwas Nie-Geahntes plötzlich »irgendwoher« in unser bewußtes Leben tritt. Ständig erfahren wir, daß beides, das Sichere und das Unsichere, das Vorhersehbare und das Unerwartete, das Erkennbare und das Unerkennbare ineinander verflochten sind beziehungsweise verschiedene Aspekte jedes Phänomens in unserer Welt darstellen. Dies gilt auch für die Medizin.

Daraus ergibt sich ihre doppelte Funktion: das »Diesseitige« zu behandeln und das »Jenseitige« erkennen zu lassen, denn Gesundheit bedeutet nicht nur einwandfreie Körperfunktionen, sondern vor allem inneres, menschliches Wachstum, das in Erkennen und Bewußtwerden besteht. Doch da wir hauptsächlich an der irdischen Dimension orientiert sind, da es uns vor allem um praktische Verbesserungen, technischen und sozialen Fortschritt, Expansion und Eroberung geht, ist unsere Medizin fast nur auf körperliche Behandlung ausgerichtet. Ihr Ziel ist es, »die Krankheit zu besiegen« und die Norm, die sie als Gesundheit definiert, zu erhalten oder wiederherzustellen.

Solange wir uns dieser einseitigen Absicht und Gesinnung anschließen, können wir ihr gewisse Erfolge bescheinigen. Wenn wir uns aber klarmachen, daß es uns verwehrt ist, alle Umstände und Hintergründe einer Entwicklung oder eines Ereignisses zu erfassen, müssen wir jeden behaupteten Erfolg mit einem Fragezeichen versehen. Da wir oft genug erlebt haben, daß sich unsere Prognosen und Behauptungen nicht bewahrheitet haben, müssen wir uns die Unzulänglichkeit unseres Denkens eingestehen.

Wir können vielleicht den mechanischen Ablauf einer Maschine mit einer gewissen (aber keineswegs absoluten!) Sicherheit analysieren und voraussagen, doch unser Leben können wir auf diese Weise kaum erfassen. Es stellt ja gerade die Synthese zwischen dem Begreiflichen und dem Unbegreiflichen dar, für das weder Logik noch Worte taugen und das auf irrationale Weise erfahren werden muß.

Dieser Vorgang ist das »Erkennen«. Es bedeutet die Erweiterung unseres Bewußtseins in seiner transzendentalen Seite und erschließt uns ein Wissen, das in der menschlichen Dimension nicht ausdrückbar ist und dennoch in uns liegt. Unser Leben ist ein Mysterium. Stets müssen sich seine beiden Dimensionen durchdringen, oder genauer: wir müssen uns der Tatsache bewußt werden, daß es so ist.

Wie perfekt auch immer die behandelnde Medizin arbeitet, wie sehr sie sich auch absichert und technische Meisterleistungen vollbringt, ständig erfahren wir ihre Grenzen. Sie sieht den Menschen als meßbares und behandelbares Objekt, das, um gesund zu sein, nur bestimmte Normen zu erfüllen braucht, wie zum Beispiel Laborwerte oder anatomische Idealmaße. Aber in ihrem Bemühen um größtmögliche Sicherheit und Berechenbarkeit versucht sie, den unberechenbaren, übermenschlichen Faktor auszuschließen und muß dazu auch den Menschen zum berechenbaren Objekt beschneiden. Dem vordergründigen, mechanischen Erfolg opfert sie das Transzendente, Überirdische in ihm. Und wenn er trotz aller Anstrengungen nicht eintritt, verdoppelt sie ihre Bemühungen, um doch noch zu siegen. So baut sie oft mit gewaltigem Kraftaufwand eine Sackgasse aus, statt sich zu ihrer Begrenztheit zu bekennen und in anderer Richtung zu suchen.

Der Mensch ist nun einmal ein mehrdimensionales Wesen. Eine Medizin, die ihm gerecht werden will, muß rational und irrational zugleich sein.

In jedem Vorgang unseres Lebens, jedem Ereignis und Erlebnis drückt sich auch die nichtirdische Dimension aus. In jedem Augenblick hätten wir die Möglichkeit, in unserer spirituellen Seite zu wachsen. Doch die Notwendigkeit dazu ist uns kaum bewußt geworden. Wir haben gelernt, unser materielles Leben einigermaßen zu bewältigen, aber dem Transzendenten stehen wir hilflos gegenüber. Wir haben ständig mit ihm zu tun, aber erkennen es nicht. Daher sind wir nicht in der Lage, in jedem Moment aus dem Ganzen zu leben. Ständig erfahren wir, wie wenig wir uns selbst und unser Leben verstehen und werden dabei ratlos und verzweifelt. Wir sehen unser Leben nur aus einer Dimension. Unsere andere Seite aber hungert nach Wachstum und Erweiterung. So sind wir mit unserem Verstand am Ende und im Erkennen blockiert. Wir leiden unter unserer Krankheit, weil sie uns sinnlos erscheint. Wir fühlen den Schmerz, wissen aber nicht, was er bedeutet.

Durch körperliche Behandlung kann die Medizin unser Problem nicht lösen – höchstens es verdecken –, weil sie an der falschen Stelle ansetzt. Nur im *Erkennen* könnte sie uns weiterhelfen. Wenn es ihr gelingt, uns innerlich für das zu öffnen, was mit uns – aus oft unbegreiflichen Gründen – vorgeht, kann unser inneres Wachstum wieder stattfinden und der Schmerzstau sich abbauen.

Wenn wir den inneren Anschluß an unser Leben bekommen, zu dem ja auch unsere Krankheit gehört, baut es uns auf eine »außerirdische« Weise auf. Mögen auch die äußeren Umstände katastrophal erscheinen, so haben sie doch ihren Sinn. In allem liegt die Möglichkeit zu Entwicklung und Reifung – wenn nicht auf der einen, dann auf der anderen Ebene.

Die Wachstumsmöglichkeiten unseres »äußeren« Körpers sind begrenzt. Von einem bestimmten Punkt an beginnt er zu verfallen. Unser »innerer Körper« jedoch unterliegt einem anderen Rhythmus: Während unseres irdischen Lebens kommt seine Entwicklung nicht zum Stillstand, denn mit jedem neuen Gedanken, jedem Eindruck und jeder Erkenntnis erweitert sich unser Bewußtsein. Es ist ein Entwicklungsprozeß, der über unseren körperlichen Tod hinausreicht und der in die Dimension des »Jenseits« führt.

Wir können wahrnehmen, wie trotz allen Tiefen und Höhen unseres Lebens etwas Ewiges sich unbeirrbar in uns entfaltet, wie es, aus dem Unbekannten kommend, in das Ungewisse führt, das wir zwar mit unserem menschlichen Verstande nicht begreifen, von dessen Existenz und Gewißheit wir jedoch eine Ahnung haben. Wir haben oft genug erlebt, wie unser innerer Körper über die Bedürfnisse des äußeren gesiegt hat, wie wir aus einem bestimmten Gefühl oder einer Erkenntnis heraus Schmerzen oder Krankheiten ertragen oder überwinden konnten. Dabei zeigte sich, daß die innere Kraft das Entscheidende in uns ist.

Wir führen zwar ein äußerlich orientiertes Leben, sind »normale« Menschen und leben in einer Welt, die wir als unvollkommen und verbesserungswürdig bezeichnen, doch ist dies nur eine seiner Seiten. Auf einer höheren Ebene hat es eine andere Bedeutung, denn wir haben in jedem Moment die Möglichkeit, aus allem, was uns begegnet, eine Bereicherung zu erfahren, wenn wir nur grundsätzlich einmal diese Möglichkeit (die auch eine Notwendigkeit ist) erkannt haben. Jeder hat schon erlebt, daß körperliche oder seelische Schmerzen zunächst unerträglich und ewig zu sein schienen, doch bald darauf wieder »spurlos« verschwanden. Wenn er etwas daraus erkannt hat, ist er stärker und einsichtiger geworden, andernfalls hat er Narben und ungeheilte Wunden zurückbehalten.

Viele unserer Krankheiten resultieren aus unserer Unfähigkeit, die Realitäten unseres Lebens, die nun einmal nicht zu ändern sind, zu akzeptieren oder irgendwie zu verstehen. Alles, wogegen wir uns wehren, obwohl es stärker ist als wir, drückt uns nieder, macht uns verzweifelt und läßt uns leiden. Dagegen bringt uns alles, worin wir einen Sinn finden können, und jedes Problem, das wir bewältigen, voran.

Hierbei vor allem müßte die Medizin – neben der Linderung seiner körperlichen Leiden – dem Menschen helfen. Sie sollte ihm, wie die Religion, die Tür in eine höhere Dimension des Selbstverständnisses öffnen, denn nur so könnte sie ihm helfen, seine seelischen Schmerzen, die der Hoffnungslosigkeit, Sinnlosigkeit und Verzweiflung entspringen, zu überwinden und seine Lebenskonflikte zu lösen. Wir müssen unserer unsterblichen, transzendenten Seite mindestens die gleiche Bedeutung einräumen wie unserer sterblichen, irdischen und materiellen. Gerade in einer Krankheit ist es wichtig, seine Abwehr und Ängste, Vorstellungen und Vorbehalte aufzugeben und sich dem Unvergänglichen und Wunderbaren zu öffnen und zu erkennen, daß nichts, was ist und uns begegnet, ohne Sinn ist. Krankheit ist auch ein Ausdruck unseres Lebens, und wir sollten in ihr nichts anderes suchen als im Leben selbst: etwas, was uns Kraft gibt und weiterführt. Wenn wir einen Sinn in ihr finden, leiden wir nicht wirklich unter ihr, denn unsere Leiden entstehen immer daraus, daß wir unsere Lebenswirklichkeit (zu der ja auch eine Krankheit gehören kann) ablehnen und sinnlos finden.

Immer, wenn wir das Heilsame an unserer Krankheit nicht erkennen können (zum Beispiel, daß Fieber die Viren tötet, daß Eiter den Körper reinigt, daß Schwäche der Erholung dient oder daß eine Depression auf eine falsche Lebenshaltung aufmerksam macht), sollten wir uns zumindest sagen: »Es wird schon gut für mich sein.« Dann können wir vertrauensvoll durchleben, was uns bestimmt ist, dann entspannt sich auch der Körper, wird die Durchblutung besser, setzt die Entgiftung wieder ein, kommt die Heilung in Gang. Jedes Sträuben aber, jede Angst, jedes Gefühl der Sinnlosigkeit vertieft unser Leiden und verstärkt unsere Schmerzen. Das wichtigste und erste Anliegen der Medizin ist es daher, dem Kranken wieder die Tür zu seinem Inneren zu öffnen, ihn zum Urvertrauen, zum Wissen um etwas Unvergängliches und zur Sehnsucht nach dem »Heil« zurückzuführen. Wenn er wieder erkennt, daß ihm letztlich nichts passieren kann, weil jene unbegreifliche Kraft (»Gott«), die ihm dieses Leben gegeben hat, es – im höchsten Sinne – gut mit ihm meint und daß deshalb alles, was ihm geschickt wird, gut und heilsam für ihn ist, kann er wieder Vertrauen, innere Ruhe und Lebenssinn finden. Ohne sie gibt es keine Gesundheit.

In unserer Lebensgestaltung gleichen wir dem Bauern: Er bestellt seinen Acker mit dem richtigen Saatgut und nach den

Regeln seiner Kunst. Ob die Saat aber auch aufgeht und zur Frucht wird, liegt nicht in seiner Macht – es hängt vom »Segen des Himmels« ab. So bemühen wir uns vielleicht unser Leben lang, gesund zu bleiben oder eine Krankheit zu überwinden – und werden oder bleiben dennoch krank. Aber gerade dieses »dennoch«, diese Erfahrung unserer menschlichen Machtlosigkeit, ist es, aus der heraus wir zu einer höheren Lebenseinsicht finden können. Solange alles nach Plan läuft, haben wir dazu keine Veranlassung. In der Besinnungslosigkeit eines problemlosen und abgesicherten Lebens übersehen wir die sich ständig offenbarende irrationale, göttliche Dimension und verzichten auf die Chance, unser Bewußtsein auch in sie hinein zu entwickeln. Wir leben linear in Zeit und Raum und sind doch Wesen, die gleichzeitig an der Ewigkeit, der Raum- und Zeitlosigkeit teilhaben. Krank geworden, geraten wir an unsere Grenzen und, unserer Sterblichkeit gewahr werdend, müssen wir uns auch unserer unsterblichen Seite zuwenden. Gerade in unserer Krankheit können wir lernen, nach jenem Weg zu suchen, der uns weiterführt.

Jede praktische medizinische Behandlung findet auf der Ebene der Kausalität statt, wobei wir versuchen, den Organismus und seinen Zustand entsprechend unseren Vorstellungen und nach bewährten Regeln zu beeinflussen. Dazu können wir zwei grundsätzlich verschiedene Wege einschlagen: den gewaltsamen und unnatürlichen oder den sanften und natürlichen. Im ersten Falle (zum Beispiel allopathische Medizin) degradieren wir den Organismus zum Objekt und zwingen ihm einen Zustand auf, den wir für Gesundheit halten. Im zweiten Fall (zum Beispiel homöopathische Medizin) respektieren wir ihn als Subjekt und ermöglichen es ihm, mit Hilfe seiner eigenen Heilkraft zu seiner persönlichen Gesundheit zurückzufinden. Dabei steuern wir kein bestimmtes Ergebnis an, sondern vertrauen auf die Kraft und Weisheit der in ihm wirkenden Natur. Zwar üben wir auch hier einen gewissen Einfluß aus, doch dient dieser nur als Anstoß für eine ihm vorgegebene Entwicklung.

Ein lebender Organismus ändert unter äußerem Zwang seine Struktur (bis zu dem Punkt, an dem seine Elastizität erschöpft ist und er bricht). Gleichzeitig aber setzt er dem äußeren Druck einen inneren Widerstand entgegen, der den eigengesetzlichen Zustand wiederherstellen soll. Daher läßt sich durch äußeren Zwang niemals ein innerlich stabiler Zustand erreichen. Wenn man zum Beispiel einen Menschen mit Gewalt aus fremder Gewalt befreit, so wird sich dadurch seine persönliche Schwäche (die ihn zum Sklaven gemacht hatte) nicht ändern. Unfähig, seine Eigenständigkeit zu bewahren, wird er in kürzester Zeit wieder unter fremden Einfluß geraten, und während man ihn vor Abhängigkeit beschützen will, macht man ihn selbst abhängig. Wenn man aber seine eigene Kraft soweit aufbaut, daß er seinen Unterdrücker ohne fremde Hilfe abschütteln kann, wird er wirklich frei und lebensfähig sein.

Dementsprechend kann die offizielle, allopathische Medizin, die den Zustand des Menschen gewaltsam zu ändern versucht, ihm nicht wirklich helfen. Da sie dem Organismus nicht erlaubt, sein Problem aus eigener Kraft zu lösen, ist er von ihr abhängig und benötigt ständig ihre Hilfe. Mag das Ergebnis auch irgendwelchen Gesundheitsnormen entsprechen, in Wirklichkeit ist es nur ein Betrug und der solchermaßen »Geheilte« meist das Opfer einer »Langzeittherapie«. Im Gegensatz hierzu unterstützt die sanfte, natürliche Medizin den Organismus in seinem Heilbestreben und versucht, ihm das zu geben, was er benötigt, um Kraft, Eigenständigkeit und Selbstverantwortung zu entwickeln.

Bach verfolgte den sanften Weg am konsequentesten und entwickelte Heilmittel, die vorzugsweise auf der höheren Ebene des Menschen, im emotional-geistigen Bereich wirken, denn hier liegen seine größten Kräfte und Möglichkeiten. Er bediente sich dazu des Prinzips der Resonanz, des Mitschwingens oder Gleichklangs, das überall dort vorherrscht, wo lebendiges Wachstum stattfindet.

Jeder Organismus und jede Zelle, jeder Zustand und jeder

Einfluß hat seinen bestimmten Ausdruck, seine Ausstrahlung und sein »Schwingungsspektrum«, in dem jede Einzelheit enthalten ist. Treffen Schwingungen von unterschiedlicher Intensität aufeinander, so wird die schwächere verstärkt oder ausgelöscht, je nachdem ob sie der stärkeren verwandt oder entgegengesetzt ist.

In welcher Weise ein äußerer Einfluß auf unseren inneren Zustand wirkt, hängt also von seiner Qualität und seiner Quantität ab. Die Qualität bestimmt, ob Verstärkung (Resonanz) oder Auslöschung eintritt, und von der Quantität hängt es ab, ob das Schwergewicht der Reaktion in uns oder außerhalb liegt. Es gibt vier prinzipielle Möglichkeiten, wie sie ablaufen kann. Im nachfolgenden Schema soll positiv »gesund« und gleichartig beziehungsweise negativ »krank« und entgegengesetzt bedeuten.

1. Ein positiver Einfluß trifft auf einen positiven Zustand in uns. Sie geraten in Resonanz zueinander, und unser positiver Zustand verstärkt sich noch mehr. *Dies ist der Idealfall.*
2. Ein positiver Einfluß trifft auf einen negativen Zustand in uns. Dieser wird dadurch ausgelöscht, und unser inneres Gleichgewicht verschiebt sich in Richtung »positiv«.
3. Ein negativer Einfluß trifft auf einen positiven Zustand in uns. Dieser wird ausgelöscht, und das innere Gleichgewicht verschiebt sich in Richtung »negativ«.
4. Ein negativer Einfluß trifft auf einen negativen Zustand in uns. Sie geraten in Resonanz zueinander, und der negative Zustand verstärkt sich. Dies bedeutet Ansteckung durch eine Krankheit.

Es wurden hier nur die Fälle aufgeführt, in denen das Potential des äußeren Einflusses größer ist als das des inneren Zustandes, in denen also die Reaktionen hauptsächlich in uns ablaufen, denn unsere Krankheit findet ja in uns statt. Prinzipiell gilt das Schema aber auch für den umgekehrten Fall, in dem unser eigenes Potential größer ist als das der Umwelt (die dann keinen wesentlichen Einfluß auf uns ausüben kann). Zudem tragen wir ständig Krankheits- und Gesundheitszustände von unterschiedlichster Qualität und Quantität in uns, so daß zur selben Zeit Verstärkungen und Auslöschungen auftreten können.

In der Praxis sind die Grenzen natürlich nicht so genau gezogen, wie hier angegeben. Es gibt Unschärfen und Übergänge, die das Prinzip aber nicht in Frage stellen. Doch je exakter Verstärkung oder Auslöschung sind, desto stärker wird der Effekt sein, das heißt je genauer eine äußere »Schwingung« unserer inneren entspricht, desto mehr wird sie diese verstärken.

Das Phänomen der Resonanz begegnet uns laufend in unserem täglichen Leben. So wie die Stimmgabel, ohne angeschlagen zu sein, zu schwingen beginnt, wenn sie »ihrem« Ton ausgesetzt wird, so werden auch wir von dem, was um uns ist, ständig auf seltsame Weise innerlich beeindruckt und beeinflußt. Immer, wenn uns etwas gefällt, belebt oder anspricht, befinden wir uns in Resonanz zu ihm.

Wenn wir von einer Krankheit »angesteckt« werden, tragen wir entweder den Keim bereits in uns, der in Resonanz aktiviert wurde (Fall 4), oder ein bestimmtes, relativ schwaches Gesundheitspotential wurde vom Krankheitseinfluß ausgelöscht und das innere Gleichgewicht verschoben (Fall 3). Solange aber keine Resonanz eintritt, das heißt: solange wir dafür nicht empfänglich sind, kann eine bestimmte Krankheit(sschwingung) in uns nicht zur Wirkung kommen. Es kommt jedoch vor, daß ein Krankheitseinfluß, zum Beispiel die Schwingung eines Virus, durch Auslöschung das Gleichgewicht verschiebt, so daß daraufhin ein anderer, zum Beispiel ein Bakterium, für das an sich nur eine schwache Resonanz bestand, relativ verstärkt wird und Fuß fassen kann. Es gibt ja unzählige Beweise dafür, daß Menschen nicht erkrankten, obwohl sie unter dem ständigen Einfluß von Schwerstkranken standen. Sie »sprachen nicht darauf an«, weil ihr positives Schwingungsspektrum (das »Immunsystem«) stark genug war.

Doch genauso wie Krankheit kann auch Gesundheit »anstecken«. Wir haben oft genug erlebt, daß nicht nur eine traurige, sondern auch eine fröhliche Umgebung auf uns abgefärbt oder ein erbaulicher Gedanke uns gestärkt hat. Grundsätzlich ist es gleich, von wem die Schwingungen beziehungsweise Einflüsse ausgehen: der Sonne, einer Substanz, einem Virus, einer Pflanze, einem Tier, einem Menschen, ja sogar einer Farbe, einem Ton oder einem Wort. Wenn sie eine Resonanz in uns finden, beeinflussen sie uns – positiv oder negativ.

Wenn unsere innere Harmonie verlorengegangen ist, wenn wir also überwiegend unharmonisch »schwingen«, benötigen wir Einflüsse, die unser harmonisches Potential verstärken. Je reiner und kräftiger diese sind und je genauer die Resonanz ist, die sie hervorrufen, desto stärker wird dieser Aufbaueffekt sein. Bach entschied sich für den effektivsten Weg (Fall 1). Er verzichtete auf den Versuch, negative Schwingungen auszulöschen und Krankheiten zu bekämpfen, und entwickelte statt dessen Heilmittel, die den natürlichen und positiven Anlagen des Menschen entsprechen. Indem sie diese durch genaue Resonanz verstärken, vermehren sie sein Gesundheitspotential, wodurch sich automatisch der Anteil an Negativem, Krankhaftem verringert.

Der positive Zustand, also Gesundheit oder Wachstum, erschließt außerdem in einer Rückkoppelung zu kosmischen Energien zusätzlich starke Kräfte. Aus der Orgonforschung (Orgon = kosmische Energie = Lebensenergie; entdeckt von W. Reich) wissen wir, daß ein lebendiges System um so mehr Orgon-Energie aus seiner Umgebung an sich zieht, je stärker es selbst ist. Es findet also kein passiver Ausgleich zwischen stark und schwach auf einem mittleren Niveau statt, sondern Wachstum und Entfaltung sind aktive, lebendige Leistungen. Je stärker ein Organismus ist, desto mehr Kräfte kann er an sich ziehen.

Die Tendenz hierzu wirkt in jedem noch so kranken Organismus bis zu seiner letzten Sekunde. Sie stellt gleichsam eine zusätzliche, jederzeit aktivierbare Reserve und eine dauernde Gegenkraft gegen negative Einflüsse jeder Art dar.

Wir finden uns in unserer irdischen Existenz wieder, die von unbegreiflichen Kräften so gestaltet wurde, wie sie ist. Wir wurden in einen bestimmten Körper, eine Familie, ein Milieu, ein Volk und in eine Zeit hineingeboren, und darin liegen die Grenzen und Möglichkeiten unserer Selbstverwirklichung.

Denn wir können immer nur von dem Punkt aus voranschreiten, an dem wir uns im jeweiligen Moment befinden. Wir müssen dem Zwang unserer realen Situation gehorchen und können uns nur im Rahmen unserer Möglichkeiten weiterentwickeln. Jedes Problem, das wir in unserer Umwelt finden, ist aber in Wirklichkeit die Spiegelung eines inneren Zustandes.

Konflikte, Enttäuschungen, Erfolge: Alles liegt vom Prinzip her bereits in uns. Wir selbst sind es, die unter den unzähligen Betrachtungsweisen eine bestimmte bevorzugen und uns mit ihr auseinandersetzen. Unter den gleichen Umständen würde ein anderer überhaupt keine Schwierigkeiten haben, weil er eben von einer anderen, ihm entsprechenden Seite an sie herangeht.

Unsere Auseinandersetzung mit dem Leben und der Welt ist ein Prozeß, in dem wir uns unserer selbst und damit der in uns wirkenden kosmischen Prinzipien (Archetypen) bewußt werden müssen. Falls wir darin Fortschritte machen, können wir feststellen, wie sich der Schwerpunkt unserer Erkenntnis zunehmend von außen nach innen verlagert. Dabei lernen wir die erforderlichen Veränderungen an uns selbst vorzunehmen, anstatt die Außenwelt zu manipulieren. Solange wir dies nicht können, gleichen wir dem Sisyphus, der seine große Kraft sinnlos verschwendete, weil er sich in seiner Rolle nicht erkannte.

Unter den in uns wirkenden Kräften können Spannungen und widerstrebende Tendenzen bestehen, die dann auch unsere äußere Erscheinung labil und veränderlich machen. Während der eine viele widersprüchliche Anlagen besitzt, kann der andere eine homogene Struktur aufweisen. Das drückt sich auch in seiner Gesundheit aus.

Wenn wir einen Menschen oder sein Leben mit einer Norm erfassen wollen, werden wir ihm nur zum Teil gerecht. Wir bezeichnen dann alles, was nicht unseren Vorstellungen entspricht, als krank oder unnormal und versuchen, aus mangelnder Einsicht in die Unabänderlichkeit der inneren Struktur ihn

»normal« oder »gesund« zu machen. Wir greifen schon beim kleinen Kind in das empfindliche Gleichgewicht seiner individuellen Anlage ein, manipulieren darin herum, blockieren das eine und fördern das andere und verschieben so die naturgegebenen Schwerpunkte.

Wir programmieren sein Denken mit unserer Moral, unseren Gesetzen und Normen und verlangen von ihm, daß es sie als allgemeinverbindlich anerkennt. Wenn unser eigenes Weltbild, aus dem wir unsere Erziehungsnorm abgeleitet haben, seiner inneren Struktur entspricht, wird es unter diesem Einfluß gedeihen. Andernfalls jedoch gerät es in tiefste Disharmonie, weil es, aus der Unbewußtheit seines inneren Gesetzes, die Welt mit anderen Augen betrachtet. Es wird unter einem ständigen Druck zu leben haben und kann nie zu innerer Stabilität und Gesundheit finden.

Ungünstige Lebensumstände treiben jeden Organismus, ob Mensch oder Pflanze, in die Krankheit. Erst wenn wir *bei zunehmender Selbsterkenntnis* unsere eigene Kompliziertheit und Individualität zu begreifen beginnen, können wir die Toleranz aufbringen, auch einen anderen Menschen in seiner Individualität zu fördern. Erst dann räumen wir ihm die Möglichkeit ein, gesund zu werden.

Krankheit bedeutet, daß das harmonische Zusammenspiel unserer Anlagen und inneren Tendenzen gestört ist, was mit der Zeit dann zum organischen Defekt führt. Wird die Störung aufgehoben, so kann das innere Gesetz, das wir auch als genetische Information oder Selbstheilkraft bezeichnen können, sich in uns verwirklichen, unseren Körper und unsere Organe normal gestalten, unser Verhalten und die Reaktionen in der richtigen Weise regeln. Dann werden wir wieder gesund. Wir alle wissen, wie stark unser Wohlbefinden – körperlich und seelisch – davon abhängt, daß unsere Sehnsucht nach Selbstverwirklichung befriedigt wird. Jeder innere Konflikt, jede Frustration, jede Disharmonie vergiftet unser Lebensgefühl und beeinträchtigt die Funktionen unseres Körpers.

Nur wenn unser tatsächliches Leben auch unserem inneren Bedürfnis entspricht, empfinden wir es als sinnvoll. Ein sinnloses Leben aber bedeutet Krankheit auf höchster Ebene. Aus ihm heraus können wir nur destruktiv wirken, uns selbst und unserer Umwelt gegenüber – von ungesunder Lebensweise, Zerstreuung, Ersatzhandlungen, Perversionen, gewalttätigen Handlungen bis hin zum Krieg. Wir werden aber in eine Umwelt hineingeboren, die uns von Anfang an die harmonische Selbstverwirklichung weitgehend verwehrt, und in unserer daraus entstandenen inneren Verkrüppelung und Destruktivität tragen wir selbst später dazu bei, daß sich daran nichts ändert.

Mit Gewalt läßt sich dieser Teufelskreis nicht unterbrechen, denn das Leben entfaltet sich nach dem sanften Prinzip der Resonanz, der subtilen Entsprechungen und Gemeinsamkeiten. Wir brauchen dazu Hilfsmittel, die eine aufbauende Potenz in sich tragen, die unsere inneren Wunden heilen und unsere verkrüppelten Anlagen wieder harmonisch wachsen lassen. Auf der Suche danach wandte sich Bach an die unberührte Natur. In ihr fand er das Prinzip der Selbstverwirklichung am stärksten und reinsten ausgeprägt. Jede Pflanze, die sich harmonisch entfalten konnte, trägt es in sich.

Man kann zwar aus allem, Mineralien, Pflanzen oder Tieren, Medikamente herstellen, doch die Pflanze nimmt eine Sonderstellung ein. Sie unterscheidet sich von der Substanz beziehungsweise dem Mineral durch die Tatsache, daß sie organisches Leben in sich trägt, und vom Tier dadurch, daß sie nicht neurotisiert werden kann. Störungen in ihrer inneren Struktur kommen unter den Lebensbedingungen der freien Natur kaum vor. Zudem besitzt unter allen Lebewesen sie die größte Wachstums- und Regenerationskraft. In ihrer Vollkommenheit repräsentiert sie die Fähigkeit, das innere Gesetz in Leben umzusetzen. Sie ist zwar unbewußt, doch in ihrer Differenziertheit drücken sich bestimmte universelle Prinzipien aus, die sich auch in uns – allerdings in menschlicher und bewußter Form – verwirklichen wollen.

Alles, was uns »etwas sagt«, hat in uns eine innere Entsprechung, eine Resonanz. Es ist ein Symbol, denn darunter verstehen wir den Ausdruck eines kosmischen, allgemeingültigen

Prinzips, das mit Verstand oder Worten nicht erfaßbar ist, das aber dennoch (oder gerade deshalb) eine unmittelbare, nur »mit dem Herzen« verstehbare Mitteilung und Wahrheit bedeutet. Im Symbol erkennen wir unsere innere Verwandtschaft mit unserer Umwelt und dem Universum.

Es gibt einfache und sehr komplexe Symbole. So kann uns eine Blume nur ihrer Farbe wegen ansprechen. Doch wird die von ihr ausgelöste Resonanz, die Mitteilung, umfassender sein, wenn sie uns auch von ihrer Form oder ihrer ganzen Erscheinung zusagt. Je genauer die »Innenstruktur« eines Phänomens unserer eigenen entspricht, desto stärker beeinflußt es uns. Dabei spricht ein primitives Symbol wesentlich größere Menschenmassen an als ein kompliziertes. (Von dieser Gesetzmäßigkeit lebt die Werbung.) Komplizierte Symbole wirken nur auf wenige, dafür aber intensiver und differenzierter.

Bach gelang es, die spezifischen Kräfte bestimmter Pflanzen in seinen Mitteln einzufangen und zu konzentrieren. Doch müssen sie, wie ein komplizierter Schlüssel, genau zu dem damit behandelten Menschen passen, wenn die Resonanz optimal sein soll. So kann man den Patienten als Schloß und das Mittel als den dafür passenden Schlüssel bezeichnen. Nachdem Bach zunächst die Eigenart des Schlosses – die verschiedenen menschlichen Strukturen – entdeckt hatte, suchte und fand er später auch den Schlüssel dazu: seine Heilmittel.

Er hatte bei seinen Patienten charakteristische Verhaltensweisen beobachtet, nach denen er bestimmte Kollektive bilden konnte. Er stellte fest, daß besonders der kranke Mensch in einer typischen Weise reagiert, nicht nur im täglichen Leben, sondern auch seiner Krankheit gegenüber. Aus dem Wissen, daß die emotional-geistige Ebene des Menschen von größerer Bedeutung ist als seine körperliche und daß Innen und Außen sich entsprechen, verzichtete er darauf, Kranke nach ihren körperlichen Symptomen zu erfassen, sondern arbeitete eine Typisierung aus, die sich an ihren Reaktions- und Verhaltensweisen orientiert.

Wir kennen die verschiedenen Menschen-Typen, wie zum Beispiel den ungeduldigen oder den nachgiebigen, den herrischen oder den ängstlichen, den aggressiven oder den verschlossenen, den verträumten oder den stolzen Typ. Wir halten sie für »normal« und wissen nicht, daß sie nur so geworden sind, weil sich bestimmte Anlagen nicht natürlich entwickeln konnten, denn wenn eine Seelenqualität sich nicht genau in der Intensität und Form ausdrücken kann, die ihr in der harmonischen Gesamtheit einer bestimmten menschlichen Struktur zugeordnet ist, entartet sie und wirkt zerstörerisch oder zumindest störend auf die Gesamtpersönlichkeit. Weder ein Zuviel noch ein Zuwenig ist tolerabel – alles muß sein richtiges Maß haben.

Nur in der harmonischen und naturgegebenen Entwicklung seiner Anlagen kann ein Mensch gesund und schön werden. Wie er aus der unerforschlichen Dimension des »Jenseits« gekommen ist, so ist er richtig – nicht, wie es der jeweilige Zeitgeist oder bestimmte moralische oder soziale Normen verlangen. Nur in der Selbstverwirklichung kann sein Leben und Wirken sinnvoll werden, was ihn keineswegs, wie oft befürchtet, zum asozialen Wesen macht.

Doch die Behinderung pflegt schon mit dem ersten Lebenstag einzusetzen, und in der Auseinandersetzung mit ihr formt sich die Erscheinung, die wir an ihm kennen. Wie die Pflanze ihre Eigenart nur noch in verkrüppelter Form ausdrücken kann, wenn sie ständig zurechtgestutzt wird, so werden auch unsere an sich positiven Anlagen entstellt, wenn sie ständig behindert werden.

Aus unterdrückter Vitalität wird Aggressivität, Haß oder Depression, aus Sensibilität Sentimentalität, aus dem Bemühen um das Richtige entsteht das Schuldgefühl und aus der Empfindsamkeit Angst. So sind wir zu Karikaturen unser selbst geworden und stellen zum großen Teil die Entartung oder Perversion der in uns liegenden Prinzipien dar.

Jeder Mensch würde sich wünschen, daß er frei und ungehindert so leben und sich entfalten könnte, wie es seiner Natur entspricht. Er empfindet die Unterdrückung seines Gefühls und Geistesausdrucks nicht weniger schmerzhaft als die Einschränkung seiner körperlichen Beweglichkeit. Und jeder würde sich wünschen, daß es einen Weg oder ein Mittel gäbe, mit dessen Hilfe er sein Leben so gestalten könnte, wie es seinem inneren Gesetz entspricht, und das Ideal erreichen, das er in sich fühlt.

Die Bachsche Heilweise entspricht diesem Grundbedürfnis des Menschen, denn Bach erkannte nicht nur, auf welcher Grundlage die menschliche Karikatur, die wir als »Typ« bezeichnen, entstanden ist, sondern auch, welche Heilmittel ihm die Kraft geben, sich doch noch in der natürlichen Weise zu entfalten. In ihnen sind »Symbol-Kräfte« eingefangen, die den jeweiligen Anlagen eines Menschen entsprechen und sich in reiner, unverfälschter Form in bestimmten Blumen ausgedrückt haben. Geist und Seele bekommen das zugeführt, wonach sie hungern.

Ein vitaler Mensch zum Beispiel, der zu impulsiven und spontanen Handlungen neigt, wird brutal, gewalttätig oder gehässig, wenn er sich nicht in adäquater Weise ausleben kann. Aber ein Heilmittel, das das Prinzip der Vitalität (in seiner positiven Form) unverfälscht in sich trägt, kann seiner entarteten Anlage durch Resonanz ihre Natürlichkeit zurückgeben. Statt aggressiv und bösartig kann er wieder vital und konstruktiv sein. Er wird kein grundsätzlich anderer Mensch werden, doch wird er seine »Schokoladenseite« entwickeln können.

Diese Gesundung der inneren Struktur wird auch den Körper erfassen, denn über ihn reagieren wir ja unsere ungelösten Probleme ab. Wenn wir zum Beispiel einen vitalen Impuls unterdrücken, das heißt wenn wir uns zurückhalten und verkrampfen, wird sich das auch auf das Gefäß- und Nervensystem übertragen. Die Folge davon ist unter anderem eine schlechte, nervöse Versorgung und Durchblutung und eine Reduktion aller Lebensvorgänge, was auf Dauer zur Degeneration führt. Gelingt es, die Verkrampfung, die meist Dauercharakter hat, zu lösen, so kann sich auch die organische Störung wieder zurückbilden.

Die Lösung der inneren Problematik kann man oft durch Psychotherapie erreichen. Doch erfordert sie eine gewisse intellektuelle Übung und die Fähigkeit, Begriffe und Worte ins Bewußtsein zu übersetzen und dort zu verankern. Aber auch geistig ungeübte, sogenannte einfache Menschen sind durchaus in der Lage, gesund zu werden oder sich harmonisch zu entwickeln. Sie erschließen sich unbewußte Quellen, haben einen wortlosen Kontakt zur Natur, ein Gefühl für das Unaussprechbare, und beziehen ihre Erkenntnisse aus dem, was sie (nicht intellektuell) wahrnehmen.

Das bedeutet, daß das harmonisierende Prinzip, das überall in der Natur waltet, grundsätzlich auch ohne bewußte und intellektuelle Arbeit vermittelt werden kann. Die Bachschen Mittel als Träger solcher Naturkräfte können sozusagen wortlos eine tiefgreifende Gesundung in der ganzen Persönlichkeit herbeiführen. Sie tragen in sich Impulse, die unsere Seele benötigt und die wir normalerweise unbewußt aus der Umwelt aufnehmen. Wir werden jedoch krank und entstellt, wenn ein Mangel an Entwicklungsimpulsen und -möglichkeiten besteht, das heißt, wenn die Umwelt selbst daran verarmt ist oder wenn wir von ihnen abgeschnitten sind.

So wie ein Mangel an bestimmten Vitaminen typische körperliche Krankheitsbilder hervorruft, so treten bei Mangel an bestimmten geistigen und emotionalen Impulsen typische Veränderungen unserer inneren Eigenschaften und unseres Verhaltens auf. Werden wir aber innerlich in der richtigen Weise »ernährt«, dann kann sich auch der Körper harmonisch entwickeln und funktionieren. Jeder von uns hat schon erlebt, daß ein warmes Gefühl und ein aufbauender Gedanke auch seinen Körper besser funktionieren ließen.

Doch in unserem Bemühen um Heilung müssen wir berücksichtigen, daß jeder Mensch ein bestimmtes Gesetz, das wir auch als Schicksal erleben, in sich trägt. Dieses kann ihn auch dazu führen, eine Richtung einzuschlagen, in der er zwar eine Verletzung oder Krankheit erwarten muß, die ihn aber in der Auseinandersetzung mit der Schattenseite seines Lebens weiterbringt und wachsen läßt. Es kann sein, daß er dabei auch ein schweres Leben auf sich nimmt, denn manchmal finden wir erst in einer körperlichen Krankheit zu einem weiterführenden und aufbauenden Sinn, der unser Leben in seiner Gesamtbilanz positiv werden läßt und uns die Fähigkeit vermittelt, in höhere Dimensionen als die unseres irdischen Lebens einzutreten.

Je nach unserer inneren Struktur wird eine Gesundung in verschiedene Dimensionen der Bewußtwerdung führen. Der sogenannte einfache Mensch lebt sein Leben aus der Unmittelbarkeit und Selbstverständlichkeit der Natur sinnvoll und harmonisch, und der geistige Mensch strebt nach Erweiterung seines Bewußtseins und seiner Erkenntnis. Wir wissen nur, daß wir unser inneres Gesetz in der uns bestimmten Weise vollziehen müssen.

Die wertvollste Heilung ist jene, die uns hilft, unsere Anlagen und Möglichkeiten positiv zu entfalten, an unserem Leben zu wachsen und zu reifen und seinen Sinn zu erfüllen. Eine solche Heilweise ist wahrhaft menschenwürdig, denn sie ermöglicht uns, Menschen zu werden. Die Bachsche Heilweise kommt diesem Ideal sehr nahe. Sie führt uns über die Vergänglichkeit der täglichen körperlichen Beschwerden hinaus, erschließt uns seelisch-geistige Kräfte und fördert auf diese Weise eine Gesundheit, die einen höheren Wert hat als die bloße Beschwerdelosigkeit des Körpers, nämlich die *Lebensgesundheit*.

Diese drückt sich in innerer Zufriedenheit, menschlicher Qualität und Reife, Kraft für den Schicksalsweg und der Fähigkeit zu echter, aufbauender Lebensfreude aus. Sie bedeutet, daß wir unsere Widersprüchlichkeiten und Unzulänglichkeiten, die Freude und den Schmerz, das Menschliche und das Übermenschliche, die »Krankheit« und die »Gesundheit« unter einem höheren Prinzip vereinen können. Wenn unser Leben als Gesamtheit gesund ist und einen Sinn hat, werden auch körperliche Störungen und Beschwerden (selbst wenn sie »Krebs« heißen) uns nicht zugrunde richten können. Wir werden an ihnen, wenn sie uns nun einmal gegeben sind, über unsere menschliche Existenz in eine höhere Form des Daseins wachsen.

I. Heile dich selbst

Die Selbstbehandlung mit den Bachschen Mitteln

Einführung und Vorwort

Ist Ihnen schon der Gedanke gekommen, daß die Krankheit, unter der Sie leiden – sei es nun Asthma oder Akne, Heuschnupfen oder Hexenschuß, Migräne oder Herzbeschwerden, ja selbst Grippe oder Krebs – kein Zufall ist, sondern etwas damit zu tun hat, was für ein Mensch Sie sind, wie Sie fühlen, denken und handeln?

Und – kennen Sie sich denn selbst? Wissen Sie, daß Sie ein Tagträumer oder Angeber, Haustyrann oder Missionar, Aufgeber oder Egozentriker sind, zu Selbstmitleid oder Künstlichkeit, Überheblichkeit oder Intoleranz neigen? Ist Ihnen klar, daß diese Ihre typischen Eigenschaften, wenn sie auch als allgemein »menschlich« gelten, keineswegs normal und gesund, sondern das Ergebnis einer langen seelischen Fehlentwicklung sind, die eines Tages auch Ihre körperliche Gesundheit untergraben hat oder es noch tun wird?

Aus diesen fundamentalen Erkenntnissen entwickelte Dr. Edward Bach seine außergewöhnliche und nun seit über fünfzig Jahren erfolgreiche Heilweise, die es dem kranken Menschen ermöglicht, ohne unangenehme Prozeduren oder Operationen, ohne großen finanziellen Aufwand oder Abhängigkeit von Ärzten zur Gesundheit zurückzufinden. Er sah, daß die Ursache der Krankheit immer nur in uns selbst liegt und daß wir, wenn wir uns ernsthaft darum bemühen, aus eigener Kraft und Selbsterkenntnis, unterstützt durch die heilende Natur, wieder gesunden können. Dabei war sein Ziel nicht vorrangig die Beseitigung der äußeren Symptome, sondern Heilung aus dem Inneren.

Gesundheit entspringt seiner Meinung nach dem Positiven im Menschen, das er das *»höhere Selbst«* nannte. Wir sollen es in unserem Leben entwickeln, doch meistens fällt es unserer *»Persönlichkeit«* zum Opfer, die sich aus den menschlichen Untugenden wie Neid, Haß, Eifersucht, Angst, Stolz, Geltungsdrang oder Habgier zusammensetzt. So sind es in Wirklichkeit unsere entarteten und negativen Gefühle und Verhaltensweisen, die uns krank machen. Sie lassen für positive Eigenschaften keinen Raum. Es ist der ewige Konflikt zwischen Gut und Böse. Dr. Bach wies auch besonders darauf hin, daß jede Freud- und Lieblosigkeit, mit der wir unserer Umwelt begegnen, letztlich immer auf uns selbst zurückfällt und uns schadet, weil wir, in der Gemeinsamkeit der kosmischen Ordnung verbunden, in jedem Lebewesen auch uns selbst wiederfinden können.

Daher wollte er das Schöne, Gesunde und Harmonische im Menschen wachsen lassen, so daß es das Kranke und Negative aus ihm verdrängt. Wir wissen ja alle, wie wenig uns ein beschwerdefreier Körper nützt, wenn wir innerlich von Frustrationen, Zwängen, Enttäuschungen oder Angst, Haß oder Verbitterung vergiftet sind. Nur aus einer positiven inneren Verfassung können wir uns unseres Lebens erfreuen.

Gesundheit bedeutet optimales seelisches und körperliches Wachstum und harmonische Lebensentfaltung. Doch wie jeder Baum verkrüppelt und zu seiner eigenen Karikatur wird, wenn man ihn ständig beschneidet, so verliert auch der Mensch seine eigentliche Schönheit und Gesundheit, wenn er seine natürlichen Anlagen nicht frei und harmonisch entwickeln kann. Solange wir in einer Welt leben, in der die Selbsterkenntnis so selten ist, solange wir in Klischees eingezwängt nach lebensfeindlichen Normen erzogen und in Konflikte mit uns selber gebracht werden, müssen wir erkranken.

Bach kannte dieses Problem und wußte, daß wir es nur lösen können, indem wir uns selbst, besonders in unseren Schwächen und Unzulänglichkeiten, erkennen und bewußt werden. Nur so können wir eine Verbindung zwischen Körper, Geist und Seele herstellen und auch in den Mißerfolgen und Katastrophen, die wir im Laufe unseres Lebens erfahren, einen Sinn finden.

Doch dieser Weg ist schwer zu gehen. Auch Dr. Bach hatte das oft genug am eigenen Leibe erfahren. Täglich kamen kranke Menschen zu ihm, die nur das eine wollten: ihre Krankheit, ihre momentanen Schmerzen loswerden. Den entscheidenden Schritt aber: darin ihre eigenen Fehler zu erkennen und sich bewußt um ihre Überwindung zu bemühen, konnten sie nicht tun. So suchte er nach Heilmitteln, die nicht nur den Körper, sondern auch die Seele heilen können.

In seiner langjährigen ärztlichen Tätigkeit war ihm klar geworden, daß man das Wesen eines Menschen besser aus seinen Eigenarten und Verhaltensweisen erkennen kann, als aus seiner körperlichen Krankheit, und daß nur eine Heilweise, die auf diesem Wissen aufbaut, dem ganzen Menschen gerecht wird. So teilte er seine Patienten nach ihren typischen Verhaltensweisen in achtundreißig Gruppen ein. Diese Typen stellen die Entartung, die »Karikatur« bestimmter persönlicher Anlagen dar, da sie sich, aufgrund ungünstiger Lebensbedingungen, nicht natürlich und frei entwickeln konnten.

Zum Beispiel entartet Empfindsamkeit zu Überempfindlichkeit, Vitalität zu Aggressivität oder persönliche Stärke zu Machthunger, wenn die Gesellschaft, in die ein Mensch hineingeboren wird, ihre harmonische Entfaltung behindert. Das arglose, unschuldige Wesen des Kindes muß sich oft, um zu überleben, seiner verständnislosen und seelisch verkrüppelten Umwelt anpassen und verliert dabei selbst seine Reinheit und Natürlichkeit. Das Göttliche wird erniedrigt, das Natürliche pervertiert und das Gesunde verdorben. Unsere *»menschlichen Schwächen«* – oft belächelt und beschönigt – sind die Folge dieses seelischen Zerstörungsprozesses. Sie sind gleichzeitig Ausdruck und Ursache unserer Krankheiten.

Solange unsere seelische Störung jedoch keine körperlichen Beschwerden oder Schmerzen hervorruft, solange wir unseren durch Selbstverleugnung eroberten Platz in der menschlichen Gemeinschaft behaupten können, glauben wir, alles sei in Ordnung. Erst wenn die Deformierungen, Funktionsausfälle und Schmerzen ein eklatantes und unübersehbares Ausmaß angenommen haben, bemühen wir uns um Gesundung, sind dann aber bereits zufrieden, wenn die größten Löcher notdürftig geflickt sind und wir uns wieder unserem ruinösen Leben hingeben können.

Diese Behauptungen werden Ihnen vielleicht übertrieben erscheinen. Doch versuchen Sie einmal, sich und Ihr Leben ohne Beschönigung und Selbstlüge zu betrachten: die Frustrationen und Oberflächlichkeiten, die Unfähigkeiten und die Ängste, die Verschwendung von Zeit und Kraft.

Das ist deshalb so schwer, weil wir uns, um nicht ständig unter diesem Wissen zu leiden, unempfindlich gemacht und eine Moral geschaffen haben, die alles rechtfertigt und beschönigt. So können wir »unbeschwert« weitermachen, und alles hätte seine Richtigkeit, wenn nicht eines Tages diese ganze Illusion unter der Gewalt eines »Schicksalsschlages« zusammenbrechen würde. Dann können wir unsere Hilflosigkeit dem Leben und unsere Negativität unserem Mitmenschen gegenüber, die innere Leere, die Angst und die Sinnlosigkeit nicht mehr vertuschen. Die Verzweiflung und Hoffnungslosigkeit, der Verlust unseres Glaubens, unseres Wissens und unserer Kraft sind die Bilanz eines solchen Lebens.

Wer jedoch einmal erkannt hat, wie tief seine Krankheit, die er als »menschliche Schwächen« zu verniedlichen pflegt, wirklich sitzt, wie sehr ihn sein Leben deformiert und zerstört hat, der wird den Wunsch nach Gesundung, das heißt optimaler seelischer und körperlicher Entfaltung, nicht mehr unterdrükken. Er wird sich auf die Suche nach seinen Fehlern und Schwächen machen, so peinlich das auch sein mag, weil er zu fühlen beginnt, wie sehr er *an sich selbst* zu leiden hat, und erkennt, daß nur in der Wahrheit das Leben liegt.

Bach wollte die Seele des Menschen erblühen lassen, damit sich das Positive und Gesunde in ihm ausbreitet. So suchte er nach Heilmitteln, die ihn in seinem Inneren heilen können und wieder lebendig fühlen, denken und handeln lassen. Dabei entdeckte er, daß zwischen bestimmten menschlichen Eigenschaften und dem Ausdruck bestimmter Pflanzen eine innere Gemeinschaft besteht. Besonders deutlich zeigt sich das zum Beispiel beim *Springkraut,* das schon bei der kleinsten Berührung explodiert und der menschlichen Ungeduld entspricht, oder bei der *Stechpalme,* die für gereizte und »ungenießbare« Menschen bestimmt ist. Die Kraft, aus der heraus die Pflanze ihre individuelle Anlage zur Vollkommenheit entwickelt, übertrug er auf seine Medikamente, die somit auch beim Menschen gleiches bewirken können. Jede Blume ist in ihrer Schönheit und Anmut ein Symbol für Gesundheit und Lebensfreude. In ihrer Unschuld und Selbstverständlichkeit wird sie für uns zum Vorbild. Auch wir könnten natürlich, schön und lebensbejahend sein und aufbauend statt zerstörerisch wirken!

Bach hat seine Mittel in sieben Gruppen eingeteilt, in denen die beiden großen Problemkreise des Menschen deutlich werden: die Bewältigung seines (ihm unbegreiflichen) Lebens und der Umgang mit dem Mitmenschen.

Unsere täglichen, realen Erfahrungen und Wahrnehmungen sollen uns zu innerem Wachstum und Klarheit verhelfen. Doch wir verfallen in *Angst,* wenn wir sie nicht bewußt bewältigen oder in Leben umsetzen, in *ungenügendes Interesse* an der Gegenwart, wenn wir sie verdrängen und durch Illusionen ersetzen, in *Überempfindlichkeit gegenüber Einflüssen und Ideen,* wenn wir ihrer geistig nicht Herr werden, und in *Mutlosigkeit und Verzweiflung,* wenn wir nicht erkennen, daß hinter allem eine Ordnung steht, der wir vertrauen können.

In der Auseinandersetzung mit unseren Mitmenschen werden wir an *Unsicherheit* leiden, wenn wir unseren eigenen Wert nicht erkennen können, an *Einsamkeit,* wenn wir den Wert der anderen nicht erkennen, und wir werden *um das Wohl anderer allzu besorgt* sein, wenn wir uns selbst entfremdet sind.

In diesen beiden Problemkreisen zeigt sich unsere Doppelnatur: Einerseits sind wir menschlich und spiegeln uns in unseren Mitmenschen, andererseits sind wir »göttliche« Wesen und erfahren uns als solche durch die in uns wirkenden kosmischen Kräfte, die uns über unser irdisches Leben hinausführen. Um ihnen gerecht zu werden, müssen wir dieses unser irdisches Leben voll und wirklich leben, es erfahren und an ihm wachsen und uns gleichzeitig unserer unsterblichen Seele bewußt werden, die uns mit höheren Dimensionen verbindet. Daraus entsteht das Kunstwerk unseres Lebens: die Vereinigung des Göttlichen mit dem Menschlichen.

Wir haben dabei viele Phasen der Selbsterkenntnis und Prüfung zu durchlaufen, und die dabei auftretenden Probleme sind zum großen Teil in der Charakterisierung der Bachschen Mittel erfaßt.

Bach wollte eine Heilmethode schaffen, die von jedermann ohne Risiko angewendet werden kann. Seine Mittel sind deshalb nicht nur für die Behandlung durch einen Arzt oder Freund mit guter Menschenkenntnis, sondern vor allem zur Selbstbehandlung geeignet, denn jeder kennt sich selbst am besten. Doch muß er sich, um das richtige Mittel zu finden, mit größter Ehrlichkeit betrachten. Werfen Sie einmal einen Blick auf die Beschreibung der achtunddreißig Mittel und versuchen Sie herauszufinden, welcher »Typ« Sie sind, das heißt, welches für Sie geeignet sein könnte. (Der Name bezeichnet die Blüte, aus der es hergestellt wurde, außer »Rock Water«, das aus Felsenquellen stammt.)

Agrimony (Odermennig) für die unnatürlichen Menschen, die ihre Probleme verbergen oder überspielen,
Aspen (Zitterpappel) für Menschen, die von unerklärlichen Ängsten und Ahnungen gepeinigt werden,
Beech (Rotbuche) für jene Menschen, die ihre innere Intoleranz und Kritiksucht durch überbetonte äußere Toleranz kompensieren,
Centaury (Tausendgüldenkraut) für die Gutmütigen, die sich von jedem ausnützen lassen,
Cerato (Bleiwurz) für die Unsicheren, die kein Vertrauen in die eigene Meinung haben,
Cherry Plum (Kirschpflaume) für die Verzweifelten, die befürchten, den Verstand zu verlieren oder durchzudrehen,

Chestnut Bud (Kastanienknospe) für die Unaufmerksamen, die immer wieder die gleichen Fehler machen,
Chicory (Wegwarte) für Menschen, die sich sehr um andere kümmern und sie dadurch an sich binden wollen,
Clematis (Weiße Waldrebe) für Tagträumer und Lebensfremde,
Crab Apple (Holzapfel) für Menschen, die sich durch Einflüsse verschiedenster Art verunreinigt oder vergiftet fühlen oder es sind,
Elm (Ulme) für verantwortungsbewußte Menschen, die auf ihrem an hohen Zielen orientierten Lebensweg momentan den Mut verloren haben,
Gentian (Herbstenzian) für Menschen, die schnell aufgeben, wenn sich ihnen Schwierigkeiten in den Weg stellen,
Gorse (Stechginster) für Menschen, die die Hoffnung auf Erfolg oder Heilung verloren haben,
Heather (Heidekraut) für die Geltungsbedürftigen und Egozentriker, die ihre Umwelt dazu benötigen, sich darzustellen, und selbst der Mittelpunkt ihres Denkens sind,
Holly (Stechpalme) für die Verärgerten, Gereizten, Aggressiven, Eifersüchtigen, Mißtrauischen oder Neidischen,
Honeysuckle (Geißblatt) für Menschen, deren Gedanken mehr in der Vergangenheit als in der Gegenwart weilen,
Hornbeam (Hainbuche) für Menschen, die sich von ihrer Arbeit und ihrem täglichen Leben überfordert fühlen,
Impatiens (Drüsentragendes Springkraut) für die Ungeduldigen, denen nichts schnell genug gehen kann,
Larch (Lärche) für Menschen, denen das Selbstvertrauen fehlt,
Mimulus (Gefleckte Gauklerblume) für Menschen, die vor etwas Bestimmtem Angst haben,
Mustard (Wilder Senf) für Menschen, die von Zeit zu Zeit aus heiterem Himmel von unerklärlichen Depressionen oder Verstimmungen überfallen werden,
Oak (Eiche) für Menschen, die auch unter schwierigen Bedingungen nicht aufgeben können,
Olive (Olive) für Menschen, die an Körper und Seele erschöpft sind,

Pine (Kiefer) für Menschen, die zu Schuldgefühlen und schlechtem Gewissen neigen,

Red Chestnut (Rote Kastanie) für die Selbstlosen, die sich stets um andere Sorgen machen,

Rock Rose (Gelbes Sonnenröschen) für Menschen in Angst- oder Panikstimmungen,

Rock Water (Wasser aus einer Felsenquelle) für Menschen mit großer Selbstdisziplin, denen es schwerfällt, von ihren selbst auferlegten Regeln eine Ausnahme zu machen,

Scleranthus (Einjähriger Knäuel) für die Labilen, die sich nur schwer entscheiden können und keine klare Linie in ihr Leben bekommen,

Star of Bethlehem (Goldiger Milchstern) für Menschen, die noch unter den Nachwirkungen eines Schocks oder Schrekkens stehen oder ihre Lebenssituation innerlich nicht verkraften können.

Sweet Chestnut (Edelkastanie) für Menschen in einer verzweifelten und ausweglosen Situation,

Vervain (Eisenkraut) für Menschen mit starker Überzeugung, Begeisterungsfähigkeit und missionarischen Tendenzen,

Vine (Weinrebe) für Menschen, die anderen ihre Meinung aufzuzwingen suchen,

Walnut (Walnuß) für Menschen, die zu stark beeinflußbar sind oder sich in einer wichtigen Entwicklung gegen äußere Umstände durchsetzen müssen,

Water Violet (Sumpfwasserfeder) für Menschen, die gerne Distanz zu ihrer Umwelt bewahren oder dazu neigen, sich für etwas Besonderes zu halten,

White Chestnut (Roßkastanie) für Menschen, die sich von bestimmten Vorstellungen oder Gedanken nicht lösen können,

Wild Oat (Waldtrespe) für Menschen, die trotz großer Einsatzfreude und Unternehmungslust nicht wissen, was sie anfangen sollen oder keinen Sinn in ihrem Leben finden,

Wild Rose (Heckenrose) für Menschen, die sich in Resignation und Apathie durchs Leben treiben lassen,

Willow (Weide) für die Verbitterten, die mit anderen Menschen oder dem Schicksal hadern.

Diese Verhaltensweisen beziehungsweise Zustände sind das Ergebnis einer unharmonischen Entwicklung bestimmter Anlagen. Sie schaffen eine krankhafte Persönlichkeit, auf deren Boden die vielfältigen körperlichen Störungen entstehen.

Die Bachschen Mittel geben Ihnen die Kraft, diese Schwächen zu überwinden und Ihre eigentlichen, positiven Anlagen zu entwickeln. Sie werden dadurch kein grundsätzlich anderer Mensch oder in Ihr Gegenteil verkehrt, aber Sie können das, was in Ihnen liegt, in der richtigen Weise ausleben. Auch Ihre körperliche Verfassung wird davon profitieren, denn jede seelische Störung beeinträchtigt die gesunde Funktion des Nervensystems und der Blutzirkulation, was mit der Zeit zu organischen Veränderungen führt. Wenn sich dagegen der innere Krampf löst und seelische Ausgeglichenheit eintritt, können auch sie sich wieder zurückbilden. Sie werden erstaunt sein, mit welcher Selbstverständlichkeit dann Ihre körperlichen Beschwerden verschwinden.

Vielleicht werden Sie sich bei oberflächlichem Studium von keiner der achtunddreißig Typenbeschreibungen angesprochen fühlen. Das ist dann ein Zeichen dafür, daß Sie sich selbst nicht kennen und vieles verdrängt haben, denn diese Charakterschwächen treffen mehr oder minder auf jeden von uns zu, und auch Bach konnte sie nur aus eigener Selbsterkenntnis finden.

Oft lehnen wir gerade das Mittel ab, das wir am dringendsten brauchen, weil es an unseren wundesten Punkt rührt, denn um ihn herum pflegen wir die stärkste Barriere zu errichten, um nicht ständig unter ihm leiden zu müssen. Sie zu überwinden, gehört zu den größten Leistungen, die ein Mensch vollbringen kann. Doch sie bleibt uns nicht erspart. Wenn wir wirklich gesunden wollen, müssen wir uns mit unseren Fehlern und Unzulänglichkeiten auseinandersetzen und über den eigenen Schatten springen. Die Bachschen Mittel geben dafür den nötigen »Rückenwind«.

Wer mehr will als nur die Linderung seiner vordergründigen Beschwerden, wird mit der Zeit erkennen, wieviele der von

Bach beschriebenen Eigenarten – oder besser: Unarten – er besitzt. Meist wird er sich zu Beginn seine wirklichen Schwächen nur schwer eingestehen können. Doch einen Ansatzpunkt wird jeder finden, und der Wunsch nach Gesundheit und innerem Fortschritt wird ihm die Augen öffnen.

Ob Sie sich aus einer aktuellen Problemsituation oder akuten Krankheit auf die Suche machen oder aus relativer Ruhe und Selbstbesinnung, stets wird Ihr Blick bei ehrlicher Beobachtung auf das für Sie momentan wichtigste Mittel fallen. Oft werden Sie aber auch bei einem inneren Rundblick mehrere Ansatzpunkte finden. Sie sollten dann immer nur Ihre *momentan größte Schwierigkeit* zu bewältigen suchen, damit der Heilungsprozeß tief genug geht und Ihr Leben sich wirklich ändern kann. Sonst besteht die Gefahr, daß Sie sich in kleinen, unkoordinierten Schritten verzetteln.

Um zur Selbsterkenntnis zu kommen, müssen wir uns ins Dunkel des Verdrängten und Unterbewußten wagen. Die Suche nach dem richtigen Heilmittel ist gleichzeitig die Suche nach unserer eigenen Schattenseite, nach dem, was des Wachstums, des Lichtes bedarf.

In dem Moment, in dem Sie sich eingestehen können, daß Ihre Krankheit mit einem persönlichen Fehler einhergeht, haben Sie bereits den ersten Schritt zur Besserung getan, und während Sie beobachten, wie sich unter der Wirkung des entsprechenden Mittels Ihre »Seelen-Blüten« öffnen und entfalten, wie Sie sich aus der Gewalt schlechter Gewohnheiten befreien, Ängste überwinden, Spannungen abbauen, Probleme lösen und zu sich finden können, bekommen Sie ein Gefühl dafür, *wie Sie wirklich sein könnten.*

Meistens hält dieser Zustand anfangs nur kurz an, denn in der Regel fallen wir, wenn die schlimmste Schwierigkeit überstanden ist, wieder zurück und stellen die Behandlung ein. Dennoch ist dann in uns die Erinnerung an unsere eigentliche Natur geblieben und damit auch die Sehnsucht danach. Das kann der Kristallisationspunkt sein, um den herum unser bewußtes Wachstum stattfindet, damit wir uns eines Tages wieder auf die Suche nach dem Menschen machen, der wirklich in uns steckt. Wer einmal die Wahrheit erfahren hat, der kann sie nie mehr ganz vergessen.

Dieses Buch wurde in Form einer persönlichen Ansprache geschrieben, die an jeden (natürlich auch an mich, den Verfasser) gerichtet ist. Sie soll Anregungen zur Selbstbesinnung geben, denn ohne innere Änderung kann es auch äußerlich keinen Fortschritt geben. Keiner von uns ist so vollendet, daß er sagen könnte, auf ihn treffe keine der Beschreibungen zu. Wir haben während unseres ganzen Lebens die Aufgabe, an uns zu arbeiten und zu wachsen. Sie werden sehen, daß alleine schon die ehrliche Beschäftigung mit Ihrem »allzu Menschlichen«, die Bereitschaft, Fehler und Schwächen wenigstens sich selbst (vielleicht sogar auch anderen) einzugestehen, Ihnen bei der Überwindung Ihrer Krankheit helfen wird. Viel größer noch wird Ihr Erfolg sein, wenn Sie dazu die von Bach entdeckten Mittel nehmen, die bis in jene Bereiche hineinwirken, die Ihrem Bewußtsein nicht oder nur ungenügend zugänglich sind.

Trotz der großen Begeisterung, mit der dieses Buch geschrieben wurde, und den großen Erwartungen, die Sie vielleicht nach seiner Lektüre haben werden, sollten Sie doch nicht vergessen, daß jedes Heilsystem, und sei es noch so ausgeklügelt, seine Grenzen hat. Normalerweise wird immer nur von den Heilerfolgen, nicht aber von den Versagern berichtet. Es gibt kein Allheilmittel, das jedem hilft. Man kann nie mit Sicherheit voraussagen, daß eine Medizin eine bestimmte Wirkung haben wird. Wenn es uns bestimmt ist, werden wir mit ihrer Hilfe gesund werden; erzwingen können wir jedoch nichts. Das letzte Wort spricht eine höhere Instanz, und es ist stets das richtige, auch wenn wir es nicht begreifen. Dies ist vielleicht die wichtigste Erkenntnis auf dem Weg zur Heilung – oder zum »Heil« –, und unsere Krankheiten und täglichen Schwierigkeiten, die Katastrophen, die Schmerzen und das Unglück helfen uns, sie zu finden. *Wenn wir dies in unseren dunklen Stunden nicht vergessen, werden sie nicht sinnlos sein.*

Eine Medizin, die dem einen hilft, kann beim anderen versagen. Das kann zwar daran liegen, daß sie nicht richtig gewählt wurde; es kann aber auch bedeuten, daß die Gesundung auf eine andere Weise oder auf einer höheren Ebene stattfinden muß. So können Sie beispielsweise eine schwere chronische oder angeborene Krankheit oft nicht mehr aus der Welt schaffen. Aber Sie können sich bemühen, unter ihrem Einfluß in Ihrer inneren Kraft und menschlichen Qualität so zu wachsen, daß Ihr Leben trotzdem sinnvoll und aufbauend für Sie wird.

Geben Sie nicht zu früh auf! Wachstum bedeutet ständiges Bemühen, und aus ihm entsteht die Gesundheit. Wenn Sie feststellen, daß Sie dabei sind, enttäuscht die Flinte ins Korn zu werfen, weil die bisherigen Medikamente nicht genügend geholfen haben, so nehmen sie *Gentian* oder *Wild Oat*. Vielleicht werden Sie dann doch noch das richtige Mittel oder eine andere Heilweise finden, die Ihnen weiterhilft.

Prinzipiell ist kein Heilsystem dem anderen absolut überlegen. Jedes repräsentiert einen anderen Gesichtspunkt und hat dementsprechende Erfolge vorzuweisen. In bestimmten Situationen kann das eine, und bei veränderter Bewußtseinslage ein anderes angebracht sein. Auch die Bachsche Heilweise kann nicht jedes Problem lösen, aber es liegen Möglichkeiten in ihr, die weit über das Übliche hinausgehen. Sie ist der Wegbereiter einer neuen Heilkunst.

Praktische Hinweise

Zur Wahl der Mittel

Lesen Sie auf jeden Fall die Beschreibungen für *alle* Mittel sorgfältig durch. Dann versuchen Sie herauszufinden,

1. welches oder welche Mittel Ihrem *momentanen* psychischen Zustand entsprechen (zum Beispiel Angst, Unruhe, Panik, Selbstmitleid, Groll, Verzweiflung, Depression usw.). Diese Mittel nehmen Sie, wenn Sie *akut krank* sind, wobei Sie jene (höchstens drei bis vier) bevorzugen, deren Symptomatik momentan am deutlichsten ist. Wenn sich der Zustand ändert, wechseln Sie die Mittel entsprechend;
2. durch welches Fehlverhalten oder welche persönliche Schwäche Ihre derzeitige Krankheit hervorgerufen sein könnte (zum Beispiel Schuldgefühl, Angst, Ärger, Sorge, mangelndes Selbstvertrauen). Von den entsprechenden Mitteln fügen Sie, wenn der Zusammenhang deutlich ist, eines oder zwei bei akuten Beschwerden zu den unter 1. gefundenen und bei einer chronischen Krankheit zu den unter 3. gefundenen hinzu;
3. welche Eigenschaften typisch für Sie sind – also auch in normalen Zeiten (zum Beispiel Stolz, Nachgiebigkeit, Selbstdisziplin, Eitelkeit, Ängstlichkeit, Willensstärke, Unbeständigkeit, Intoleranz). Diese Mittel (höchstens drei) nehmen Sie, wenn Sie unter einer *chronischen, langdauernden Krankheit* leiden oder allgemein ein »besserer«, glücklicherer oder gesünderer Mensch werden wollen, und zwar lange Zeit (Wochen bis Monate). Sie können eines oder zwei von den unter 2. gefundenen Mitteln hinzufügen.

Konzentrieren Sie sich grundsätzlich auf die *momentan vorherrschende Problematik* und behandeln Sie diese mit den entsprechenden Mitteln (in der Regel genügen zwei bis vier). Sobald sich die Situation ändert, wechseln Sie die oder das Mittel.

Versuchen Sie bei der Auswahl so ehrlich wie möglich zu sein, denn davon hängt es ab, ob Sie das richtige Mittel finden. Je oberflächlicher Sie vorgehen, desto geringer wird die Wirkung sein. Fragen Sie sich auch immer: »Warum ist das so?« Dazu ein Beispiel: Sie stellen fest, daß Sie niedergeschlagen oder depressiv sind. Dafür nehmen Sie *Mustard,* begnügen sich aber nicht damit, sondern suchen nach dem Grund dafür und fügen das dabei gefundene Mittel hinzu. Depressiv kann man werden durch: Mißerfolge: *Gentian;* Schuldgefühle: *Pine;* Schwäche: *Olive;* Angst: *Mimulus;* zu viel Ärger: *Holly;* Sorge: *Red Chestnut;* Überforderung: *Hornbeam* oder *Elm;* Wetterempfindlichkeit: *Aspen;* unverarbeitetes Schockerlebnis: *Star of Bethlehem;* Intoleranz: *Vine* oder *Beech;* unbefriedigtes Geltungsbedürfnis: *Heather;* Verlust: *Honeysuckle;* mangelndes Selbstvertrauen: *Larch;* Kontaktprobleme, Einsamkeit: *Water Violet;* Hast und Hetzerei: *Impatiens* oder *Vervain;* Konzentrationsstörungen: *Scleranthus,* Sinnlosigkeit im Leben: *Wild Oat.*

Achten Sie besonders auf jene Mittel, die Sie spontan ablehnen. Sie pflegen besonders wichtig zu sein, denn zu allem, was uns unangenehm ist, haben wir eine tiefere Beziehung, die aber meist unbewußt und verdrängt ist. Wir pflegen ja auch diejenigen Eigenschaften bei anderen Menschen besonders zu verfolgen, die wir an uns selbst nicht mögen und um deren Überwindung wir uns bemühen.

Zur Dosierung

Für die Behandlung akuter Beschwerden oder Krankheiten geben Sie in ein Glas Wasser zwei bis drei Tropfen der betreffenden Mittel und trinken es im Laufe des Tages aus, wobei Sie etwa stündlich (bei starken Beschwerden auch öfter) einen Schluck nehmen. Je genauer Sie dabei Ihre *momentane* seelische Verfassung berücksichtigen, desto größer ist der Erfolg. Oft können sie bereits nach kurzer Zeit eine wohltuende Wirkung feststellen, und aktuelle Probleme lösen sich innerhalb von zwei bis fünf Tagen. Wenn sich bei akuten Beschwerden bis dahin nichts getan hat, versuchen Sie, sich über Ihre seelische Verfassung klarzuwerden oder fragen Sie jemanden, welchen Eindruck Sie auf ihn machen. Wichtig ist es auch, daß Sie sich klarwerden, warum Sie so sind oder reagieren. Es lohnt sich, nach diesen Hintergründen zu fahnden, nicht nur, um die richtigen Mittel zu finden, sondern vor allem, um sich über sich selbst klarzuwerden und sich ändern zu können. Manche Schwäche gesteht man sich nicht gerne ein – doch sie ist es dann, die das größte Hindernis auf dem Weg zur Heilung darstellt.

Wenn Sie nicht unter akuten Beschwerden leiden, sondern Ihren Charakter grundsätzlich ändern und verbessern wollen, brauchen Sie die Mittel nicht so häufig einzunehmen. Es genügen drei bis fünf Schlucke täglich, dafür aber über längere Zeit (monatelang). Dies gilt besonders für *Wild Oat*.

Meistens stellt sich die Besserung auf eine so natürliche und selbstverständliche Weise ein, daß es Ihnen gar nicht einfällt, sie auf die Blütenessenzen zurückzuführen. Sie werden das Gefühl haben, es sei Ihnen aus eigener Kraft gelungen, wieder Ihr Gleichgewicht zurückzubekommen. Ist dies nicht das Merkmal einer idealen Therapie? Was das bedeutet, wird einem erst so richtig klar, wenn man beobachtet, wie die offizielle, allopathische Medizin aus ihren Patienten abhängige, verängstigte Medikamentenempfänger macht, die ohne ihre Pillen nicht mehr leben zu können glauben.

Grundsätzlich gibt es folgende Einnahmemöglichkeiten:

1. Die Originalmittel (»Stock-Bottles«) werden in einem Glas Wasser gelöst (1 bis 3 Tropfen) und tagsüber getrunken. Dies ist das wirkungsvollste Verfahren.

2. Sie nehmen mehrmals täglich einen Tropfen (nicht mehr) pur auf die Zunge. Dies ist eine Kompromißlösung, wenn Ihnen kein Wasser zur Verfügung steht (zum Beispiel auf Reisen).
3. Das Mittel wird in Wasser (unter Zusatz von etwas Alkohol zur Konservierung) verdünnt, wobei etwa 5 Tropfen auf 10 ml Wasser kommen. Geeignet ist hierfür ein Fläschchen mit Tropfvorrichtung (in der Apotheke erhältlich). Von dieser Mischung nehmen Sie mehrmals täglich (mindestens dreimal) 5 bis 10 Tropfen. Vor jedem Gebrauch gut schütteln. Dieses Verfahren ist nur für die Langzeit- und Konstitutionstherapie oder bei außerordentlich sensibler Reaktion geeignet. Wenn damit keine genügende Wirkung eintritt, versuchen Sie es mit Verfahren 1.

Beachten Sie bitte: Sobald eine deutliche Besserung eintritt, sollten Sie die Einnahme entsprechend dem jeweiligen Fortschritt reduzieren. Falls Sie dann das Gefühl haben, daß sich Ihr Zustand wieder zu verschlechtern beginnt, nehmen sie die Mittel häufiger. Grundsätzlich sollten Sie aber immer nach Gefühl gehen, denn jeder Mensch reagiert anders. Sie können sowohl die Verdünnung als auch die Einnahmehäufigkeit Ihren persönlichen Bedürfnissen anpassen. Wichtig ist nur, daß Sie nach einiger Zeit einen Erfolg verspüren.

Beginnen Sie stets mit denjenigen Mitteln, die auf Ihr *momentan größtes Problem* zutreffen. Sobald dieses sich einigermaßen gelöst hat, wenden Sie sich dem nächsten zu (das dann in den Vordergrund tritt). In dieser Weise fahren Sie fort. Dabei kann es vorkommen, daß nach einiger Zeit wieder die alte Schwierigkeit auftaucht, die dann erneut behandelt wird. So läßt man sich von innen führen, denn das Unterbewußte gibt immer nur jene Probleme frei, zu deren Bewältigung man reif ist. Nur an diesem Punkt kann es dann einen Fortschritt geben. Was momentan nicht so wichtig ist oder nicht verkraftet werden kann, wird in unbewußten Tiefen zurückgehalten und sollte dann momentan auch nicht angerührt werden.

Deshalb empfehle ich, nur jene Mittel zu nehmen oder zu

geben, für die sich in der aktuellen Verfassung deutliche Hinweise finden. Dies gilt auch für die Mittelbestimmung mit Hilfe der Astrologie, Pendel, Pulsfühlung, Bioelektronik und dergleichen. Diese Verfahren, von denen jedes den Organismus auf einer anderen Ebene erfaßt, dürfen höchstens für zusätzliche Informationen eingesetzt werden. Nur wenn für ein damit gefundenes Mittel auch eine erkennbare psychische Problematik besteht, sollte es genommen oder gegeben werden. Andernfalls besteht die Gefahr, daß man »das Pferd am Schwanze aufzäumt« und die psychischen Ordnungsprozesse durcheinanderbringt. Die Blütentherapie beruht auf der Erkenntnis (und Selbsterkenntnis) der psychischen Konstellation, und die Tatsache, daß sie von uns genaues Beobachten, Nachdenken und Bewußtwerden verlangt, ist eine ihrer Stärken.

Wenn Sie gar nicht wissen, mit welchem Mittel Sie anfangen sollen, weil Sie zuviel gefunden haben, nehmen Sie eine Zeitlang *Wild Oat* oder auch *Scleranthus* oder, wenn Sie innerlich »vernagelt« und von allgemeiner Negativität befallen sind, *Holly* und *Mustard*. Nach einiger Zeit wird sich Ihr Zustand ändern und Sie können auf die weiterführenden Mittel übergehen.

Sie können mit den Bachschen Mitteln nie einen Schaden anrichten, auch wenn Sie große Mengen nehmen, denn sie sind ungiftig und wirken nach dem sanften Prinzip des Wachstums: Der Organismus nimmt sich, was er braucht, und scheidet alles übrige aus. Auch die sogenannte homöopathische Erstreaktion kommt normalerweise nicht vor. So sind die Mittel auch für die Behandlung von Kindern und Säuglingen geeignet.

Das Notfallmittel *Rescue Remedy* gehört in jeden Haushalt und jedes Auto. Es besteht aus einer Mischung von *Star of Bethlehem, Cherry Plum, Clematis, Impatiens* und *Rock Rose*. Es wird fertig gemischt geliefert. Nehmen oder geben Sie es immer, wenn »Not am Mann« ist, zum Beispiel bei Unfällen, Kollaps, starken Angst- oder Panikzuständen, Selbstmordgefahr, Herzinfarkt, Schlaganfall, Verbrennung, Verletzungen (hier auch äußerlich mit Wasser verdünnt, zum Beispiel als

Umschlag). Die Dosierung ist normalerweise: *drei Tropfen pur auf die Zunge, in kurzen Abständen wiederholt,* bis eine Besserung eintritt, dann weniger und in längeren Abständen. Falls sich keine Wirkung zeigt, können sie versuchen, die Dosierung zu erhöhen.

Auch zur Prophylaxe sind die Bachschen Mittel hervorragend geeignet, zum Beispiel für belastende Situationen, bei Epidemien oder in schwierigen Zeiten.

Als Mittel bei beginnender Grippe oder ähnlichem hat sich eine Mischung aus *Clematis, Olive, Walnut, Crab Apple, Hornbeam* und *Mustard* bewährt. Wenn Sie feststellen, daß Sie mit Ihrer Krankheit Mitleid oder Selbstmitleid erregen wollen, geben Sie noch *Chicory* dazu; falls Verbitterung gegen das Leben oder einen Menschen dabei eine Rolle spielt, *Willow,* wenn Sie »ungenießbar« werden oder Ihre Ruhe haben wollen: *Water Violet.*

Gerade in unserer Zeit, in der die Menschen in eine erschreckende Abhängigkeit von der Medizin mit all ihren technischen Meisterleistungen, Vorsorgeprogrammen, Langzeittherapien und Krebsdrohungen geraten sind, in der sie sich ohne Arzt oft hilflos und verloren fühlen, ist es erforderlich, daß sie die Fähigkeit, das Wissen und das Vertrauen bekommen, um sich selbst behandeln oder Krankheiten vorbeugen zu können. Lernen Sie sich und Ihren Körper kennen, entwikkeln Sie ein Gefühl dafür, was Ihnen guttut, und befolgen Sie keine Therapieanweisungen oder Gesundheitsratschläge, von wem auch immer sie stammen mögen, ohne genau geprüft zu haben, ob sie für Sie richtig sind. Grundsätzlich muß aber betont werden, daß die Hinweise in diesem Buch nicht die individuelle ärztliche Diagnose und Behandlung ersetzen können. Wenn Sie im Zweifel sind, eine schwere Krankheit haben oder Ihre Selbstbehandlung erfolglos ist, sollten Sie sich an einen Arzt wenden.

Falls Ihnen die Bach-Blüten-Therapie gefällt, empfehle ich Ihnen sehr *Das neue Bach-Blüten-Buch* (Verlag Hermann Bauer). In diesem ausgesprochen praxisorientierten Buch finden Sie die neuesten Fortschritte: 1. eine neuartige, psychologisch fundierte, gut verständliche Erläuterung der einzelnen Mittel; 2. eine genaue Beschreibung der über 200 gebräuchlichsten Kombinationen von Blütenessenzen; 3. ein umfangreiches Stichwortverzeichnis der Beschwerden und Krankheiten mit vielen therapeutischen Hinweisen.

Übrigens lassen sich Bach-Blüten auch mittels Hautkontakt anwenden. In der Kosmetik werden sie zur Harmonisierung, Belebung und Gesunderhaltung verwendet. Falls Sie sich für kosmetische Präparate interessieren, die Blüten-Essenzen enthalten, schreiben Sie bitte an:

Dr. med. Götz Blome, Postfach 52 05, 79019 Freiburg,
Telefon 07 61/2 91 86

Unter dieser Adresse können Sie auch Informationen über Bach-Blüten-Seminare anfordern.

Beschreibung der einzelnen Mittel

Agrimony

Sind Sie der Meinung, daß niemand zu wissen braucht, wie es in Ihrem Inneren aussieht, obwohl Sie sich oft gehetzt und gequält fühlen oder unter Sorgen und Befürchtungen leiden? Haben Sie es sich angewöhnt, Ihr Innenleben vor der Umwelt zu verbergen? Finden Sie, daß man seine Probleme für sich allein lösen sollte und neigen Sie dazu, sich unbeschwert oder sogar fröhlich zu geben, auch wenn Ihnen gar nicht danach ist? Sind Sie sehr friedliebend und hassen Streitereien, so daß Sie ihnen, wenn möglich, aus dem Wege gehen?

Falls Sie dazu neigen, Ihre persönlichen Nöte hinter einer Maske der Unbeschwertheit zu verbergen und Ärger jeder Art zu vermeiden, dann sind Sie ein Mensch, der *Agrimony,* aus der gelben Blüte des *Odermennig,* benötigt. Es wird Ihnen zweifach guttun: Es gibt Ihnen Ihren inneren Frieden, den Sie so dringend brauchen, und hilft Ihnen, ein natürlicher Mensch zu werden, der seine Gefühle und Gedanken frei ausdrücken und sich Problemen spontan stellen kann.

Vielleicht erstaunt es Sie, daß Sie sich wegen einer Verhaltensweise behandeln sollen, die Sie mit großer Mühe gelernt haben. Wahrscheinlich finden Sie es sogar vorbildlich, andere Menschen nicht mit Ihren Problemen zu belästigen. Wenn Sie aber Agrimony nehmen und sich selbst ehrlich beobachten, werden Sie ein paar wichtige Erkenntnisse bekommen. Es wird Ihnen klar werden, daß Sie Ihre persönlichen Probleme keineswegs nur für sich behalten, um andere damit zu verschonen, sondern auch, um sich selbst damit nicht auseinandersetzen zu müssen, denn wenn Sie anderen zeigen würden, wie es in Ihnen aussieht, würde man Anteil nehmen und unbequeme Fragen stellen. So aber können Sie das Unangenehme gewissermaßen unter den Teppich kehren und haben eine »heile Welt« – innen wie außen.

Wenn Sie auf diese Weise Ihren inneren Frieden fänden, wäre ja alles in Ordnung. Da aber das dringendste Bedürfnis auch Ihrer Seele die Wahrheit ist, kommen Sie damit vom Regen unter die Traufe, denn Ihre Ängste und Sorgen verhalten sich wie ein Wespenschwarm, den man in eine Kiste gesperrt hat. Sie werden bösartig, verfolgen und quälen sie, rauben Ihnen die Ruhe und den Schlaf. Während Sie mit Ihren Befürchtungen ringen und Probleme wälzen, wachsen diese wie Nachtgespenster zu unheimlicher Größe an und tyrannisieren Sie Tag und Nacht. Und Ihr Versuch, sie einfach zu verdrängen, indem Sie nach außen den Unbeschwerten spielen, macht alles noch schlimmer.

Obendrein werden Ihre inneren Konflikte bald auch auf den Körper übergreifen – wenn sie es nicht schon getan haben. Sind Ihr Magen, Ihre Galle, Ihre Nieren oder Ihr Herz noch in Ordnung? Oder reagiert Ihre Haut schon mit Hilfe von Ausschlägen Ihre innere Zerrissenheit und Rastlosigkeit ab? (Dies wäre ja zu Ihrem Besten, denn dadurch würden sie vor tieferen Schäden geschützt und hätten eine ständige Mahnung vor Augen.)

Wenn man ein Gespenst ans Licht des Tages zerrt, löst es sich auf, und die meisten Sorgen und Nöte erweisen sich in der Lebenswirklichkeit, bei einem guten Gespräch oder dadurch, daß man sich ihnen offen stellt, als »Papiertiger«. Das haben Sie oft genug erfahren, und doch weichen Sie immer wieder aus. Deshalb brauchen Sie Agrimony. Es wird Ihnen nicht nur Ihre Ruhe zurückgeben, weil es Ihnen die Kraft verleiht, sich mit Ihren eingebildeten oder tatsächlichen Schwierigkeiten realistisch und ohne Beschönigung auseinanderzusetzen, sondern es wird dadurch auch automatisch Ihre körperlichen Beschwerden bessern.

Peu à peu werden Sie den Mut bekommen, auf den äußeren Schein zu verzichten und auch einmal Schwächen und Gefühle zu zeigen. Das wird Sie frei und ruhig machen, denn wer nichts zu verbergen hat, hat auch nichts zu befürchten. Vielleicht werden Sie dann auch feststellen, wie sehr man den Kontakt zu sich selbst verliert, wenn man sein Inneres vom Äußeren trennt und ein Leben führt, das einem gar nicht entspricht. Fast hätte Sie Ihr dauerndes »Keep smiling« ruiniert. Aber jetzt erkennen Sie, wieviel Kraft man verschwendet, wenn man eine künstliche Person aufbaut, seine Umwelt von seinem wirklichen Wesen ablenkt und sich immer wieder tarnen muß. Und vor allem: Wie unbefriedigend und sinnlos ist ein solches Leben!

Es kann ja wirklich eine Tugend sein, andere Menschen nicht unnötig mit seinen Problemen zu belästigen. Es ist eine Ihrer angeborenen Stärken, daß Sie das können. Wenn Sie sie aber dazu mißbrauchen, Ihre Schwächen und Nöte vor sich und Ihrer Umwelt zu verbergen und als ein anderer zu erscheinen, als Sie tatsächlich sind, dann hat sich Ihre Stärke in das Gegenteil verkehrt. Sie haben einen Schutzwall errichtet, der verhindern soll, daß etwas von innen nach außen dringt. Dabei haben Sie übersehen, daß dadurch auch nichts mehr von außen nach innen kommen kann. So wird Ihr Inneres zum schwarzen Kerker, dessen Inhalt zwar kein Außenstehender kennt, in dem Sie aber abgeschirmt gegen den persönlich-menschlichen Kontakt vereinsamen und als Ihr eigener Gefangener verkümmern.

Es kann einen menschlich reifen lassen, wenn man ein schwieriges Problem mit sich selbst abmacht. Allerdings muß dies dann ein Akt persönlicher Stärke und Selbstüberwindung sein. Wenn Sie sich aber aus Drückebergerei, aus der Unfähigkeit, zu sich zu stehen, abkapseln, dann baut Sie das nicht auf, sondern behindert Ihre Entwicklung. Wir alle brauchen die zwischenmenschliche Kommunikation, und wir erkennen uns selbst in den anderen. Und wenn wir auch gelegentlich in einem Zustand besonderer Verletzlichkeit einen Schutzpanzer anlegen müssen, so darf dies doch nicht zur Gewohnheit werden, denn wir ersticken mit der Zeit darin.

Bei ernsthafter Selbstprüfung werden Sie vielleicht erkennen, welche Gründe Sie dafür haben. Vielleicht wurde Ihr in der Kindheit noch unverschlossenes Innenleben von einer Bezugsperson mißbraucht, wurden Sie mit Hilfe Ihrer Offenheit unter Druck gesetzt, manipuliert, bestraft oder gequält, so daß sie früh gelernt haben, sich gegen solche Übergriffe abzuschirmen. Denn es ist ein schmerzliches Erlebnis für ein Kind, wenn seine Gefühle ausgebeutet werden und es dadurch seine innere Autonomie verliert. Vielleicht mußten Sie sich gegen überfürsorgliche, unglückliche oder unreife Eltern mit dem Panzer, den Sie noch immer tragen, schützen.

Vielleicht haben Sie aber auch das Gefühl, ihrer Umwelt unterlegen zu sein und verbergen Ihre (vermeintliche) Schwäche hinter einer täuschenden Fassade. Vielleicht leben Sie in menschlichen Beziehungen, in denen eine unausgesprochene Problematik steckt und fürchten, daß diese durch ein offenes Wort aufbricht und Sie zu unliebsamen Konsequenzen zwingt. Vielleicht glauben Sie, um Erfolg zu haben, müßten Sie den erfolgreichen, überlegenen, lässigen oder gutgelaunten Zeitgenossen spielen. Vielleicht haben Sie Angst vor der Konfrontation mit einer unangenehmen Wahrheit. Oder vielleicht neigen Sie dazu, sich mit der Vorstellung von Schwierigkeiten und Katastrophen selbst zu quälen und zu versuchen, sie dann zu verdrängen, statt sie auf ihren Wahrheitsgehalt zu überprüfen.

Möglicherweise ist die Wand Ihres Kerkers inzwischen so dick geworden, daß selbst Sie nicht mehr hineinblicken können, daß jener Teil von Ihnen, den Sie in Schutzhaft genommen haben, Ihnen nun gänzlich unbekannt geworden ist. Vielleicht ahnen Sie jetzt nur noch, daß in Ihnen ein ganz anderer Mensch steckt, als es nach außen erscheint. Wissen Sie wirklich noch, wer und wie Sie in Wirklichkeit sind?

Agrimony kann Ihnen helfen, die Tür nach innen wieder zu öffnen. Sie werden erstaunt sein, was in Ihnen steckt, wie stark Sie in Wirklichkeit sind und wie wenig Sie von sich verbergen müssen. Und Sie werden erkennen, daß Ihre Sorgen und Befürchtungen Sie nur deshalb so quälen können, weil Sie sich ihnen nicht gestellt haben.

Ihre Maske, Ihre »Haltung«, soll Ihnen Sicherheit geben; in Wirklichkeit aber macht sie Sie unsicher und schwach, denn sie ruft auch die Angst hervor, daß doch jemand hinter die Fassade blicken und Sie auf das ansprechen könnte, was Sie so eifrig vor ihm verbergen wollen. Jeder forschende Blick, jede persönliche Frage, jede unklare Situation zwingt Sie, noch größere Ablenkungsmanöver zu veranstalten, und wahrscheinlich ärgern Sie sich selbst oft darüber. Zudem nagt da trotz Ihrer nach außen gezeigten Sorglosigkeit immer noch ein unbearbeitetes Problem an Ihrem Seelenfrieden.

Vielleicht finden Sie, wenn Sie alleine sind, keinen Schlaf und werden von Ihren geheimen Schmerzen, Sorgen oder Angstvorstellungen gepeinigt, ohne die Möglichkeit, sich einem anderen Menschen mitzuteilen oder sich Klarheit zu verschaffen. Denken Sie dann an Agrimony. Es glättet nicht nur die inneren Wogen, sondern versetzt Sie auch in die Lage, in einem klärenden Gespräch Ihr Herz zu erleichtern. Sie werden erkennen, wie sehr Sie sich selbst quälen und unnötig unter Ihren nach außen verborgenen Gedanken leiden, wie blind Sie durchs Leben gehen, weil Sie nichts hinaus- und hereinlassen.

Möglicherweise haben Sie sich sogar angewöhnt, zum Alkohol, zu Drogen oder zu Medikamenten zu greifen, um sich zu betäuben oder einen Ausweg aus Ihrem inneren Gefängnis zu finden. Aber machen Sie sich nichts vor: So können Sie sich nicht befreien, auch wenn auf diese Weise Ihre Qual vorübergehend etwas gelindert wird. Geben Sie das Theater auf. Fangen Sie ein neues Leben an. Haben Sie keine Angst. Kosten Sie einmal von der Wahrheit: Sie ist wie Quellwasser, köstlich und erfrischend, und sie gibt Ihnen die Kraft, die Sie brauchen, um wieder Ihren inneren Frieden zu finden.

Wenn Sie Ihre künstliche Fröhlichkeit, Ihre Maske, Ihre Selbstbeherrschung aufgegeben haben, wenn Sie einen ehrlichen Blick in den Spiegel getan und sich gesagt haben: »So bin ich nun einmal, und dazu will ich stehen!«, wenn der Wunsch nach Wahrheit in Ihnen wirklich lebendig geworden ist, werden Sie ein anderer Mensch. Sie werden sich zu sich selbst bekennen – auch zu Ihren vermeintlichen Schwächen, Fehlern und Vergehen –, und Ihr größter Wunsch wird in Erfüllung gehen: frei, ehrlich und unabhängig zu sein. Ihre Fröhlichkeit wird dann natürlich sein, denn Sie brauchen keine Ängste und Sorgen zu überspielen, und Ihre Sicherheit ist echt, denn Sie haben nichts zu verbergen.

Nehmen Sie Agrimony, wenn Sie von innerer Pein erfüllt sind, von Sorgen und Befürchtungen gequält werden, Ihren Seelenfrieden nicht finden oder nicht zur Ruhe kommen können – vor allem, wenn Sie dazu neigen, Ihre Probleme vor der Umwelt hinter einer Maske der Sorglosigkeit zu verbergen.

Aspen

Steigt in Ihnen oft eine unerklärliche Angst auf – ohne äußeren Grund, unbenennbar und unbegreiflich? Überfällt sie Sie plötzlich, aus heiterem Himmel oder sogar mitten aus dem Schlaf und verursacht manchmal eine innere Panik, so daß Ihr Herz wie wild zu schlagen beginnt oder ein unbeherrschbares Zittern über Sie kommt? Oder haben Sie manchmal Ahnungen, die auf ein kommendes Unglück hinweisen und Ihnen die innere Ruhe rauben?

Dann sind Sie ein Mensch, der *Aspen,* aus der Blüte der *Zitterpappel,* braucht. Es kann Ihre unerklärlichen Ängste verschwinden lassen und Ihnen die innere Klarheit zurückgeben.

Vielleicht raubt Ihnen die Angst, überfallen zu werden, immer wieder den Schlaf, vielleicht bekommen Sie in geschlossenen Räumen angstvolle Beklemmungen oder fürchten sich vor Gespenstern, ob in peinvoller und intensiver oder in unbewußter und verschleierter Form – Menschen wie Sie werden ständig von Ängsten und Ahnungen beeinflußt. Sie können sie nicht logisch begründen und sind ihnen irgendwie ausgeliefert. Deshalb ist es wichtig für Sie, sich selbst zu verstehen.

Unsere geistige Struktur besteht aus dem Bewußten, dem Unterbewußten und dem Unbewußten. Das Unbewußte ist uns unbekannt, wir kennen seinen Inhalt nicht, doch haben wir manchen Hinweis dafür, daß es existiert. Es gibt uns Mitteilungen aus der kosmischen Dimension, der wir entstammen, in Träumen, Symbolen oder Intuitionen, und unser Leben hat den Sinn, sie in eine für uns erkennbare Form zu transformieren, uns ihrer bewußt zu werden. So kann man das Bewußte auch als die Frucht unseres Lebens bezeichnen. Es entsteht in der Auseinandersetzung zwischen den unbewußten Gefühlswahrnehmungen und dem Verstand, im Bemühen, die »göttlichen«, transzendenten Symbole in menschliches Verständnis zu verwandeln.

In diesem Prozeß gibt es einen Übergangsbereich, das Unterbewußte. In ihm liegen Mitteilungen, die nicht mehr völlig unbewußt, aber auch nicht ganz bewußt sind. Sie wurden entweder aus dem Bewußten verdrängt oder sind noch nicht völlig aus dem Unbewußten »aufgestiegen«. Es entspricht einer Nebelzone, die manches ahnen läßt, Formen und Konturen freigibt und sie wieder verschluckt.

Normalerweise gestalten wir unser Leben aus dem Bewußten. Wir grenzen es, unseren Erkenntnissen entsprechend, gegen das Unklare, Nebulöse ab, um ihm eine klare Form und feste Regeln zu geben. Das gibt uns die Sicherheit, die wir brauchen, um auf unserem Lebensweg einen Fuß vor den anderen setzen zu können.

Dabei mauert sich mancher in seinen allzu festen Vorstellungen, Philosophien und Theorien ein und tritt dann auf der Stelle. Doch auch diejenigen, deren Bewußtsein zu formlos ist, die gleichsam mit einem Fuß noch im Unterbewußten stehen, kommen nicht voran. Ihr Fühlen, Denken und Handeln ist von Unklarheiten durchsetzt. Sie nehmen zwar Mitteilungen aus ihren unterbewußten Bereichen wahr, können sie aber nicht in eine bewußte Form, in die Realität ihres Lebens überführen. So sind sie wie Tänzer zwischen zwei Welten, leben oft wie im Traum und geben sich gerne dem Okkultismus hin. Die nicht verarbeiteten Wahrnehmungen, die Träume und Gefühle, wallen wie Nebelschwaden in ihnen auf und ab, vermitteln ihnen Ahnungen und verursachen, wenn sie intensiv sind, einen inneren Stau, der Angst macht.

Dies sind die Aspen-Menschen. Sie werden immer wieder von unklaren und irrationalen Ahnungen und Ängsten überfallen. Etwas arbeitet in ihnen, aber sie können es nicht in bewußtes Leben umsetzen. Ihre oft vagen und unbestimmten Gefühle nehmen sie erst zur Kenntnis, wenn daraus Angst geworden ist, denn sie fühlen sich den Wahrheiten, die darin liegen, nicht gewachsen. Irgendwie wissen sie, daß sich aus ihnen die Notwendigkeit zu bestimmten unangenehmen Einsichten oder Handlungen ergibt. Und so versuchen sie, sich dagegen zu sperren und leben wie in einer Betäubung. Aus der klaren Angst vor einem bestimmten Schritt ist eine unklare geworden, die sie aus dem Untergrund tyrannisiert.

Um aber die in ihnen immer wieder auftauchenden (und ins Bewußtsein drängenden) Wahrnehmungen und Gefühle zu fixieren und den Verstand zu befriedigen, versehen sie sie oft mit willkürlichen Erklärungen und bringen sie zu ihrem realen Leben in eine Beziehung, der jede vernünftige Grundlage fehlt. Sie schließen zum Beispiel aus dem »seltsamen« Verhalten eines anderen Menschen, daß er sie verhöhnen, betrügen oder sogar umbringen will oder machen aus ihrer Wetterfühligkeit die Vorahnung für ein bestimmtes (oft insgeheim herbeigewünschtes) Unglück. Sie hören das Gras wachsen und bilden sich in freier Schöpfung Tatsachen ein, die vor allem eines gemeinsam haben: Sie sind nicht nachprüfbar und erfordern keine Selbsteinsicht. Dagegen haben sie den Vorteil, das »innere Gespenst« in einer rationalen Erklärung eingefangen zu haben.

Dies ist die Grundlage von Aberglauben und Beziehungswahn, die ja stets aus dem Versuch entstehen, eine unerklärliche Wahrnehmung in die (beschränkte) menschliche Begriffswelt einzuordnen. Der Primitive betet das ihm Unbegreifliche an, und der Zivilisierte gibt ihm eine »logische« Erklärung.

Für einen Menschen, der bereit und in der Lage ist, sich seinen Eingebungen und Wahrnehmungen zu stellen, um seine Erkenntnisse zu erweitern und in seiner Selbsterkenntnis Fortschritte zu machen, wird daraus ein schöpferischer Akt, das Kunstwerk eines reifen und sinnvollen Lebens.

Ihr großes Problem ist die Wahrheit. Wahrheit ist auch Klarheit. Weil Sie nicht ehrlich zu sich selbst sind, weil Sie dem, was Sie wahrnehmen, nicht auf den Grund gehen, weil Sie »es nicht wissen wollen«, sind Sie ein Opfer der Unklarheit. Da der Sinn des Lebens aber vor allem darin besteht, bewußt zu werden, geraten Sie dadurch in einen inneren Konflikt.

Vielleicht ist es so gekommen: Irgendwann einmal erlebten Sie etwas, das Sie nicht verkraften konnten und deshalb nicht wahrhaben wollten. Sie haben den Blick abgewendet und sind geflohen; das nicht Verarbeitete aber verfolgt Sie seither – unbewußt. Sie haben sich ihm noch nicht gestellt; statt dessen ist es Ihnen zur Gewohnheit geworden, vor unangenehmen Wahrnehmungen, Gefühlen oder Erkenntnissen davonzulaufen, den Blick von ihnen abzuwenden. Doch genau wie die Sehfähigkeit nachläßt, wenn die Augen nicht in der richtigen Weise benützt werden, so läßt auch die Erkenntnisfähigkeit nach, wenn wir uns über unsere inneren Bilder nicht klarwerden. Dann verzerren sich die Symbole des Lebens und werden zu furchterregenden Schimären.

Es gibt zwei Möglichkeiten, Angst zu überwinden. Die eine besteht darin, das, wovor man sich ängstigt, genau zu betrachten, auszuprobieren und zu durchleben. Dadurch verändert es seine Gestalt, wird zu einer Erscheinung des normalen, rationalen Lebens, mit der man umgehen kann. Man ist seiner geistig Herr, statt ihm ausgeliefert zu sein. Fragen Sie sich, ob es etwas gibt, das Ihnen – allein schon bei der Vorstellung – Angst macht, etwas, woran Sie vielleicht nicht einmal zu denken wagen. Genau dies könnte Ihr Ansatzpunkt sein! Beschäftigen Sie sich damit. Versuchen Sie, zu verstehen, was es bedeutet, und fragen Sie sich ehrlich, ob es wirklich so schlimm ist. Statt vor bestimmten Wahrnehmungen, Gedanken oder Gefühlen zu fliehen oder sie durch platt-logische Erklärungen »mundtot« zu machen, könnten Sie doch einmal darüber nachdenken, aus welchem Anlaß sie entstanden sind und was sie Ihnen mitteilen wollen. Vielleicht werden Sie dabei finden, daß Sie einer tieferen Selbsterkenntnis ausweichen – wahrscheinlich deshalb, weil diese es Ihnen unmöglich machen würde, so weiterzuleben wie bisher. Lieber fliehen Sie in einen Tagtraum oder eine Wahnidee oder lassen Ihre negativen Emotionen am nächstbesten Objekt aus.

Man nennt das Beziehungswahn. Er hat viele Vorteile: Er befriedigt den Verstand durch einfache Erklärungen, er gibt uneingestandenen Wunschvorstellungen Gestalt, und er befreit den Menschen durch die Übertragung seiner Negativität auf einen anderen von seinem eigenen Gift. Könnte das nächtliche Quietschen der Türe nicht auch etwas anderes bedeuten als einen Überfall? Muß ein bestimmtes Vorkommnis unbedingt der erwartete Wink des Schicksals sein oder das seltsame Verhalten eines anderen Menschen eine negative Absicht bedeuten?

Die andere Möglichkeit, mit der Angst umzugehen, liegt auf einer höheren Ebene der menschlichen Entwicklung. Sie bedeutet, daß man aus der Not eine Tugend macht: Man benützt seine Angst dazu, angstlos zu werden und zum Urvertrauen, zur Wahrheit oder zu »Gott« zurückzufinden. Sie könnten diesen Weg gehen, denn Sie haben von Natur aus einen Hang zum Transzendenten und zur Religion. Ihre Ängste aber zeigen, daß Sie sich dafür nicht öffnen. Gerade weil »Gott« oder die Wahrheit für Sie ein so dringendes Bedürfnis ist, leiden Sie unter Ihrem mangelnden Gottvertrauen. Vielleicht halten Sie sich für gläubig oder religiös, vielleicht sind Sie sogar praktizierender Christ. In Wirklichkeit jedoch sind Sie es in einer viel zu oberflächlichen und halbherzigen Weise. Sie suchen »Ihn«, wo es bequem und ungefährlich ist, und blicken weg, wenn Sie persönlich gerufen werden, wenn Unglück, Krankheit oder Schmerz Sie erschüttern. Genau dann aber, wenn uns angesichts einer Schicksalsprüfung unsere »Luxus-Sicherheit« dahinschmilzt, können, ja müssen wir zum wahren, unerschütterlichen Urvertrauen finden – wie ein Hiob, dem es nicht einen Augenblick in den Sinn kam, an der Richtigkeit seines Schicksals und der Treue seines Gottes zu zweifeln. »Wenn die Not am größten, ist Gottes Hilfe am nächsten«, haben wir gelernt. Wer aber genau weiß, wie diese Hilfe aussehen muß, hat nichts davon verstanden. Für ihn ist »Gott« wie die Feuerwehr, die seinen Besitz retten muß.

Nein, die Hilfe, auf die wir vertrauen dürfen, sieht oft anders aus, als wir erwarten, denn nach bestandener Prüfung sind wir ja in der Schule des Lebens vorangeschritten und sehen die Welt mit anderen, reiferen Augen. Was vorher für uns gegolten hatte und um dessen Verlust wir gebangt hatten, hat seine Bedeutung verloren. Geistiges Wachstum erschließt neue Horizonte. Statt den Wert unseres Lebens danach zu beurteilen, ob es unsere kleinlichen Wünsche erfüllt, sollten wir deren Richtigkeit daran messen, ob das Leben sie uns erfüllt.

Lassen Sie geschehen! Nehmen Sie Ihr Schicksal bereitwillig an, sträuben Sie sich nicht gegen die Realität Ihres Lebens, wie auch immer sie aussehen mag. Versuchen Sie doch wenigstens einmal in Gedanken, alles hinzugeben, woran Ihr unwissendes Herz hängt. Es sind doch nur vergängliche Oberflächlichkeiten – auch wenn es Ihnen jetzt so scheint, als hinge für Sie alles davon ab. Später, wenn Sie unter den Schmiedeschlägen des Schicksals (wie hart sie sind, hängt von Ihrem Widerstand ab) ein anderer Mensch geworden sind, werden Sie erkennen, daß Verlust frei macht.

Probieren Sie einmal, sich das, was Sie heute für Ihr schrecklichstes Unglück halten würden, bis in die letzte Konsequenz und die schmerzlichste Einzelheit vorzustellen. Vielleicht gelingt Ihnen das bereits im Geiste, so daß Sie es nicht mehr in der Realität erleben müssen. Wie auch immer, wenn Sie – freiwillig oder gezwungen – den Gedanken akzeptiert haben, daß alles, was Ihnen lieb und teuer ist, vernichtet, verloren und zerstört ist, dann erleben Sie etwas Großes und Bedeutsames, denn dort, wo es nicht mehr weitergeht, wo Ihr Denken in den Abgrund des Nichts zu stürzen droht, wird sich Ihnen mit einmal eine andere »Welt«, eine neue Dimension des Seins auftun. Sie läßt sich natürlich mit Worten nicht beschreiben und auch nicht mit dem Verstand begreifen, aber auf eine geheimnisvolle Weise werden Sie dann *wissen,* daß alles seine Richtigkeit hat.

So etwas erlebt man auch in extrem lebensgefährlichen Situationen: In dem Augenblick, in dem man auf einmal erkennt, daß die Katastrophe nicht aufzuhalten und Widerstand vergeblich ist, überkommt einen eine geradezu »himmlische« Ruhe und Gelassenheit. Man beobachtet nur noch, ist aller

Verantwortlichkeit enthoben, läßt nur noch geschehen und fühlt sich irgendwie in diesem ganzen Geschehen geborgen. Angst gibt es aber in solchen Situationen nicht. Wovor auch – weiß man doch intuitiv, daß es nicht anders sein kann und einer unbegreiflichen Erfüllung entgegenführt. Dieses Urvertrauen sollten wir suchen, wann immer sich eine Gelegenheit dazu bietet – auch bei weniger dramatischen Gelegenheiten. Ihre Ängste zeigen, wie sehr Sie sich danach sehnen und wie nahe Sie davor stehen. Deshalb: Suchen Sie, mit aller Ehrlichkeit, deren sie fähig sind!

Aspen hilft Ihnen dabei. Einerseits verbessert es die Verbindung zwischen Gefühl und Verstand, so daß sich Bewußtheit statt Angststau bildet. Sie werden fähig, in das Halbdunkel des Unterbewußten hineinzuleuchten, das dort Vorhandene in seinen wesentlichen Konturen zu erfassen, es zu verstehen und in die Realität Ihres Lebens einzuordnen. Dadurch verliert es seine Macht über Sie. Andererseits aber werden Sie fähig, trotz allen tatsächlichen oder eingebildeten Krankheiten, Schicksalsprüfungen oder Katastrophen wieder zur Gewißheit zurückzufinden, daß jene unbegreifliche göttliche Macht, die uns in dieses Leben gesetzt hat, es gut mit uns meint. Wovor sollten wir denn Angst haben, da wir doch eine unsterbliche Seele besitzen?

Beech

»Ich verstehe gar nicht, wie jemand so sein kann!« oder »Warum gibt es so viel Schlechtes in der Welt?« Könnten diese oder ähnliche Bemerkungen und Fragen von Ihnen stammen? Erscheint Ihnen oft die Art bestimmter Menschen, ihre Lebensweise, ihre Kleidung, ihre Ansichten, ihr Gehabe »unmöglich« oder sogar verwerflich? Versuchen Sie dann aber trotzdem, sie nicht abzulehnen und zu verurteilen, sondern im Gegenteil Verständnis für sie zu entwickeln und anstelle des Negativen vermehrt das Positive in ihnen zu sehen? Sagen Sie sich dann zum Beispiel: »Ich muß toleranter werden; wahrscheinlich beurteile ich ihn nur falsch.« – »Man muß lernen, im Leben statt auf das Böse nur auf das Gute zu achten.«

Mit anderen Worten: Wollen Sie noch mehr das Richtige und Schöne erkennen können – vor allem bei jenen Menschen oder Umständen, die Ihnen auf den ersten Blick falsch oder schlecht zu sein scheinen?

Dann gehören Sie zu jenen Menschen, denen *Beech,* aus der Blüte der *Buche,* guttun wird. Es wird Ihre Beschwerden bessern und Sie toleranter machen.

»Warum denn?« werden Sie vielleicht fragen. »Bemühe ich mich nicht stets um größte Toleranz? Kritisiere ich etwa meine Mitmenschen, mache ich sie schlecht? Und fördere ich nicht, wo ich kann, das Gute und Richtige?« Daß Ihnen gerade dadurch geholfen sein soll, Sie von Ihrem Wunsch nach immer größerer Toleranz und positiverer Lebenssicht zu befreien, werden Sie nicht erwarten. Denn bis heute ist Ihnen ja nicht klar, daß sich darin in Wirklichkeit eine tiefverwurzelte Intoleranz ausdrückt.

»Was soll denn an meiner Einstellung falsch sein?«, wundern Sie sich. »Sähe es nicht besser in der Welt aus, wenn alle Menschen wie ich denken und sich mehr um das Gute bemühen würden, wo doch so vieles falsch und schlecht ist? Gäbe es dann nicht weniger Ungerechtigkeit, Verurteilung und Verfolgung und wäre den Menschen damit etwa nicht geholfen?«

Dieser Gedanke ist in der Tat verlockend und scheint die Lösung der Weltprobleme darzustellen. Da ihm aber nicht der Wunsch nach Wahrheit, sondern nur nach Bequemlichkeit und oberflächlichem Frieden zugrundeliegt, kann er nicht zu etwas wirklich Gutem führen. Er entspricht jener Haltung, die der Volksmund »Die Welt durch eine rosarote Brille sehen« nennt. Man will sich das Leben durch eine – wenn auch schöne – Lüge versüßen, will das Unerfreuliche nicht wahrhaben, vor allem, daß man es selbst in sich trägt. Indem man einfach das vermeintlich Schlechte durch das sogenannte Gute ersetzt, versucht man, eine künstliche, »heile« Welt aufzubauen – die allerdings über kurz oder lang in einer Katastrophe oder Krankheit endet. Unsere Seele, die immer nur nach der Wahrheit strebt und die unser Leben bestimmt, demonstriert uns dann in unübersehbarer Form, daß etwas nicht stimmt.

Dadurch, daß man ungute Verhältnisse beschönigt, werden sie ja nicht besser. Eine ungesunde Umwelt zum Beispiel verliert ihre Gefährlichkeit nicht dadurch, daß wir sie bagatellisieren und statt des stinkenden Industriequalms nur noch die schönen Sonnenuntergänge sehen. Er ruiniert uns trotzdem. Unser Mitmensch ändert sich nicht deshalb, weil wir ihm »bessere« Eigenschaften andichten – im Gegenteil: Er fühlt sich verkannt oder unter Druck gesetzt und reagiert dann irritiert oder beginnt zu heucheln. Und wir selbst verlieren unsere »schlechten« Eigenschaften nicht, indem wir sie verdrängen oder die »Guten« spielen.

Doch nicht nur diese Diskrepanz zwischen Schein und Wirklichkeit ist Ihr Problem. Viel schwerer wiegt, daß Ihre große Bereitwilligkeit, noch toleranter zu werden und vermehrt das Gute zu sehen, nur ein Ihnen unbewußtes Ablenkungsmanöver Ihrer Psyche ist. Es erspart Ihnen die unangenehme Erkenntnis, daß Sie stark zu Intoleranz neigen. Obendrein vermeiden Sie dadurch die peinliche Auseinandersetzung mit jenem »Schlechten«, das Ihnen zwar in Ihrer Umwelt auffällt, in Wirklichkeit aber vor allem in Ihnen selbst liegt. Sie wollen es nicht grundsätzlich überwinden, sondern nur beiseiteschieben und hinter etwas (angenommen) Besserem verstecken. Dieses Manöver halten sie für Toleranz – tatsächlich aber ist es nur die Tarnung einer eingefleischten Intoleranz, denn wenn man etwas verbessern will, hat man es ja zunächst als nicht gut genug verurteilt.

So ist es nun einmal: Was wir an uns selbst nicht mögen, verdrängen wir nicht nur aus dem Bild, das wir von uns selbst haben, sondern verlagern es außerdem nach außen, indem wir es bei unseren Mitmenschen, der Umwelt oder in den Lebensumständen »erkennen«. Dort können wir es dann bekämpfen, ohne persönlich damit etwas zu tun zu haben: Die anderen sind die Schlechten und Bösen, wir dagegen die armen Opfer. Da aber eine Erkenntnis, die nicht gleichzeitig Selbsterkenntnis ist, keinen Wert hat und wir in Wirklichkeit nur Scheinkämpfe und Prügelknabenaktionen durchführen, finden wir dadurch nicht unseren inneren Frieden – höchstens eine gewisse oberflächliche Erleichterung.

Dies kann man besonders gut bei jenen Menschen beobachten, die voller Selbstgerechtigkeit und Überzeugung überall das Schlechte verfolgen und nie auf den Gedanken kommen, daß sie selbst auch nicht besser sind. Da sie vor der Wahrheit fliehen, werden sie unnatürlich, verkrampft und untergründig gereizt.

Menschen wie Sie neigen dazu, von sich auf andere zu schließen und ihnen das aufzudrängen, was sie selbst als gut empfinden. Sie wissen oft besser, was einem bestimmten Menschen guttut, als dieser selbst, und vergessen, daß jeder von uns sein eigenes Gesetz in sich trägt, das er erfüllen muß. Zum Beispiel meinen sie, ein guter Mensch müsse unbedingt friedfertig und aufopferungsbereit sein, wenn sie selbst so angelegt sind, oder aber angriffslustig und durchsetzungsfreudig, wenn dies ihre Natur ist. Dabei sind sie aber immer von edlen Absichten beseelt. »Ich meine es doch nur gut mit dir!« versichern Sie, während Sie jemandem Ihr eigenes Ideal aufzuzwängen versuchen.

Es ist ja eine Eigenart des Beech-Intoleranten, sich selbst nicht in Frage zu stellen. Statt sich um seinen eigenen Fortschritt zu bemühen, erwartet er diesen von seinen Mitmenschen. So lebt er unbewußt seine Natur in den anderen aus und setzt sie, indem er sich obendrein auf höchste Menschheitswerte beruft, unter erheblichen moralischen Druck.

Besonders häufig kann man dies bei spirituellen und religiösen Führern oder Menschheitsdienern beobachten. Sie predigen Selbstlosigkeit, Aufopferung oder Verzicht als einzigen Weg zur Vervollkommnung des Menschen – meistens ohne sich klar darüber zu sein, daß sie damit sich selbst zur allgemeingültigen Norm erklären und obendrein vor ihrer eigenen menschlichen Unvollkommenheit ablenken. Dabei pflegen sich gerade die Vertreter der Gewaltlosigkeit der größten Gewalt zu bedienen, die es für uns gibt: der geistig-moralischen. So erreichte zum Beispiel Mahatma Gandhi seine Ziele nur durch extremen psychologischen und moralischen Druck. Friedfertig war er nur auf der körperlichen Ebene, auf der geistigen aber kämpfte er mit äußerstem Einsatz. Sein Leben endete durch eine Gewalttat. Diese Feststellung soll die Größe seiner Persönlichkeit und Leistungen in keiner Weise herabsetzen, sie soll aber das Bild, das wir uns von ihm machen, von oberflächlichen, unwahren Idealvorstellungen befreien und den Blick für die Hintergründe des Lebens schärfen. Es ist für unsere Selbstverantwortlichkeit und seelische Gesundheit unerläßlich, daß wir uns der Relativität jedes Ideals und Tabus bewußt werden und uns keine *fremde* Moral, wie edel sie auch erscheinen mag, aufzwängen lassen. Gandhi war ein außergewöhnlicher Mensch, und seine Haltung war einzigartig. Allgemeingültigkeit aber besitzt sie nicht, denn jeder von uns hat seine eigene und einmalige, innere Struktur, die seine persönliche Moral bestimmt. Der eine muß nachgeben und sich aufopfern, der andere aber kämpfen und sich durchsetzen. Nur wer seiner inneren Stimme folgt und seine Bestimmung erfüllt, ist »gut«.

Für den Beech-Menschen ist eine solche Erkenntnis besonders wichtig, weil er dazu tendiert, andere zu be- oder verurteilen und ihnen seine eigene Moral aufzudrängen. Er übersieht oft, daß jeder Mensch sein urpersönliches, inneres Gesetz besitzt, das ihn von den anderen unterscheidet und den Gang seines Lebens bestimmt. In jedem von uns liegt ja ein Wissen für »richtig« und »falsch«, und es bedeutet jedesmal etwas anderes und eigenes. Was dem einen nichts gilt, kann für den anderen lebenswichtig sein, und niemand kann das persönliche Lebensgefühl eines anderen Menschen wirklich nachvollziehen. Wir können nur versuchen, ihm die gleichen Rechte zuzugestehen, die wir für uns selbst beanspruchen.

Jede Aussage, die wir machen, und jedes Urteil, das wir fällen, ist in erster Linie eine Spiegelung unseres inneren Zustandes und unseres persönlichen Lebens- und Selbstverständnisses. Ob wir jemanden von etwas (uns) völlig Klarem überzeugen, ihn vor etwas (für uns) Falschem bewahren oder ihm etwas (für uns) Gutes zukommen lassen – stets projizieren wir dabei nur unsere innere Welt nach außen. Weil uns dies aber meistens nicht bewußt ist, und weil wir, je weniger wir uns selbst kennen, desto überzeugter davon ausgehen, daß alle die Welt mit unseren Augen sehen, gestaltet sich unsere zwischenmenschliche Verständigung oft so problematisch. Und ob nun in »guter Absicht« oder nicht, immer werden wir aus dieser Haltung heraus störend in fremde Leben eingreifen.

Erst wenn wir die Selbstbezogenheit und Beschränktheit unserer eigenen Weltsicht zu erkennen beginnen, sind wir in der Lage, auch die Andersartigkeit unserer Mitmenschen, die nichts mit Minderwertigkeit zu tun hat, zu tolerieren, sie sich nach ihrer Eigenart entwickeln und zu ihrer persönlichen Harmonie finden zu lassen.

Beech wird Ihnen dabei helfen, Ihren Mitmenschen größere Toleranz entgegenzubringen und sie in ihrer Weise leben zu lassen. Obendrein können Sie die Fähigkeit erwerben, Ihren Horizont zu erweitern und von anderen zu lernen, denn auch sie haben, in ihrer Weise und auf sich bezogen, recht. Je engstirniger Sie die Welt betrachten, desto weniger werden Sie von ihr haben. Beech läßt Sie den engen Kreis Ihrer Vorstellungen erweitern. Das muß nicht bedeuten, daß Sie sich selbst verleugnen oder fremde Meinungen übernehmen werden, aber es wird Ihnen ermöglichen, in einer menschlichen Gemeinschaft zu leben, die von gegenseitigem Respekt und der Toleranz gekennzeichnet ist, denn auch Sie wollen ja nicht kritisiert, verurteilt oder »auf den richtigen Weg« gebracht werden. Was du nicht willst, daß man dir tu, das füg auch keinem andern zu! – heißt es ja, und das gilt auch für das vermeintlich Gute, das wir anderen »antun«.

Es ist wichtig für Sie, sich selbst und die Welt so sehen und nehmen zu lernen, wie sie ist – ohne moralische oder idealisierende Bewertung und ohne immer gleich irgend etwas verbessern zu wollen. Das Leben ist die Wahrheit; es steht über unserer vorteilsorientierten Moral. Es ist »gut« und »böse« zugleich und in Wirklichkeit keines von beiden. Alles, was ist, ist richtig, weil es Ausdruck der »Alles Bewirkenden Kraft«, die wir auch Gott nennen, ist. Je weniger Sie daran auszusetzen haben, je bedingungsloser Sie sich ihm hingeben können, desto freier, froher und gesünder werden Sie. Wenn Sie sich mit der Wirklichkeit Ihres Lebens ausgesöhnt haben – wie auch immer sie aussehen mag –, wenn Sie, statt sie voreilig zu kritisieren, nach ihrem Sinn suchen, werden Sie keine Krankheiten und Leiden mehr benötigen, denn diese sind ja nichts anderes als der Ausdruck innerer Konflikte und Versuche Ihrer Seele, zur Wahrheit, zum inneren Frieden zurückzufinden.

Centaury

Sind Sie ein Mensch, der anderen gerne einen Gefallen tut? Haben Sie immer das Bedürfnis, es allen recht zu machen? Fällt es Ihnen schwer, sich Forderungen, die an Sie gestellt werden, zu widersetzen? Brauchen Sie das Wohlwollen Ihrer Mitmenschen und belastet es Sie sehr, wenn jemand auf Sie böse ist? Sind Sie im Zweifelsfall eher bereit, auf ein eigenes Recht zu verzichten, statt das gleiche von einem anderen Menschen zu verlangen? Fühlen Sie sich manchmal als das Opfer egoistischer Menschen, haben aber nicht die Willenskraft, sich aus ihrem Einfluß zu entfernen?

Gutmütige Menschen wie Sie brauchen *Centaury* aus der Blüte des *Tausendgüldenkrauts*. Es kann Ihnen die Kraft geben, auch einmal an sich selbst zu denken und sich aus den Abhängigkeiten, in die Sie aufgrund Ihrer freundlichen, aber schwachen Natur geraten sind, zu befreien.

Vielleicht leben Sie noch mit Ihren Eltern zusammen, denen Sie Ihre eigene Lebensentfaltung opfern. Vielleicht ist Ihr Vater ein fordernder, dominanter Mensch, der Sie von klein auf dazu erzogen hat, sich seinem Willen zu beugen und nach seiner Pfeife zu tanzen. Vielleicht erpreßt Ihre Mutter Sie mit Vorwürfen oder Gefühlsterror, damit Sie bei ihr bleiben und ihre Wünsche erfüllen. Vielleicht sind Sie gegen Ihre eigenen Neigungen in das Geschäft Ihrer Eltern eingetreten, nur weil sie es von Ihnen erwartet haben und Sie sie nicht enttäuschen wollten. Vielleicht haben Sie Ihren Ehepartner aus Mitleid geheiratet oder weil Sie sich seinem Drängen nicht widersetzen konnten; heute sind Sie sein Sklave und können es »ihm nicht antun«, sich von ihm zu befreien.

Wie auch immer die Folgen Ihrer Gutmütigkeit und Opferbereitschaft aussehen mögen: wahrscheinlich sind Sie oft müde, denn das Leben, das Sie führen, entbehrt ja der Stärke. Es kann Sie nicht aufbauen, weil es nicht Ihr eigenes ist. Sie sind nicht wie Christus (den Sie vielleicht als Vorbild nehmen), denn Sie erfüllen nicht Ihre Mission. Sein Leben war nicht das eines schwachen und gutmütigen Opfers, das aus Angst vor dem Unmut der anderen auf seine Lebensentfaltung verzichtet. Wären Sie wie er, dann könnten Sie aus Ihrer Überzeugung heraus Ihr Leben gestalten.

Sie haben von Natur aus die Gabe der Freundlichkeit, des Entgegenkommens, des Verstehens, der Sanftmut und der Uneigennützigkeit. Das sind Ihre Stärken. Aber sind sie nicht auch Ihre Schwächen geworden? Befinden Sie sich denn nicht in einer Situation, die eigentlich nicht Ihrem freien Willen entspricht?

Wenn Sie eine Änderung wünschen, dann nehmen Sie Centaury. Sie brauchen es nicht nur für Ihre momentan bestehenden körperlichen Beschwerden, sondern vor allem, um Ihre Anlagen in der richtigen Weise entwickeln zu können und ein Leben zu führen, das Sie positiv stimmt. Ihre Müdigkeit ist ein Alarmzeichen. Sie zeigt, daß Sie sich in einem Zustand befinden, der Ihre Kraft abbaut.

Sicher ist es Ihnen selbst schon unangenehm aufgefallen, daß Ihre Höflichkeiten oft künstlich, übertrieben und ängstlich sind und daß Sie leicht in eine servile Rolle fallen, wenn eine starke Persönlichkeit etwas von Ihnen verlangt. Und wenn Sie genau nachdenken, können Sie feststellen, daß Sie auch übertriebene Forderungen erfüllen, ja nicht nur das, sondern daß Sie andere Menschen gerade dazu animieren, sie an Sie zu stellen.

Auch diese Ausführungen dürfen jetzt nicht den Eindruck erwecken, daß von Ihnen eine Änderung verlangt wird, denn das könnte wiederum dazu führen, daß Sie versuchen, sich bereitwillig um die Erfüllung dieser Forderung zu bemühen. Es geht vielmehr darum, daß Sie sich und Ihre Rolle kritisch und klar sehen lernen, denn nur aus der Erkenntnis kann ein Fortschritt entstehen.

Wenn Sie überlegen, warum Sie sich immer wieder breitschlagen lassen, warum Sie immer wieder auf eigene Rechte verzichten und versuchen, die Ansprüche Ihrer Familie oder der Gesellschaft zu erfüllen, werden Sie feststellen können, daß es Ihnen schon von klein auf so ging. Sie wollen sich das Wohlwollen Ihrer Mitmenschen erhalten, weil Sie es nicht ertragen können, daß jemand auf Sie böse ist. Ihre Natur ist auf Harmonie, auf zwanglosen Gleichklang eingestellt. Es liegt Ihnen nicht, darum zu kämpfen, so wenig wie Sie den Zustand der Disharmonie mögen. Dadurch geraten Sie immer wieder in die Zwickmühle, daß Sie einerseits, um Ärger und Vorwürfe zu vermeiden, jemandem seinen Willen erfüllen, andererseits dadurch aber innerlich in einen unharmonischen Zustand geraten. Denn Sie können nur dann zufrieden sein, wenn Ihr äußeres Leben Ihrem inneren Gesetz entspricht. (Es kann natürlich vorkommen, daß das Verlangte tatsächlich auch Ihrem eigenen Bedürfnis entspricht, und dann ist ja auch der innere Friede erreicht.)

Es bleibt daher nur eines: die Erkenntnis, daß Ihre kritiklose Willfährigkeit weder Ihnen noch dem Empfänger von Nutzen ist. Sie werden bei genauer Selbstprüfung finden, daß Sie selbst mit Ihrer Haltung nicht zufrieden sind und daß Sie ein Leben, das Ihren Neigungen und Bedürfnissen mehr entspräche, vorziehen würden, daß Sie aber nur aus Schwäche nicht die entscheidenden Schritte tun.

Die Schwäche aber kommt von Ihrer Angst vor Strafe, falls Sie nicht »gutmütig« oder »freundlich« sind. Strafe braucht ja nicht nur körperliche Züchtigung zu bedeuten, sondern besteht viel häufiger in Gefühlsterror: indem man Sie »schneidet« oder meidet. Menschen wie Sie haben schon in frühester Jugend erfahren, daß ihnen ihre Eltern oder Erzieher die Zuwendung entzogen haben, wenn sie nicht »brav« waren, das heißt sich so verhalten haben, wie es von ihnen verlangt wurde. Menschliche Zuwendung ist aber eine Lebensbedingung. Das bittere Erlebnis, für Eigenständigkeit bestraft zu werden, hat Sie zusammen mit Ihrer naturgegebenen Empfindlichkeit und Harmoniebedürftigkeit zu dem Menschen gemacht, der Sie heute sind: freundlich, gutmütig, aufopferungsbereit, entgegenkommend – alles aber in übertriebener und oft unmäßiger Form, mit einem Einschlag ins Servile und mit einem Mangel an eigener Individualität.

Centaury kann Ihnen helfen, eigene Kraft zu entwickeln. Sie werden erleben, daß man Ihnen anders entgegenkommt, nämlich in gleichberechtigter, menschlicher Achtung. Auch Sie selber werden sich mehr mögen, wenn Sie nicht mehr den Diener spielen.

Jede Erpressung benötigt zwei Beteiligte: den Erpresser und den, der sich erpressen läßt. Beide sind an ihrem Zustandekommen beteiligt, und beide tragen die gleiche Schuld daran. Nur pflegt sich der Erpreßte noch das schützende Mäntelchen des armen Opfers umzuhängen. Beide haben nicht Maß gehalten: der Erpresser in seiner verlangenden und der Erpreßte in seiner gebenden Natur. Keiner ist besser und keiner hat das Recht, den anderen zu beschuldigen, solange er selbst nicht das Seine tut.

Selbst wenn jetzt der Mensch, der Sie ausbeutet, diese Zeilen lesen würde und darauf nichts mehr von Ihnen verlangen würde, wäre Ihnen damit nicht geholfen, denn solange Sie nicht Ihre Rolle erkannt und den dringenden Wunsch nach Änderung in sich geweckt haben, werden Sie bei nächster Gelegenheit wieder in eine ähnliche Situation geraten. Es nützt Ihnen nichts, sich über Ihre Schwäche und darüber, daß man Sie ausnützt, zu beschweren. Solange Sie sich selbst als das beklagenswerte (aber moralisch höherstehende) Opfer sehen, wird sich nichts ändern. Denn es ist ja nicht die Wahrheit.

Wenn Sie zur Ehrlichkeit bereit sind, werden Sie erkennen, daß jeder von uns die Aufgabe hat, sein Leben zu leben, seine Anlagen zu entfalten und sich zu verwirklichen. Jedes Opfer, das aus Schwäche gebracht wird, das nicht aus Überzeugung und dem inneren Gesetz entstanden ist (und damit gar kein »Opfer« ist), ist nicht nur wertlos, sondern sogar schädlich. Denn es verdirbt mit seiner inneren Unwahrheit den Gebenden wie den Nehmenden. Mit Centaury werden Sie vielleicht ein freiwillig und fröhlich Gebender und Helfender, der im richtigen Moment und an der richtigen Stelle wirkt. Sie können ein innerlich harmonischer Mensch werden, wenn Sie nach der wirklichen Harmonie suchen, in der kein Zwang, kein Opfer und keine Entsagung liegt.

Cerato

Haben Sie immer wieder den Drang, sich den Rat anderer Menschen einzuholen, weil Sie sich Ihrer eigenen Meinung nicht sicher genug sind? Und haben Sie deswegen schon so manchen Reinfall erlebt? Oder sind Sie momentan in einer Situation, in der Sie nicht recht wissen, ob Sie das, was Ihnen vorschwebt, wirklich ausführen sollen? Zögern Sie noch und hätten gerne den Rat und die Bestätigung von außen?

Oder könnten folgende Aussprüche von Ihnen stammen: »Wäre ich nur meiner inneren Stimme gefolgt und hätte nicht auf fremden Rat gehört, dann wäre ich besser beraten gewesen!« – »Ich muß lernen, mich auf mich selbst zu verlassen und nicht auf die Meinung anderer.« – »Eigentlich weiß ich ja, was gut für mich ist und was ich tun sollte, aber irgendwie traue ich mir doch nicht.«

Nehmen Sie *Cerato,* aus der blaßblauen Blüte der *Bleiwurz.* Sie hilft Ihnen, Vertrauen zu sich selbst zu bekommen und der inneren Stimme zu folgen. Sie versetzt Sie in die Lage, Ihre Entscheidungen ohne fremden Rat zu treffen und Ihren eigenen richtigen Weg einzuschlagen. Und natürlich bessert sie auch Ihre körperlichen Beschwerden.

Cerato ist für Menschen, die gerne in Übereinstimmung mit ihrer Umwelt leben, die ein Bedürfnis nach kollektiver Harmonie haben. Sie neigen deshalb dazu, sich den Meinungen anderer anzuschließen, auch wenn sie nicht davon überzeugt sind. Doch das Gefühl der Gemeinsamkeit ist ihnen wichtiger.

Sie können ja an sich selbst beobachten, in welche Situationen Sie geraten, wenn Sie anderen ohne innere Überzeugung folgen. Über kurz oder lang kommt doch das Erwachen, und Sie sehen, daß Ihr Leben einen Verlauf genommen hat, mit dem Sie nicht zufrieden sind. Sie haben ein Bedürfnis nach menschlicher Gemeinsamkeit, Sie haben Gemeinsinn, doch diese Ihre Fähigkeit hat sich nicht in der richtigen Weise entwickelt. Statt Ihnen die Verbundenheit eines gemeinschaftlichen Geistes zu bescheren, hat sie Sie von den anderen getrennt. In Wirklichkeit können Sie sich weder mit Ihrer eigenen Meinung noch mit der Ihrer Mitmenschen einverstanden erklären. Weil Sie darauf verzichten, so zu leben, wie Sie es aus Ihrem inneren Gesetz heraus müßten, entgleist Ihnen Ihr Leben, und weil Sie sich dabei auf den Rat anderer verlassen haben, machen Sie ihnen auch noch einen Vorwurf deswegen.

Das innere Gesetz, das unseren Charakter und unsere Lebensart bestimmt, ist kosmischen (oder göttlichen) Ursprungs. Es teilt sich uns als unsere innere Stimme mit, die wir befolgen müssen, wie auch immer das nach außen aussehen mag. Kein Mensch kann sich in einen anderen versetzen, weil er selbst in seiner eigenen Struktur fixiert ist. Wir haben zwar gewisse allgemeine und relativ grobe Gemeinsamkeiten, doch in den Feinheiten, die unsere menschliche Individualität ausmachen, ist jeder von uns einzigartig, wie ja auch das Leben jedes Menschen einmalig ist.

Niemand kann es für uns vollziehen, also uns auch nicht raten, was wir tun sollen. Leben heißt bewußt werden, und das ist eine ganz persönliche Aufgabe. Es bedeutet Selbsterkenntnis und Entwicklung zu innerer Klarheit, um den darin liegenden Sinn erfüllen zu können. Wir können uns zwar an der Außenwelt orientieren, zu erkennen versuchen, wo sie uns ähnlich und wo sie andersartig ist, wir können sie durch Betrachten und Befragen zu erfassen versuchen. Aber unser Hauptanliegen ist es, uns selbst zu verstehen.

Unsere innere Stimme, die Intuition, stellt die Verbindung zu jener Dimension her, aus der wir stammen. Sie will uns einen Weg führen, dessen Ziel wir weder kennen noch verstehen. Wenn wir ihn gehen, erweitert sich unser Leben und gibt uns innere Gewißheit. Zwar wissen wir nie, wohin die Reise geht, doch immer finden wir uns von neuem an der richtigen Etappe.

Ihr Problem ist nicht, daß Sie keine eigene Meinung oder Intuition haben. Es ist Ihre Unfähigkeit, sich dazu zu bekennen und sich gegen die Umwelt abzugrenzen. Ihre Angst davor, das Falsche zu tun und dann dafür persönlich einstehen zu müssen, veranlaßt Sie, lieber den Rat anderer Menschen zu befolgen, obwohl Sie wissen, daß sie Sie eigentlich nur in dem bestärken dürften, was Sie ohnehin wissen.

Ob wir anderen Menschen einen Rat geben oder ihn uns geben lassen – meistens stören wir dadurch das harmonische menschliche Zusammenleben. Denn wir respektieren dabei nicht die Tatsache, daß wir unser Leben grundsätzlich aus eigener Verantwortung gestalten und die Fähigkeit dazu erwerben müssen. Ein Mensch, der sie nicht hat, ist kein vollwertiges Mitglied der Gemeinschaft, und ein Mensch, der kritiklos anderen Ratschläge erteilt, verhindert deren Entwicklung. Wir können uns lediglich gegenseitig mitteilen oder mitteilen lassen, wie es für uns oder den anderen aussieht, als eine unverbindliche Information, aus der das Weltbild erweitert werden kann. Dadurch können wir ein Gefühl für unsere eigenen Konturen bekommen, unsere eigene Arbeit tun und andere die ihre tun lassen.

Mit Hilfe von Cerato wird es Ihnen gelingen, Ihren eigenen Weg zu gehen und sich nicht anderen Menschen aufzudrängen. Sie können darauf verzichten, Abhängigkeiten aufzubauen, aus denen sich eines Tages unweigerlich Schwierigkeiten ergeben werden – nämlich in dem Moment, in dem Sie erkennen, daß Sie falsch beraten waren. Sie können zum vollwertigen Mitglied der Gemeinschaft werden, das seine eigene Meinung hat und vertreten kann und das deshalb einen wertvollen Beitrag leistet, ohne daß sich hieraus ein Zwang für andere ergibt. Sie können den Weg gehen, den Ihnen Ihre innere Stimme weist und der bezogen auf den jeweiligen Augenblick – der optimale ist.

Vielleicht wird er Sie nicht immer dorthin führen, wo Sie Ihr Glück vermuteten. Vielleicht wird sich alles anders entwikkeln, als Sie es sich gedacht hatten. Doch fragen Sie sich in solchen Momenten einmal ganz ehrlich, ob es – unter Berücksichtigung aller Umstände – momentan eine bessere Lösung gegeben hätte als die tatsächliche.

Wir können immer nur einen Schritt tun, obwohl unser Geist ja Zeit und Raum überspringen kann. Dieser einzige Schritt kann nur von dem Punkt aus erfolgen, an dem wir tatsächlich stehen. Deshalb müssen wir uns über unsere momentane und reale Situation stets so klar wie möglich sein, damit wir erkennen können, daß die innere Stimme, die Intuition oder der Instinkt, uns genau diesen einzig möglichen Schritt zeigen. Allerdings erscheint er uns manchmal zu klein, wenn unser Geist sich von irgendwelchen Wünschen ins Illusionäre hat verschleppen lassen.

Cerato hilft Ihnen, ein Mensch zu werden, der seinen Weg unbeirrbar gehen kann, selbstsicher und frei, ohne dabei die Gemeinschaftlichkeit zu den Mitmenschen zu verlieren.

Cherry Plum

Haben Sie manchmal Angst, durchzudrehen oder verrückt zu werden? Fühlen Sie, daß Sie kurz davor stehen, die Kontrolle über einen inneren Trieb, einen Drang, eine Leidenschaft zu verlieren, daß die Fessel, die Sie sich angelegt haben, bis zum Zerreißen gespannt ist und jeden Moment die Katastrophe hereinbrechen kann? Fürchten Sie, daß Sie etwas tun könnten, was Sie eigentlich gar nicht wollen und was Sie später bereuen werden? Fürchten Sie, daß Sie sich sogar das Leben nehmen könnten? Ist der innere Druck unerträglich geworden und fehlt nur noch wenig bis zur Katastrophe?

Nehmen Sie *Cherry Plum,* aus der weißen Blüte der *Kirsch-*

pflaume. Sie kann Ihnen helfen, wieder Herr Ihrer selbst zu werden. Der extreme Druck in Ihrem Inneren macht Ihnen Angst. Sie fürchten um Ihren Verstand, weil Sie mit seiner Hilfe Ihre Gefühlsantriebe so stark unterdrückt haben. Sie brauchen wieder das Gleichgewicht zwischen beiden. Cherry Plum kann den inneren Gefühlsdruck lösen und Ihnen wieder den Überblick verschaffen. Sie können wieder Herr Ihrer selbst werden und das Unsinnige und Zerstörerische der Situation erkennen. Die Versuchung, durchzudrehen, Amok zu laufen, etwas Schreckliches anzurichten, wird wahrscheinlich verschwinden. Doch nehmen Sie Cherry Plum grundsätzlich über längere Zeit, selbst wenn der Stau momentan nachgelassen hat, denn er kann wiederkommen. Sie sollten aber auch verstehen, warum es soweit kommen konnte.

Der Drang zur Selbstentfaltung ist eine der stärksten Kräfte in uns, denn von ihr hängt es ab, ob unser Leben sinnvoll und lebenswert ist. Immer wieder geraten wir jedoch damit in einen Konflikt mit unserer Umwelt, die von uns den Verzicht fordert.

Schon als kleine Kinder haben wir erlebt, wie unser lautes Lachen oder Schreien, die Spontaneität und Unternehmungslust auf Ablehnung und Begrenzung gestoßen sind. Wir haben gelernt, unsere Gefühle und Antriebe zu unterdrücken und die Grenzen unserer Mitmenschen nicht zu berühren. Die sich ständig wiederholende Erfahrung, daß unsere ungehemmte kindliche Lebensfreude beschnitten wurde, daß wir dafür (körperlich oder psychisch) bestraft wurden, hat dazu geführt, daß wir gelernt haben, uns einzuschränken und unterzuordnen und diese Haltung später obendrein mit einer Moral zu beschönigen. Das in uns waltende kosmische Gesetz aber, das einem höheren Sinn dient, steht oft im Gegensatz dazu, und so werden wir zwischen unserem inneren Auftrag und den Forderungen der Gesellschaft hin- und hergezerrt.

Menschen mit großer Vitalität und starkem Entfaltungsdrang haben unter diesem Konflikt besonders zu leiden. Der starke innere Impuls, das Gefühl, staut sich, vom moralisierenden Verstand gebremst, mächtig in ihnen an und kann sie der Zerreißgrenze gefährlich nahebringen – wie Sie es ja jetzt erleben.

Sie fühlen, daß sich Ihre gestauten inneren Impulse, Triebe und Gefühle in chaotischer Form wie eine Flutwelle über Sie ergießen werden, wenn die Bremse versagt. Einerseits wünschen Sie es sich untergründig, andererseits jedoch haben Sie Angst davor, weil Sie die zerstörerische Kraft ahnen.

Besonders Jugendliche erleben solche Situationen, wenn in der Pubertät der sexuelle Trieb in Leben umgesetzt werden will, die anerzogene Moral es aber nicht erlaubt. Wie frei auch immer sich unsere Gesellschaft gebärden mag, auch heute noch ist nichts so sehr mit Peinlichkeiten belegt wie das sexuelle Leben des Menschen. Schon das kleine Kind spürt die verneinende Haltung seiner Eltern und Erzieher, denn selbst bei gutem Willen können auch sie nichts anderes weitergeben, als was sie selbst verkörpern. Auch sie mußten, um zu überleben, lernen, ihre Sexualität weitgehend zu unterdrücken.

Da die Sexualität aber das Gefühl in seiner unmittelbarsten Form symbolisiert, führt das dazu, daß der Mensch, auch in seiner übrigen Gefühlsfähigkeit beschnitten und verkrüppelt, sich nicht mehr wirklich freuen oder Lust empfinden kann. (Bevor Sie diese Feststellung jetzt empört ablehnen, sollten Sie vielleicht versuchen, sich noch besser kennenzulernen. Denn auch Sie haben vermutlich diese Erziehung durchlaufen. Es ist aber zugegebenermaßen schwer, über etwas zu reden, was man gar nicht kennt. Die meisten von uns haben nie erfahren, was ein wirklich volles Gefühl ist, weil ihre innere Bremse ja noch vorhanden ist.) Denn schon in seiner unbewußten Kindheit hat sich das (sexuelle) Lustgefühl, das sich in seinen verschiedenen Entwicklungsphasen unterschiedlich ausgedrückt hat, mit der Erfahrung, bestraft zu werden, verknüpft. Der Mensch hat gelernt, um in dieser »anständigen und moralischen« Umwelt zu überleben, bestimmte Gefühlsimpulse zu unterdrücken.

Sein Verstand entwickelt sich zur kontrollierenden und warnenden Instanz, die ihm ermöglicht, entsprechenden Gefahrensituationen zu entgehen. Erkennt er jedoch mit zunehmendem Alter nicht, daß auch seine Möglichkeiten und Kräfte wachsen, oder sind seine Ängste durch die Verlagerung in den

Bereich göttlicher Moral unerreichbar geworden, dann bleibt seine innere Struktur infantil.

Der Kampf des versagenden und warnenden Verstandes gegen das aus den unbewußten Bereichen der Natur stammende Gefühl wird zum Dauerzustand, zum ständigen inneren Konflikt. Staut sich der Gefühlsimpuls aber zu übermächtig an, dann kann er gleich einer Explosion die ganze Persönlichkeit erschüttern und sie aus ihrer Ordnung werfen.

Wahrscheinlich sind Ihnen diese Zusammenhänge nicht klar, sondern Sie fühlen nur die in Ihnen tobenden Kräfte, denen Sie sich nicht gewachsen fühlen. Diese stellen verdrängte Vitalimpulse dar, die Sie seinerzeit nicht ausleben konnten. Doch wie ein unter Wasser gedrückter Ball warten sie darauf, wieder hochzusteigen und in Leben umgewandelt zu werden. Der innere Druck kann manchmal so stark sein, daß Sie glauben, Sie könnten ihn nicht mehr ertragen. Dann müssen Sie versuchen, sich irgendwie auszuleben, Dampf abzulassen und die Gefühle auszudrücken, die gerade hochsteigen.

Auch den Gedanken an Selbstmord, der manchmal verlokkend vor Ihnen steht, sollten Sie einmal genau unter die Lupe nehmen. Denn Sie geben sich dabei der Illusion hin, daß dann alles zu Ende und überstanden sei. Doch sind Sie sich dessen wirklich sicher? Ist es nicht vielmehr so, daß alles doch weiterzugehen scheint – vielleicht in anderer Form? Glauben Sie wirklich, daß wir uns so leicht aus unserer Aufgabe davonstehlen können, nach dem Prinzip: »Mir reicht's, ich mach' nicht mehr mit!«?

Bedenken Sie aber eines: Wir sind nicht aus freiem Willen in dieses Leben getreten, und sein Verlauf liegt nicht in unserer Hand. Es steht ein verborgener Sinn dahinter. Und da soll es unseren Launen und Stimmungen überlassen sein, ihm aus »freiem« Willen ein Ende zu setzen? Wir können einen Zustand höchstens wandeln, aber die darin wirkende Kraft können wir nicht aus der Welt schaffen. Das Leben (und darauf bezieht sich ja Ihr Problem) verfolgt stets einen bestimmten Zweck, den es auf dem leichtesten Weg zu erfüllen sucht. Wenn er ihm versperrt wird, findet es einen anderen, der aber stets weniger gut ist als der ursprünglich eingeschlagene. Haben Sie schon daran gedacht, daß Sie vom Regen in die Traufe kommen könnten, wenn Sie sich das Leben nehmen? Und haben Sie nicht schon erlebt, daß Ihnen, wenn eine bestimmte, unerträglich erscheinende Situation überstanden oder ein Problem gelöst war, Ihre Selbstmordgedanken absurd erschienen?

Cherry Plum kann Ihnen helfen, indem es einerseits den Gefühlsdruck mindert, andererseits aber die Bremse lockert. Es ermöglicht Ihnen, die Problematik Ihres Zustandes zu erkennen. Sie sollen ja nicht durch eine noch stärkere Sperre Ihre inneren Impulse bändigen, sondern erkennen, inwieweit die selbst auferlegten Begrenzungen wirklich erforderlich sind, um in Ihrer Umgebung leben zu können, und daß manche Gefühlssituation nur durch den langen Stau die Dringlichkeit angenommen hat, die Sie jetzt empfinden. Sie sollen erkennen, daß auch im unangenehmen oder schmerzhaften Erlebnis eine für Sie wertvolle Wahrheit steckt und daß Ihnen eigentlich gar nichts anderes übrig bleibt, als diese – rechtzeitig – zu suchen. Das wird Sie stark und frei machen.

Wer Cherry Plum bewußt nimmt, kann erkennen, daß das Verhältnis zwischen expandierendem Gefühlsimpuls und regulierendem Verstand ausgewogen und der Gesamtexistenz eines Menschen dienlich sein muß und daß die Verdrängung schmerzhafter Gefühle den Schmerz nur nach innen verlagert, wo er »unbewußt« weiterwirkt, ihn aber nicht beseitigt. Dies kann nur in einer ehrlichen Auseinandersetzung mit ihm geschehen.

Weder ist es gut, wenn das Gefühl ungeordnet und zügellos ausgelebt wird, noch ist es richtig, daß sich ein Mensch eine Moral auferlegt, der die reale Berechtigung fehlt. Was für das kleine Kind in seiner Schwäche lebensrettend war, kann für den Erwachsenen in seiner weiteren Lebensentfaltung hinderlich sein.

Gerade die von Natur aus lebenslustigen und positiv gestimmten Menschen laufen Gefahr, auf diese Weise verrückt zu werden. In Wirklichkeit sind aber sie es, die die geringste psychische Verkrüppelung aufweisen. Weil sie eine besondere Fähigkeit zu Herzlichkeit und menschlicher Wärme, zu Optimismus und Lebensfreude, aber auch zu intensiven sexuellen Gefühlen besitzen, geraten sie leicht an den Punkt, wo die Moralkontrolle zu brechen droht.

Wenn Sie einmal an diesem Punkt waren, wenn Sie einmal die verzweifelte Angst des inneren Gefühlsstaus erlebt haben, müssen Sie lernen, die negative Verstandeskontrolle abzubauen, Mut zum vitalen und unmittelbaren Leben zu fassen, sich Ihren aus der Tiefe heraufdrängenden Gefühlen zu stellen und sich der Wirklichkeit Ihres jetzigen Lebens anzupassen. Sie müssen sich von der infantilen Verknüpfung von Lebensfreude und Strafangst befreien und Ihre Gefühle positiv ausleben, damit sie nicht jene zerstörerische Gewalt annehmen können.

Mit zunehmendem Vertrauen gegenüber Ihren vitalen Bedürfnissen wird Ihr Leben reich und lebenswert. Sie werden sich einer Situation, einem Gefühl, der Sexualität, Ihrer Arbeit oder der Liebe frei und unverklemmt hingeben können, und dabei keineswegs zur Bestie, die jede Moral verloren hat.

Chestnut Bud

Machen Sie immer wieder die gleichen Fehler? Gibt es Probleme in Ihrem Leben, die Sie, obwohl sie immer wieder auftauchen, bis heute nicht lösen konnten, oder geraten Sie aus unerklärlichen Gründen immer wieder in diejenigen Situationen, die Sie am stärksten ablehnen? Haben Sie sich auf bestimmten Gebieten vergeblich um Erfolg oder Fortschritt bemüht und sind immer wieder am gleichen Punkt hängengeblieben? Passiert es Ihnen häufig, daß Sie unnötig Zeit und Kraft darauf verwenden müssen, Irrtümer zu korrigieren? Sind Sie überhaupt ein Mensch, dem das Lernen schwerfällt?

Ärgern Sie sich nicht über die Tücke des Objekts, an dem Sie immer wieder scheitern, sondern versuchen Sie einmal, genauer hinzuschauen. Solange Sie meinen, Sie seien das Opfer widriger Umstände, unerfreulicher Menschen oder Ihres schweren Schicksals, werden Sie keinen Schritt voranokommen. Das ist ja gerade Ihr Problem: Ihr persönlicher Fortschritt ist blockiert, weil Sie nicht aus Ihren Erfahrungen lernen. Sie brauchen *Chestnut Bud,* aus der *Knospe der Kastanie,* denn es kann Ihnen helfen, Ihrem Leben endlich die nötige Aufmerksamkeit zu schenken.

Es ist zwar ein gutes Thema für Komödien, wenn ein Mensch immer wieder am gleichen Fehler scheitert. Doch in Wirklichkeit ist das eine überaus ernste Sache, weil davon ja die Entwicklung Ihres ganzen Lebens abhängt. Vielleicht ist es inzwischen Ihre Gewohnheit geworden, sich darüber zu beschweren, daß Ihnen immer wieder die gleiche Schwierigkeit begegnet. Doch was nützt Ihnen das? Beobachten Sie einmal, wie wenig Sie sich gerade den Problemen zuwenden, die Ihnen die Lebensfreude am meisten verderben, statt sie endlich (notfalls unter Einsatz Ihrer ganzen Kraft) aus der Welt zu schaffen.

Wenn Sie genau hinsehen, müssen Sie zugeben, daß Sie selbst es sind, bei dem Sie sich zu beklagen haben. Anstatt Ihre Aufmerksamkeit auf die tausend Nebensächlichkeiten Ihres Alltags zu verschwenden oder sich Ablenkungen hinzugeben, könnten Sie auch einmal versuchen, sich bewußt mit Ihren Problemen zu beschäftigen. In jeder Schwierigkeit, die uns begegnet, liegt eine Mitteilung. Wenn wir sie verstanden haben, verschwindet sie aus unserem Leben. Alles, was wir bewußt durchleben und erkennen, ist Bestandteil unser selbst geworden, hat uns verändert und findet sich in all unseren Lebensäußerungen wieder.

Sie sind ein Mensch, der dazu neigt, unangenehme Situationen möglichst schnell zu vergessen, um die damit verbundene Frustration loszuwerden und sich (mehr oder weniger unbewußt) die Konsequenzen, die bestimmte Erkenntnisse fordern würden, zu ersparen. Doch wie perfekt Sie darin auch sein mögen, nach kurzer Zeit taucht die nicht genommene Hürde wieder vor Ihnen auf. Ob das der tägliche Ärger mit einem Gerät ist, das Sie noch immer nicht bedienen können, die gleiche kleine Nachlässigkeit bei Ihrer Arbeit, die Sie nicht ausgemerzt haben, oder die noch immer nicht korrigierte falsche Haltung gegenüber bestimmten Menschen: Es muß Ihnen klarwerden, wieviel Kraft und Lebensfreude dadurch verlorengeht und daß niemand außer Ihnen Ihre Probleme lösen kann. Chestnut Bud wird Ihnen dabei helfen, den Teufelskreis, der Sie immer wieder an den gleichen Punkt führt, zu durchbrechen. Es wird den Wunsch nach Erweiterung Ihrer persönlichen Fähigkeiten wecken und Sie motivieren, aus den Lektionen Ihres Lebens endlich etwas zu lernen.

Es ist ja nicht so, daß wir uns den Verlauf unseres Lebens aussuchen können. Es führt uns auf unbegreiflichen Wegen und konfrontiert uns mit unserer persönlichen Wirklichkeit. Solange wir aber den Kopf in den Sand stecken, von all dem, was uns widerfährt, nichts wissen wollen und nur die oberflächliche Bequemlichkeit suchen, wird es uns wie die Aneinanderreihung sinnloser Schwierigkeiten erscheinen. Wer von uns ist nicht immer wieder versucht, seinen Problemen auszuweichen und eine Schlappe, die er erlitten hat, zu ignorieren? Die Auseinandersetzung mit dem eigenen Fehler ist ja besonders unangenehm, weil sie persönliche Konsequenzen erfordert. Doch wie oft haben auch Sie das Gefühl tiefer Befriedigung genossen, wenn es Ihnen doch noch gelungen war, eines Ihrer ewigen Probleme zu lösen. Dadurch sind Sie jedesmal in Ihrem Leben ein Stück vorangekommen.

Die Welt um uns ist voller Mitteilungen, Informationen und Eindrücke. Wir nehmen Töne, Farben, Düfte oder Worte in uns auf und werden von ihnen subtil geprägt. Doch solange wir uns ihrer nicht bewußt werden, können wir keinen echten Nutzen aus ihnen ziehen. Jede Situation und jede Erfahrung hat ihren Sinn. Sie sollen unser Verständnis für uns und unser Leben erweitern. Es ist wie in der Schule: solange die erforderliche Lektion nicht gelernt ist, bleiben wir sitzen. Es gibt keinen Ausweg: Um reif für eine neue Lebenssituation zu sein, müssen wir die gegenwärtige bewältigt haben, und der Ausgangspunkt dafür liegt stets dort, wo wir unsere Fehler machen.

Sie könnten sich der Gegenwart zuwenden, weil Sie die Fähigkeit haben, Vergangenes zu vergessen. Mancher, der sich von ihr nicht lösen kann und über sein Grübeln lebensunfähig wird, würde Sie darum beneiden. Doch Ihre Möglichkeiten bleiben ungenützt, denn die unbewältigten Situationen, die ungelernten Lektionen, die kleinen täglichen Fehler lösen sich ja nicht in Nichts auf, wenn Sie sie ignorieren. Sie beeinflussen Sie genauso in jedem Augenblick, blockieren den Fortgang Ihres Lebens und verbauen Ihnen den Blick in die Tiefe der Wirklichkeit. Und von Zeit zu Zeit machen sie sich schmerzhaft bemerkbar, wenn Sie wieder einmal über die Hürde gestolpert sind.

Alles, was wir wirklich erkennen, jede Arbeit, die wir mit Liebe und Konzentration ausführen, jede Stunde, die wir mit offenen Sinnen durchleben, erweitert unser Bewußtsein für alle Zeiten. Immer wieder bietet das Leben uns etwas an, und immer wieder sehen wir es nicht. Ob wir uns nun irgendwelchen Träumereien hingeben oder uns unbewußt weigern, uns mit bestimmten Situationen auseinanderzusetzen, weil wir irgendwann einmal unter ähnlichen Bedingungen schlechte Erfahrungen gemacht haben – alles wiederholt sich, bis es seine Aufgabe erfüllt hat. Und stets ist es der Punkt der größten Schmerzen, an dem wir den nächsten Schritt machen müssen, an dem wir aber auch den größten Fortschritt erzielen können.

Ob es nur eine scheinbare Kleinigkeit – der Fahrplan, eine Gebrauchsanweisung, eine Handfertigkeit, ein Gedicht – oder ein großes Problem ist, Chestnut Bud wird Ihnen helfen, daraus eine gute Gelegenheit zu machen. Lassen Sie sie nicht ungenützt verstreichen und bagatellisieren Sie auch Ihre kleinen Fehler nicht »humorvoll«. Sie können der Kristallisationspunkt werden, aus dem sich eine ganze Lawine entwickelt. Lernen besteht in der konzentrierten Hinwendung und Aufmerksamkeit, nicht nur gegenüber dem Erfreulichen, sondern gerade dem Unangenehmen. Wenn Sie sich über Ihr schlechtes Gedächtnis beklagen, sollten Sie bedenken, daß es nur die Folge Ihrer mangelnden Aufmerksamkeit ist. Nur indem Sie etwas bewußt und genau betrachten und sich einprägen, können Sie es sich zu eigen machen. Chestnut Bud läßt Sie bewußter lesen, hören, sehen und fühlen und dadurch Ihr Leben besser bewältigen.

Chicory

Sind Sie ein Mensch, der sich intensiv um seine Lieben kümmert, sie ständig umsorgt, ihnen Schwierigkeiten aus dem Weg räumt und ihnen zuliebe auf manches verzichtet? Sind Sie eine Mutter, die sich für ihr Kind aufopfert, darüber wacht, daß es zum Beispiel genügend ißt, daß ihm ja nichts zustößt und ihm, soweit möglich, seine Probleme abnimmt? Sind Sie eine Ehefrau, die ganz für Ihren Mann lebt und alles für ihn tut, oder ein Ehemann, der seine Frau »auf Händen trägt«, sie vor dem rauhen Leben schützt und sie in jeder Hinsicht versorgt? Helfen Sie gerne anderen Menschen und tun dabei oft mehr, als eigentlich nötig wäre? Finden Sie immer noch etwas, was getan oder in Ordnung gebracht werden könnte, bei Ihnen zu Hause oder auch draußen in der Welt?

Sie setzen sich sehr für Ihre Lieben ein und wollen sie gerne um sich haben, nicht wahr? Sie finden es selbstverständlich, daß Ihr Kind, Ihr Ehepartner oder Ihre Freunde ihre Zeit mit Ihnen verbringen, denn Sie lieben sie ja. Wenn Sie aber feststellen müssen, daß Sie es mit undankbaren Menschen zu tun haben – sind Sie dann nicht enttäuscht? Leiden Sie darunter, wenn Sie nicht genügend Zuwendung, Aufmerksamkeit oder Dank bekommen, obwohl Sie sich doch so intensiv um sie bemüht, ihnen so manchen Gefallen getan und Wege geebnet, sie unterstützt, umsorgt und gefördert haben, und zwar weit über das Erforderliche hinaus?

Haben Sie Grund, sich über den Egoismus der anderen zu beklagen? Ist es schrecklich für Sie, wenn ein geliebter Mensch sich von Ihnen trennt, obwohl Sie ihm keinen Anlaß dazu gegeben und alles für ihn getan haben, oder Ihr Kind seine eigenen Wege gehen will? Verletzt es Sie, wenn jemand, um den Sie sich sehr gekümmert haben, die Gesellschaft eines anderen vorzieht?

Oder neigen Sie dazu, in Selbstmitleid zu verfallen, weil Sie, der Sie immer nur gegeben haben, nun nichts zurückbekommen?

Chicory, aus der blauen Blüte der *Wegwarte,* ist Ihr Heilmittel. Sie kann nicht nur Ihre körperlichen Beschwerden bessern, sondern Sie auch erkennen lassen, daß Ihre Probleme und Leiden Ihrem starken Besitzdrang und der Eigennützigkeit Ihrer Handlungen entspringen.

Sie haben die obigen Fragen gelesen und sind vielleicht der Meinung, daß an Ihrer Haltung nicht viel auszusetzen sei und daß all das gar nichts mit Ihrer Krankheit zu tun haben kann. Denn ist es nicht normal, sich um seine Lieben zu kümmern, aufopfernd für sie zu sorgen und sie bei sich haben zu wollen?

Doch überprüfen Sie einmal Ihre wahren Motive. Fragen Sie sich, ob Sie nicht insgeheim den Empfänger Ihrer Wohltaten und Geschenke zu Dank verpflichten wollen und eine Gegenleistung (und sei es »nur« ein dankbares Gefühl) erwarten, denn: Eine Hand wäscht die andere, heißt es. Haben Sie es dem Empfänger Ihrer Wohltaten wirklich frei gelassen, ob er sie annehmen wollte oder nicht?

Vielleicht braucht Ihr Kind mehr Selbständigkeit oder Ihr Partner mehr Freiraum. Vielleicht fühlen sich Ihre Lieben und Schützlinge durch Ihre Fürsorge und Hilfe belastet und verpflichtet. Wenn Sie sie danach fragen, werden Sie wahrscheinlich keine ehrliche Antwort bekommen, weil die Angst vor Ihrer Reaktion (dem Beleidigtsein, der Eifersucht, den Vorwürfen) zu groß ist.

Es gefällt Ihnen, andere Menschen von sich abhängig zu machen, indem Sie ihnen Gutes zukommen lassen, sie unterstützen, ihnen helfen. Wenn Sie Geschenke machen, dann immer mit einem kleinen Hintergedanken: denn Sie legen ja zum Beispiel Wert darauf, daß der Empfänger weiß, von wem sie kommen. Es geht Ihnen nicht – oder jedenfalls nicht nur – darum, daß sich jemand seines Lebens erfreuen soll, sondern Sie wollen auch davon profitieren. Er soll wissen, wer der Wohltäter war, weil Sie den Dank wollen. Ihr Geschenk befriedigt Sie nicht aus dem Schenken heraus. Es genügt Ihnen nicht, der unerkannte Zuschauer der Freude zu sein, die Sie vermittelt haben.

Sie sind enttäuscht, wenn Menschen undankbar sind. Zwar ist Dankbarkeit an sich etwas Positives, doch wenn Sie sie durch Ihre Erwartung erzwingen, nimmt sie eine pervertierte Form an. Sie ist dann nur ein Lippenbekenntnis, denn Sie haben ihr die Unschuld genommen. Geschenke und gute Taten haben nur wirklichen Wert, wenn der Geber sich in seinem Schenken bereits selbst belohnt hat und es dem Empfänger freiläßt, auf seine Weise darauf zu reagieren. Ein Hund, dem Sie eine Wurst geben, wedelt mit dem Schwanz und frißt sie auf. Ein Kind lacht erfreut und zieht mit dem Geschenk ohne weiteren Kommentar von dannen, es sei denn, es ist schon so stark neurotisiert, daß es ein schlechtes Gewissen bekommt, wenn es den Dank vergessen hat. Erinnern Sie sich noch daran, wie Sie sich als Kind für Dinge bedanken mußten, die Ihnen gar nicht gefielen, weil der »edle Spender« sonst beleidigt gewesen wäre?

Sie sorgen für einen anderen Menschen, Sie »opfern sich auf«, doch in Wirklichkeit vergewaltigen und verpflichten Sie ihn damit. Denn wenn er, was Sie ja erwarten, ein schlechtes Gewissen bekommt, falls er sich nicht dankbar zeigt, ist er in Ihrer Gewalt. Gelingt es Ihnen, den »geliebten« Menschen frei und ohne Vorwürfe (und seien sie auch nur unausgesprochen) gehen zu lassen, wohin ihn sein Leben führt? Bringen Sie es fertig, ihm alles Gute zu wünschen und ihm das Gefühl zu vermitteln, daß er Ihnen nichts schuldet – obwohl Sie so viel für ihn getan haben? Wenn Sie Chicory nehmen, können Sie es vielleicht.

Abhängigkeiten beruhen immer auf Gegenseitigkeit. Wenn Sie jemanden von sich abhängig machen, sind Sie es ebenfalls. Er hat sich auf das Spiel eingelassen, erwartet aber auch von Ihnen, daß Sie dabei bleiben und sich genauso intensiv für ihn einsetzen wie bisher. Sie werden sehr schnell merken, welch subtiler Terror einsetzt, wenn Sie ausscheren wollen. Sie werden sehen, welchen Zwang, welche Eifersucht und welchen Anspruch Ihr Kind, Ihr Partner oder Ihr Freund erheben, falls Sie sich eines Tages zu ändern beginnen und Ihre eigenen Wege gehen wollen.

Jedes Lebewesen wehrt sich, wenn es zu etwas gezwungen wird, was nicht seinem inneren Bedürfnis entspricht. Abhängigkeit ruft immer Haß hervor. Da unsere Moral aber keinen Haß erlaubt, wird er nicht gezeigt, sondern äußert sich in versteckter und verschleierter Form und verdirbt die menschlichen Beziehungen. Oft werden Sie feststellen können, daß Sie gerade von den Menschen, für die Sie das meiste getan haben, mit einer seltsamen Mischung aus Abwehr und Zuneigung bedacht werden und gar nicht so selten ein haßerfülltes Wort zu hören bekommen. Solange Sie ihnen dafür einen Vorwurf machen, besteht keine Aussicht auf Besserung. Sie müssen einsehen, daß Sie es sind, der den Haß hervorgerufen hat, über den Sie sich dann beschweren. Erst wenn Sie einen Menschen so behandeln, daß er Sie nicht hassen muß, wird Ihnen das nicht mehr passieren.

Zudem sollten Sie sich darüber klarwerden, daß Sie einen Menschen lebensunfähig machen, wenn Sie ihm ständig seine Schwierigkeiten aus dem Wege schaffen. Sie sind der Ausdruck seines Lebens und nicht zufällig aufgetreten. Nur in der Bewältigung seiner Probleme wächst seine Kraft. Was das Kind in der »kleinen« Dimension seines kindlichen Lebens nicht lernt, muß der Erwachsene später unter wesentlich schwierigeren und gefährlicheren Bedingungen nachlernen. Andernfalls bleibt er unfähig, kindlich oder kindisch. Wollen Sie das? Es liegt bei Ihnen, Ihren gedankenlosen »Hilfs«reflex zu kontrollieren, der ja nur die Folge eigener Unreife ist, und mit weiser Umsicht jeden Menschen seine persönlichen Erfahrungen machen zu lassen. Wenn Sie glauben, Sie müßten jemandem etwas ersparen, dann fragen Sie sich doch einmal ganz ehrlich, wem Sie es ersparen wollen: ihm oder sich selbst. Ist es nicht die Auseinandersetzung mit Ihrer eigenen Unfähigkeit, der Sie dadurch entgehen wollen? Ihr Kind muß im Sturm des Lebens bestehen können. Die Kraft dafür entwickelt es aber nur, wenn es ihn rechtzeitig kennenlernt.

Chicory hilft Ihnen, frei zu lassen und dadurch frei zu werden. Dann werden Sie Ihre Kraft und Fähigkeit in einer Weise für andere Menschen einsetzen können, die keine Abhängigkeit aufbaut. In Ihren menschlichen Beziehungen wird das Wort »Egoismus« nicht mehr auftauchen. Denn wer jemanden, der seinen Wunsch nicht erfüllt, als Egoisten bezeichnet, ist es selbst: Er fordert ja etwas, was er nicht bekommt.

Chicory läßt Sie erkennen, daß Sie keinen Dank erwarten dürfen, wenn Sie jemandem etwas schenken oder Gutes tun, und daß Sie nicht richtig handeln, wenn Sie sich für jemanden aufopfern, um hinterher den Dank dafür einzukassieren. Sie werden lernen, Ihre Gefühle um ihrer selbst willen zu haben und nicht zu irgendwelchen Macht- und Einflußzwecken zu mißbrauchen.

Und Sie werden erkennen, daß Sie sich mit Ihrem Selbstmitleid nur selbst ins eigene Fleisch schneiden, weil dahinter eine Lüge steckt: Denn Sie tun so, als würden Sie unschuldig gequält, als könnten Sie nichts dafür, daß es Ihnen schlecht geht, als wären Sie ohne Schuld und Tadel.

Unter dem Einfluß von zu viel Egoismus und Eigenliebe ist Ihnen etwas mißlungen, was Sie von Natur aus besonders gut könnten: für andere zu sorgen, ihnen zu Hilfe zu kommen, sie zu fördern und Unheil von ihnen abzuwenden. Doch es ist Ihnen vielleicht nie richtig bewußt geworden, daß jeder Mensch seine Freiheit braucht und seinem eigenen inneren Gesetz folgen muß und daß Sie den Dank *im Augenblick des Schenkens* bekommen, weil Sie sich selbst dadurch eine Freude gemacht haben. Auch das Leben gibt Ihnen ständig, ohne Ihren ausdrücklichen Dank zu verlangen. Sie müssen nur eines tun: es annehmen und sich darüber freuen.

Vielleicht werden Sie Ihre Hand unerkannt über einen Menschen halten können, für jemanden sorgen, ohne daß er sich zu Dank verpflichtet fühlt und sich – auch aus der Entfernung – an seinem Gedeihen erfreuen. Vielleicht werden Sie Ihrem Kinde Gutes zukommen lassen, ohne es zu Dank zu verpflichten oder sogar einen geliebten (aber auch begehrten) Menschen den Weg gehen lassen, auf dem es *ihm* am besten geht. Das wäre ja der Ausdruck der vielzitierten Liebe. Oder besteht sie wirklich immer nur im Besitzen-Müssen, bedeutet sie, daß wir eine Blume, die uns gefällt, abreißen müssen? Können wir sie nicht pflegen und uns daran erfreuen, daß sie gedeiht, nach ihrem Gesetz und an ihrem Platz?

Clematis

Sind Sie ein stiller Mensch, der gerne seinen Gedanken und Träumereien nachhängt? Malen Sie sich oft im Geiste irgendwelche angenehmen Situationen aus, lieben Sie Spekulationen und ergötzen Sie sich schon im voraus an ausgedachten, erfreulichen Ereignissen? Haben Sie die Tendenz, aus dem grauen und vielleicht unerfreulichen Alltag in das Reich Ihrer Träume und Wünsche zu fliehen? Stellen Sie sich öfters vor, wie es wäre, wenn Sie in der Lotterie gewinnen, Ihre große Liebe treffen, wieder gesund sein würden? Oder haben Sie manchmal Sehnsucht nach dem Tod, weil Sie sich davon die Erfüllung irgendwelcher Wünsche erhoffen und Ihr Leben Ihnen nicht genug gibt?

Nehmen Sie *Clematis,* aus der weißen Blüte der *Gemeinen Waldrebe*. Sie kann Ihnen nicht nur dabei helfen, mehr Anschluß an das Leben, in dem Sie ja nun einmal stehen, zu finden, sondern auch Ihre körperliche Verfassung zu verbessern.

Da Ihr Interesse an Ihrem täglichen Leben nicht besonders groß ist, können Sie es auch nicht richtig bewältigen. Sie suchen sich zwar einen Ersatz in Ihren Träumereien und Vorstellungen, die Sie ja nach Belieben gestalten können, aber es sind eben doch nur Illusionen. Immer wieder finden Sie sich realen Problemen gegenüber, die Sie nicht lösen können, weil Sie sich nie mit ihnen beschäftigt haben. Dafür leben Sie sich in Ihren Gedanken aus: Sie reisen, vollbringen besondere Taten oder erleben erfreuliche Situationen.

Träume sind Schäume, heißt es. Sie lösen sich in Nichts auf, denn von dort sind sie ja gekommen. Es gibt zwar auch Träume, die einer besonderen Aktivität des Unter- und Unbewußten entspringen und den Versuch darstellen, etwas ins Bewußtsein zu bringen. Wenn sie aufgegriffen und verstanden werden, bereichern sie unser Selbstverständnis und ermöglichen uns, in größerer Klarheit zu leben. Aber die Tagträumereien, denen sich Menschen wie Sie hingeben, bewirken das Gegenteil. Sie führen nicht in das Leben, sondern aus ihm heraus. Wenn Sie nur ein Geist wären, dann würde Ihnen das keine Probleme bereiten, aber da Sie aus Fleisch und Blut bestehen, haben Sie in Wirklichkeit unter ihnen zu leiden. Clematis hilft Ihnen dabei, dies zu erkennen und sie zu überwinden.

Achten Sie nur einmal darauf, wie der Tag an Ihnen vorübergeht, ohne daß Sie ihn wahrgenommen und von ihm profitiert haben. Überprüfen Sie Ihre körperliche Verfassung und Ihre geistige Leistungsfähigkeit. Alles in Ordnung? Kommen Sie mit Ihrem Leben zurecht? Sind Sie seinen Anforderungen gewachsen? Oder fliehen Sie nur deshalb ins Reich Ihrer Träume, weil Sie in der Realität versagen?

Ihr großes Vorstellungsvermögen ist eine Ihrer Stärken. Sie können im Geiste Bilder und Situationen schaffen, die außergewöhnlich sind. Sie brauchen nicht die Schwere der Realität, um kreativ zu sein. Sie haben die Begabung eines Künstlers, könnten »aus dem Nichts« etwas schaffen, wenn es Ihnen gelänge, das Unfaßbare, das Körperlose, das Unbegrenzte in die Form der Realität, die ja nun einmal die andere Seite unserer irdischen Existenz ist, einzufangen.

Weder die erstarrte, festgelegte, unlebendige Form des Materiellen, noch die Beweglichkeit, Phantasie, Vielfalt und Lebendigkeit des Geistigen allein kann unserem Leben seinen vollen Wert geben. Beide müssen zusammenwirken, der Geist die Materie beleben und die Materie dem Geist eine Form geben. Nach diesem Prinzip entsteht ein Kunstwerk, und unser Leben soll ja auch eines sein.

Ihre Stärke ist zur Schwäche geworden, denn Sie haben Ihre Gedanken nicht in der Hand. Sie tragen Sie fort und teilen Ihr Leben in zwei Teile. Die Imagination bleibt eine Illusion, und Sie stehen mit leeren Händen da. Das Irreale beherrscht Sie, statt daß Sie aus ihm Realität schaffen.

Doch wie wir es auch drehen, wir kommen an der Wirklichkeit nicht vorbei. Sie ist das einzig Verläßliche in unserem Leben und seine Grundlage, und sie ist auch der Grund, weshalb Sie zu diesem Buch gegriffen haben. Denn alle Tagträumereien können Sie nicht aus Ihrem tatsächlichen Leben mit seinen Schwierigkeiten befreien. Immer finden Sie sich im Zwang der materiellen Bedürfnisse wieder. Und alles, worunter Sie zu leiden haben, womit Sie unzufrieden sind, ist aus diesem Stoff gemacht.

Sie wollen, daß es Ihnen besser geht. Sie sind mit Ihrem Leben nicht zufrieden, es fesselt Sie nicht, es erfüllt Ihre Wünsche nicht. Wenn Sie sich jedoch deswegen von ihm abwenden und ins Reich der Träume davonfliegen, so mißbrauchen Sie einen Teil Ihrer Fähigkeiten. Das, was von Ihnen zurückbleibt, muß darunter leiden – und das sind auch Sie. Vielleicht sollten Sie sich einmal fragen, ob Ihnen Ihr Leben deshalb nicht genug gibt, weil Sie die Augen geschlossen haben und es gar nicht wahrnehmen, weil Sie wie ein Traumtänzer darüber schweben, im Rausch Ihrer Hoffnungen und Illusionen, weil Sie sich weigern, mit ihm in Kontakt zu treten.

Vielleicht erinnern Sie sich aber noch an das befriedigende Gefühl, das Sie immer hatten, wenn Sie Ihr Leben bewältigten, wenn Sie ein Problem geistesgegenwärtig lösten, aus einer Phantasie ein Kunstwerk schufen oder Ihre tägliche Arbeit richtig ausführten. Sicher ist Ihnen aber auch die Frustration in Erinnerung, die immer dann auftrat, wenn Sie »den Anschluß verpaßt«, bei einer Aufgabe versagt hatten oder etwas Notwendiges nicht realisieren konnten.

Dann war vielleicht der Schlaf, die Tagträumerei oder die Abwendung von der Wirklichkeit die momentane Rettung und ein schwacher Trost. Wenn Sie Clematis nehmen, können Sie erleben, wie interessant und fesselnd, wie bunt und reich das tägliche Leben sein kann, wenn wir uns ihm mit allen Sinnen zuwenden. Alle Träumereien verblassen davor – abgesehen davon, daß sie uns schwächen und lebensunfähig machen.

Wenn Sie erkennen, daß Ihre Phantasien und Zukunftsträume in Wirklichkeit Ihre große Schwäche geworden sind, werden Sie sich davor hüten, ihrer Verlockung zu erliegen. Sie sind Ihr Rauschgift, für dessen Genuß Sie durch die Verarmung Ihres realen Lebens bezahlen müssen. Ihre Gedanken sind wie Luftballons, die entschweben, wenn sie nicht angebunden werden, so wie Ihnen gleichzeitig Ihr Leben zwischen den Fingern zerrinnt. Sie müssen sich darum bemühen, statt dessen Ihre Aufmerksamkeit Ihrer schwachen Seite zuzuwenden und jede Gelegenheit nützen, um Realität und geistige Klarheit in Ihr Leben zu bekommen. Um die Entwicklung Ihrer Phantasie und Vorstellungskraft brauchen Sie sich nicht zu kümmern, sie sind überreichlich. Aber Ihre Fähigkeit zu aufmerksamer Konzentration ist zu dürftig.

Clematis wird Ihnen dabei helfen, Ihre spirituellen Anlagen sinnvoll in Ihr tatsächliches Leben einzubringen, damit Sie ein waches Leben in geistigem Reichtum führen können. Alles, was Sie in Ihren Visionen und Phantasien sehen, wird Sie dann richtig erbauen, weil Sie auch Ihre reale Seite daran beteiligen und sie nicht mehr dazu mißbrauchen, die Augen vor sich selbst zu verschließen.

Clematis wird Ihre Fähigkeit wieder entwickeln, sich einer Tätigkeit mit Aufmerksamkeit und Konzentration zuzuwenden, ein Buch interessiert zu Ende zu lesen, einem Gespräch zuzuhören, statt in Gedanken irgendwo herumzuwandern, Ihr Essen wirklich zu schmecken, den Duft einer Blume wirklich zu genießen, die Schönheit eines Augenblicks zu erfassen und an Ihrem realen Leben in all seinen unzähligen Mitteilungen und Erlebnissen Freude zu haben. Sie werden sehen, wie arm Ihr entgleistes »reiches Innenleben« Sie gemacht hat und wie sehr Sie darunter zu leiden haben. Sie werden erkennen, daß Sie auf der Stelle treten und jede kleine Flucht aus der Realität Sie Schritt für Schritt ins Abseits führt. Und das wollen in Wirklichkeit auch Sie nicht, denn auch Sie sind ein Mensch und können Ihrem Leben nicht entfliehen.

Crab Apple

Sie lieben Sauberkeit und Ordnung. Das ist eine Ihrer Stärken. Ihr Reinlichkeitsbedürfnis erstreckt sich nicht nur auf das Äußere, sondern auch auf Ihr Innenleben. Weder entgeht Ihnen der Fleck auf der Tischdecke, noch die innere Verunreinigung durch schlechte Gedanken, Absichten oder Erlebnisse. In einer unsauberen Umgebung fühlen Sie sich unwohl, und oft haben Sie sogar das Gefühl, daß Sie der Umgang mit bestimmten Menschen beschmutze. Das können Kranke sein, deren Krankheit sie als unsauber empfinden und vor deren Anstekkung Sie sich fürchten, oder Menschen, die etwas tun, was Sie nicht für »lupenrein« halten. Es können auch Erlebnisse sein, die Ihnen das Gefühl vermitteln, innerlich vergiftet oder besudelt zu sein.

Ihre Sauberkeit ist leicht zu erkennen: an Ihrer Kleidung, die stets frischgewaschen und makellos ist, an Ihrer Wohnung, in der kein Staub herumliegt, an Ihrer Handschrift, in der es keine durchgestrichenen oder verschmierten Passagen gibt, oder an Ihren Meinungen.

Ihr Reinlichkeitsbedürfnis erstreckt sich auch auf Ihren Körper. Daher ist Ihnen die Vorstellung unangenehm, Eiter- und Umweltgifte in sich zu tragen oder ein unsauberes Blut zu haben. Vor allem aber ist es Ihre Haut – Ihr Aushängeschild –, die rein und sauber sein muß. Jeder Pickel, jede Warze, jedes Ekzem und jede Flechte macht Sie unglücklich und läßt Sie sich in Ihrer Haut nicht mehr wohl fühlen – nicht aus Eitelkeit, sondern weil Sie Verunreinigungen grundsätzlich nicht mögen.

Ihre Kinder sind wie aus dem Ei gepellt, Sie haben immer versucht, sie zur Reinlichkeit zu erziehen. Sie haben ihnen beigebracht, wie wichtig es ist, die Hände zu waschen, die Zähne zu putzen, auf saubere Kleidung zu achten und die Schuhe zu säubern, wenn sie von draußen kommen. Schon früh haben sie gelernt, sauber zu sein. Vielleicht legten Sie sogar Wert darauf, daß sie früher als andere Kinder lernten, auf die Toilette zu gehen, wie auch Ihr Hund natürlich einwandfrei stubenrein ist.

Wie gesagt, Ihre Sauberkeit ist Ihre Stärke. Sie ist ein Merkmal Ihrer Persönlichkeit. Sie sind stolz darauf und man schätzt sie an Ihnen. Sie sind der Typ für *Crab-Apple,* aus der Blüte des *Holzapfels.*

Jede Stärke kann sich aber auch zur Schwäche entwickeln, wenn sie das richtige Maß verloren hat. Übertreiben Sie nicht manchmal Ihre Sauberkeit? Wenn sie nicht mehr in einer vernünftigen Beziehung zu Ihrem übrigen Leben steht, wenn sie nicht wirklich Ihre Lebensfreude fördert und die der Ihnen

Anvertrauten, wenn sie sich selbständig gemacht hat und nur um ihrer selbst ausgeübt wird, hat sie ihren Sinn verloren.

Statt Ihrem Leben und Ihrer menschlichen Entwicklung zu dienen, kann sie zum Zwang geworden sein, dem Sie unbewußt nachgeben. Sie sagen dann vielleicht: »Diese Unsauberkeit macht mich krank«, auch wenn es sich nur um Kleinigkeiten handelt. In der Tat können Sie an diesem Bedürfnis krank werden, wenn Sie nicht mehr darüber stehen, wenn Sie, obwohl es Wichtigeres zu tun gibt, nur kleinlich auf Sauberkeit achten. Dann gleichen Sie einem Menschen, der die Fensterscheiben putzt, obwohl das ganze Haus kurz vor dem Zusammenbruch steht.

Unser Leben besteht aus Aufbau und Verfall, Wachstum und Fäulnis. Es gehorcht nicht den Gesetzen des Menschen und am wenigsten seiner Vorstellung von Ordnung und Sauberkeit. Der Säugling macht in die Hose, die Kinder waten im Schlamm, der Hund wälzt sich auf dem Teppich. Wenn es regnet, werden die Schuhe schmutzig, wenn wir Feuer machen, raucht es, und unsere appetitliche Nahrung wird in »unsaubere« Fäkalien verwandelt.

Dies alles ist jedoch mit etwas Wichtigerem verknüpft: der Lebensfreude. Sie brauchen nur einmal zu beobachten, welchen Spaß die Kinder haben, wenn sie sich mit Dreck bewerfen oder mit welchem Lustgefühl der Säugling in die Windel macht. Auch Sie empfinden Vergnügen, wenn Ihr Gang zur Toilette erfolgreich war. Alles unsauber, doch lebendig.

Und das ist das Problem, das die Sauberkeit mit sich bringen kann: die Lebensfremdheit. Wenn sie nicht unmittelbar dazu dient, das Leben angenehm, gesund und erfreulich zu machen, das heißt wenn sie nicht in seinen Dienst gestellt wird, ist sie die Herrin geworden, die alle, besonders aber einen Menschen vom Crab-Apple-Typ, tyrannisiert. Denn Sauberkeit ist relativ, sie orientiert sich an unseren Vorstellungen, und wenn wir dies nicht erkennen, verknechtet sie uns.

Unsere inneren Zwänge sind es, die verhindern, daß wir ein lebendiges Leben, wie chaotisch es auch immer erscheinen mag, leben können. Es ist eine Sisyphus-Arbeit, weil es uns nur darum geht, etwas zu tun, ohne uns darüber klar zu sein, welchen Sinn es in bezug auf das Leben hat. Ganz ohne Zweifel hat Sauberkeit ihre Berechtigung, denn sie kann ja dazu beitragen, das Leben angenehmer und gesünder zu gestalten. Aber wir müssen stets in der Lage sein, auf sie zu verzichten, wenn es erforderlich ist.

Da Sie die Veranlagung zur Sauberkeit in sich tragen, sind Sie zwar besonders dazu geeignet, ihr zu ihrem Recht zu verhelfen. Gleichzeitig sind Sie aber auch besonders gefährdet, ihr zum Opfer zu fallen. Es ist wichtig, daß Sie sich stets darüber Rechenschaft geben, ob sie wirklich nötig ist oder ob sie in bestimmten Situationen einen wichtigen Lebensvorgang, auch wenn er Ihrer Sauberkeitsnorm widerspricht, behindert.

Das ist zum Beispiel der Fall, wenn Sie ein Kind zu früh zur Sauberkeit erziehen, denn es ist aufgrund anatomischer Gegebenheiten erst in einem bestimmten Alter natürlicherweise dazu in der Lage. Sie können es natürlich durch ständige Einflußnahme oder Erziehungsdruck dazu zwingen, vor der Zeit sauber zu werden. Weil Sie damit aber willkürlich in seinen natürlichen Rhythmus eingreifen, schädigen Sie Ihr Kind fürs Leben, denn die Angst davor, für die – naturgegebene – Unsauberkeit bestraft zu werden, zwingt es zu einer unnatürlichen Kontrolle seiner Darmentleerung.

Das bedeutet einerseits, daß sich – aus Angst vor Bestrafung – in ihm der Reflex zu unnatürlicher und übertriebener Sauberkeit festsetzt (vielleicht haben Sie selbst etwas Ähnliches erlebt) und ihn unfähig macht, sich einer natürlichen und spontanen Lust, wie sie die Darmentleerung immer (vor allem aber für das kleine Kind) darstellt, hinzugeben. Es führt dazu, daß der Darmschließmuskel in einen unbewußten Dauerkrampf gerät und lebenslange Verstopfung hervorrufen kann.

Darüber hinaus wird Ihr Kind aber zu einem, der, wie ein Hund, den »Schwanz einzieht«, der »kneift« (nämlich den After zusammen). Weil es schon in frühester Jugend unter unnatürlichen Zwang gesetzt wurde, ist dann ein gehemmter und unfreier Mensch aus ihm geworden, unfähig, sich einer spontanen Lebensfreude hinzugeben und immer ängstlich auf Sauberkeit und Moral bedacht, als wäre das das Wichtigste im Leben. Ein sauberes Hemd mag eine erfreuliche Sache sein, wenn darin aber ein gehemmter und verklemmter Mensch steckt, ist alles umsonst.

Auch Hautunreinheiten sind für Sie wahrscheinlich ein großes Problem. Ein Pickel kann Ihnen eventuell die ganze Lebensfreude verderben. Doch auch hier spricht das Leben anders. Ihm geht es weniger darum, daß Sie sauber *aussehen,* als darum, daß Sie sauber *werden.* Nicht umsonst sagt der Volksmund, die Haut sei die dritte Niere, denn der Körper versucht stets, sein Blut sauber zu halten. Deshalb wird alles, was nicht ins Blut gehört und die Zellen in ihren Funktionen beeinträchtigt, wie Abfallstoffe aus dem Zellstoffwechsel, Infektions-, Nahrungs- und Umweltgifte etc., durch Nieren, Leber, Darm, Lunge und Haut ausgeschieden.

Normalerweise scheidet der Körper über die Haut nur Stoffe aus, die ihr gesundes Aussehen nicht beeinträchtigen. Wenn aber eine Notsituation eingetreten ist, zum Beispiel die Nieren ihre Arbeit nicht mehr in vollem Umfang leisten können, muß er auch diesen Weg wählen. Die Folge sind Pickel, Ekzeme, Eiter, Flechten oder übermäßige Schweißabsonderung.

So unsauber dies auch erscheinen mag und so sehr es Sie betrübt und beunruhigt, sollten Sie doch nicht vergessen, daß der Körper im Interesse Ihres übrigen Lebens darauf nicht Rücksicht nehmen kann. Die Unsauberkeit der Haut ist in Wirklichkeit ein Segen und ihrer Gesundheit förderlich. Wenn Sie es so sehen, können Sie vielleicht Ihr Bedürfnis nach Sauberkeit und Ihren Horror vor Unreinheit einem höheren Sinn unterordnen. Nichts, was das Leben uns beschert, ist wirklich falsch oder unsauber, es entspricht höchstens nicht unseren Vorstellungen. Da diese aber unserer menschlichen Unzulänglichkeit entspringen, müssen wir sie ständig auf ihre Berechtigung überprüfen und korrigieren, wenn sie sich als unreal erweisen.

Crab Apple kann Ihren Organismus einerseits dabei unterstützen, sich schneller und angenehmer zu säubern als bisher.

Es kann Ihnen andererseits dabei helfen, Ihre inneren Zwänge zu überwinden und der Sauberkeit den richtigen Platz in Ihrem Leben geben. Auch Ihre Umgebung wird das vielleicht dankbar bemerken, und Ihre menschlichen Beziehungen können etwas lebendiger und ungezwungener werden.

Sie könnten dann vielleicht auch einmal, für einen höheren Wert wie Lebensfreude oder Gesundheit, ein Auge zudrücken und dem, was bei Ihnen jetzt wegen seiner »Unsauberkeit« tabuisiert ist, Ihre Beachtung schenken. Das wird Ihren Horizont erweitern. Alles, was in Ihr Leben getreten ist, hat seinen Sinn, auch wenn Sie ihn momentan nicht verstehen. Wenn Sie sich aber dagegen sperren, wegsehen oder es sofort aus der Welt schaffen wollen, haben Sie keine Chance, ihn zu erkennen. Crab Apple wird Ihnen nicht nur hierbei helfen, sondern auch Ihre körperlichen Beschwerden günstig beeinflussen, denn alles, was Sie sind und jede Krankheit, die Sie haben, hängen miteinander zusammen.

Elm

Sie sind ein Mensch mit großem Verantwortungsgefühl und schrecken vor großen Aufgaben nicht zurück. Sie wissen, daß Sie Außergewöhnliches leisten können und sind auch bereit dazu. Sie nehmen sich viel vor und geben sich nicht mit Mittelmäßigem zufrieden. Doch jetzt sind Sie in einen Zustand geraten, in dem Sie an sich selber zweifeln. Sie fragen sich, ob Sie das Ziel erreichen können, ob die Aufgabe nicht zu schwer, vielleicht sogar übermenschlich ist. Ihre Tatkraft, Ihre Begeisterungsfähigkeit, Ihre Zuversichtlichkeit – alles ist dabei, zusammenzufallen. Sie haben das Licht, dem Sie gefolgt sind, aus den Augen verloren und sind dabei, aufzugeben.

Solche Zustände pflegen nur vorübergehender Natur zu sein, denn Ihre Persönlichkeitsstruktur ist stark und leistungsfähig. Menschen wie Sie haben ein großes Potential an innerer Kraft, das ja jetzt nicht verlorengegangen, sondern nur blokkiert ist. *Elm,* aus der Blüte der *Ulme,* ist das Mittel dafür. Nehmen Sie es, bevor Sie noch tiefer in die Verzweiflung oder Mutlosigkeit verfallen. Es kann Sie wieder aufrichten, Ihrem Leben seinen Sinn zurückgeben und Ihre Kraft wiederherstellen.

Vielleicht sind Sie in einer führenden Position und müssen Entscheidungen von großer Tragweite treffen. Vielleicht hat das Leben Sie in eine Situation gestellt, in der das Wohl anderer von Ihnen abhängt, Ihrer Kinder, Ihrer Mitarbeiter oder Untergebenen. Ihr Leben ist an hohen Zielen orientiert. Sie brauchen sie, damit es einen Sinn bekommt und Sie sich verwirklichen können. Sie handeln stets aus großer Verantwortung heraus, und in Ihrem Lebensgefühl liegt der Beigeschmack einer Mission.

Jetzt aber leiden Sie unter der Last Ihrer Verantwortung und Aufgabe, denn sie ist Ihnen über den Kopf gewachsen. Jedenfalls haben Sie das Gefühl, als sei es so. Sie sind bereit, aufzugeben, fühlen aber gleichzeitig, daß damit Ihr Leben seinen Sinn verlieren würde. Deshalb sträubt sich etwas in Ihnen dagegen. Ihr Zustand entspricht dem von Christus, als er sagte: »Laß den Kelch an mir vorübergehen, wenn es möglich ist.« Auch Sie wünschen sich, von der Last Ihrer Aufgabe befreit zu werden, weil Sie daran zweifeln, ob Sie sie bewältigen können.

Elm kann Ihnen wieder Kraft und Zuversicht geben, und wenn Sie sich gleichzeitig bewußt werden, daß trotz der Verzweiflung und Mutlosigkeit, in der Sie sich befinden, in Ihnen doch der Wunsch vorhanden ist, das Bevorstehende zu bewältigen, so wird das wieder die Verbindung zu Ihrem Inneren herstellen und die Kraft, die ja dennoch in Ihnen ist, weil sie in Sie hineingelegt wurde, freisetzen. Elm wird Ihnen helfen, nicht zu tief in die innere Blockade zu verfallen und den Zustand nicht zu lange dauern zu lassen. Vielleicht nützen Sie die jetzige Situation des Zweifels und der Mutlosigkeit dazu, um sich noch tiefer darüber klarzuwerden, auf welche Weise Ihr Leben seinen Sinn bekommt und welche Aufgabe Sie dorthin führt. Dann wird sie nicht nutzlos gewesen sein.

Unser Leben verläuft nach undurchschaubaren Gesetzen, und wir können ja nicht behaupten, daß es nur dann sinnvoll und positiv ist, wenn die Sonne scheint und alles nach Wunsch geht. Im Gegenteil: gerade die Schwierigkeiten, die unvorhergesehenen Hindernisse sind es, die unseren Blick erweitern.

In den Momenten der Verzweiflung, in denen wir glauben, wir wären den Anforderungen unseres Lebens nicht mehr gewachsen, können und müssen wir wieder zu ihm zurückfinden. Solche Zustände sind das Zeichen dafür, daß wir uns von ihm entfernt haben, daß wir unsere Aufgaben vielleicht nur mechanisch erfüllt haben, aber die Verbindung zu unserer inneren Motivation, aus der ja unsere Kraft entspringt, verloren haben. Es ist ein Moment der Selbstbesinnung, der Selbstprüfung, der Bewußtwerdung.

Das Leben ruft uns auf, uns erst klarzuwerden, bevor wir etwas beginnen, und unsere Vorstellungen, nach denen wir vorgehen wollen, zu überprüfen. Unser Verstand allein ist nicht in der Lage, uns den richtigen Weg zu weisen, denn er ist, wie wir wissen, von außen beeinflußbar. Doch die in uns wirkende Kraft, die innere Stimme, die Berufung, oder wie auch immer Sie es nennen wollen, läßt sich von Menschenhand nicht beeinflussen. Es ist die direkte Verbindung zu jener Dimension, aus der wir kommen und die uns mit unserem inneren Gesetz ausgestattet hat. Nur aus dieser inneren Kraftquelle, die wir wahrnehmen und fühlen, aber nicht intellektuell analysieren und erklären können, ist es uns möglich zu leben.

In dem Moment, in dem der Zweifel am eingeschlagenen Weg auftaucht, in dem wir glauben, unsere Kraft reiche nicht aus oder das Ziel sei zu hoch, müssen wir uns wieder nach innen wenden und nach dem (vielleicht nur momentanen) Sinn unseres Lebens fragen. Wenn wir eine Antwort gefunden haben, ist alles klarer und die Kraft zurückgekehrt. Mag es Ihnen in Ihren dunklen Stunden auch nicht gelingen, dies alles so deutlich zu sehen, wie es sich mit Worten ausdrücken läßt, so könnten Sie aber doch versuchen, wieder zu diesem Wissen zu gelangen. Wenn Sie sich ganz ehrlich fragen, ob Sie aufgeben wollen, ob das Leben Ihnen wirklich etwas Unmögliches abverlangt, dann können Sie erkennen, daß dennoch der Drang nach Lebenserfüllung in Ihrer Tiefe ungebrochen ist.

Vielleicht sind es nur Vorstellungen von dem, was Sie erwartet, die Sie entmutigen, vielleicht ist es die Erkenntnis, daß Sie als menschliches Wesen nicht so perfekt sind, wie Sie es für nötig halten. Doch das sind nur Produkte Ihres Gehirns – Hirngespinste, denn weder können wir eine Aussage über unsere Zukunft machen, noch können wir den Verlauf unseres Lebens wirklich beurteilen. Das alles liegt außerhalb unserer Möglichkeiten. Aber wir können versuchen, ein höheres Wissen zu bekommen, das jenseits des menschlichen Verstandes, bewußt oder unbewußt, unser Leben leitet. Wenn Ihre Vorstellungen oder Beurteilungen jetzt dazu geführt haben, daß Ihr Mut und Ihre Kraft beeinträchtigt sind, so sind eben sie der Grund dafür, nicht aber die Größe Ihrer Aufgabe, denn genau gesehen müssen Sie zugeben, daß die äußere Situation sich nicht wesentlich verändert hat, sondern nur Ihre Einstellung dazu.

In Ihrem jetzigen Zustand – was auch immer Ihre Aufgabe sei, deren Bewältigung Sie sich nicht gewachsen fühlen – haben Sie die Möglichkeit, zu einer noch größeren Sicherheit und Kraft zu gelangen. Es ist ein Anlaß, alles noch einmal zu überdenken, Vorstellungen, Ideale, Ziele und Erwartungen zu revidieren oder über Bord zu werfen und sich der inneren Notwendigkeit wieder anzuvertrauen. Ihr Leben ist bisher in dieser Bahn verlaufen und wird es auch in Zukunft. Ihr Zustand ist nur vorübergehend, und je schneller Sie wieder zu Ihrer inneren Klarheit zurückfinden, desto schneller wird er vorbei sein. Sie jedoch könnten mit einer realistischeren Einstellung und größeren, weil unmittelbaren, Kraft wieder an Ihr Lebenswerk gehen.

Gentian

Werfen Sie leicht die Flinte ins Korn? Neigen Sie zu Depressionen, wenn sich Ihre Pläne nicht so realisieren, wie Sie es geplant haben, oder werden Sie leicht entmutigt, wenn Schwierigkeiten auftreten? Hat Sie ein Rückfall in einer gesundheitlichen Genesungsphase, ein unerwartetes Problem beim Aufbau Ihrer Existenz oder eine mißglückte Unternehmung niedergeschlagen gemacht und sehen Sie nun mit negativen Erwartungen in die Zukunft? Brauchen Sie mehr Optimismus und Vertrauen?

Nehmen Sie *Gentian,* aus der blauen Blüte des *Enzians.* Es kann Sie wieder aufrichten und Ihnen die Kraft zum Weitermachen geben. Es läßt Sie erkennen, daß noch längst nicht alles verloren ist.

Vielleicht sind Sie nur momentan enttäuscht und deprimiert, weil sich etwas anders entwickelt hat, als Sie gedacht und gewünscht hatten. Vielleicht sind Sie aber »von Natur aus« ein chronischer Schwarzseher und Negativist, der immer nur die möglichen Schwierigkeiten sieht und grundsätzlich auf Mißerfolg eingestellt ist. Wie auch immer, ob akut oder chronisch, Gentian klärt das Mißverständnis und läßt Sie mit anderen Augen in die Zukunft sehen. Vielleicht nehmen Sie dann auch die positiven Seiten an Ihrer vermeintlichen Misere wahr, vielleicht erkennen Sie, daß die Rückschläge gar nicht so schwer sind und es im wesentlichen doch vorangeht, oder sogar, daß die Probleme in Ihnen und nicht in den äußeren Umständen liegen.

Wenn Sie ganz ehrlich sind, werden Sie feststellen, daß Sie eine innere Bereitschaft haben, etwas bei der ersten Schwierigkeit negativ zu beurteilen – ja, daß Sie sie fast herbeiwünschen. Anstatt sich zu sagen: »Es wird nicht gleich aufgegeben!« lautet Ihre Parole: »Ich habe ja gewußt, daß es schiefgehen würde!«. Sie sind innerlich und unterbewußt so sehr auf Aufgeben eingestellt, daß Sie dann auch tatsächlich jede Gelegenheit dazu benützen. Ja, es scheint sogar, als brauchten Sie Ihre gesundheitlichen, beruflichen oder persönlichen Mißerfolge als Alibi sich selbst und Ihrer Umwelt gegenüber, um zu beweisen, daß Ihre pessimistische Haltung berechtigt ist. Doch wenn Sie wollten, könnten Sie alles auch anders sehen und die kleinen und großen Schicksalsschläge als Ansporn zur besseren Leistung betrachten.

Ist Ihnen eventuell schon aufgefallen, daß es Ihnen – paradoxerweise – gar nicht geheuer ist, wenn alles wie am Schnürchen läuft, und daß Sie aus Ihrer negativen Haltung gefühlsmäßige, innerliche Vorteile beziehen, die mehr zählen als der äußere Nachteil Ihres Unglücks oder Mißerfolgs?

Dieses Phänomen nennt man Lust-Angst. Sie entsteht aus der kindlichen Erfahrung, daß die Lebensfreude von der verständnislosen und übermächtigen Umwelt bestraft wird. Das Kind erlebt, daß es zum Beispiel nicht anfassen darf, was es will, nicht laut lachen, schreien oder den Darm entleeren, wann es will. Es sieht sich fast immer in der Befriedigung seiner unschuldigen Lebensbedürfnisse beschnitten, weil Eltern oder Erzieher kein Verständnis, keine Kraft oder Zeit dafür haben. In seiner Gefühlsstruktur verknüpft sich das Lustgefühl mit der Angst vor der schmerzlichen Strafe. Es lernt, sein kindliches Bedürfnis nach lustbetonter Lebensentfaltung zu bremsen. Dadurch entsteht eine seelische Störung, die sich in einer negativen Haltung dem Leben gegenüber äußert.

Wie soll ein Mensch, zumal in der kindlichen Unbewußtheit, mit dem Konflikt zwischen dem in ihm ständig auf Entfaltung drängenden Leben, das es als Lust empfindet, und der Notwendigkeit, sich einer lebensverneinenden Umwelt anzupassen, leben? Der Konflikt muß gelöst werden, damit kein inneres Chaos ausbricht. Es bleibt ihm nur die Möglichkeit, aus der Not eine Tugend zu machen und sich einzureden, daß die vermeintliche Lust gar keine ist, daß sein Handlungs- oder Lebensimpuls in Wirklichkeit falsch ist und daß das, wovon er sich Lebensfreude verspricht, ihm nur Schmerzen einbringt.

So stellt er sich dann innerlich darauf ein, daß alles schiefgeht, und ist bereit, beim ersten kleinen Hindernis aufzugeben. Er nimmt es gleichsam als Beweis dafür, daß er auf dem falschen Weg war. Um den in ihm ständig vorhandenen Drang nach Lebenslust, nach der Erfüllung eines Wunsches, nach der Selbstverwirklichung (der ihm so oft die Bestrafung seitens der stärkeren Umwelt eingebracht hat) unterdrücken zu können, muß er sich ständig beweisen, daß es besser ist, von vornherein darauf zu verzichten oder, falls er sich doch nicht ganz zurückhalten konnte, die erste Gelegenheit zu ergreifen, um einen Rückzieher zu machen. Damit ist er dann vor sich und seiner Umwelt rehabilitiert.

Es gibt Menschen, deren Bedürfnis nach Lebensfreude so groß ist, daß eine eventuelle Enttäuschung sie mehr schmerzt, als sie ertragen können. So sind sie dann vorsichtshalber gleich auf Verzicht eingestellt. Sie gehen an alles mit halbem Herzen, als »gebranntes Kind«, heran, immer bereit, sich rechtzeitig zurückzuziehen, bevor die Frustration der Nichterfüllung zu groß wird.

Wie auch immer: die Bereitschaft, immer gleich das Schlimmste anzunehmen und sich zurückzuziehen, ist ein Selbstschutz, der, wie jede Panzerung, zwar nach außen schützen, nach innen aber zum Gefängnis werden kann. Die Fähigkeit, Gefühle und damit Lebenslust zu empfinden, wird dadurch herabgesetzt oder weitgehend aufgehoben. Das Leben aber ist Erfahrung, aus der Bewußtsein entsteht; auch das schmerzhafte Erlebnis gehört dazu.

Es würde sich lohnen, wenn Sie Ihre Situation einmal darauf überprüfen würden, ob Sie auch heute noch – da Sie inzwischen älter und stärker geworden sind – Ihre Schutzhaltung brauchen. Vielleicht können Sie erkennen, daß sie Ihnen heute mehr Nach- als Vorteile bringt. Gentian hilft Ihnen dabei. Auch Sie brauchen Lebensfreude, und sie kann nur aus dem Leben selbst entstehen – in seiner Unberechenbarkeit, in seinen Hochs und Tiefs. Ohne Regen gibt es keine Sonne, ohne Schatten kein Licht, ohne die Fähigkeit, einen Schmerz zu fühlen, keine Möglichkeit, Freude und Lust zu ertragen.

Enttäuschung entsteht aus der Unfähigkeit, das Leben zu nehmen, wie es genommen werden muß. Unsere starren Erwartungen sind es, die uns leiden lassen und uns das Fühlen unmöglich machen. Wir sehen alles durch die Brille unserer Wünsche und geraten in Schwierigkeiten, wenn es anders kommt. Das ist unser größter Schmerz. Es ist unser Sträuben gegen das Gesetz des Lebens, dessen Durchleben uns ja erst ermöglicht, Freude und Sinn zu empfinden. Es nimmt seinen vorgeschriebenen Lauf, ob wir es wollen oder nicht. Wenn wir es aber positiv annehmen, bekommen unsere Gefühle eine Qualität, von der wir normalerweise gar keine Ahnung haben.

Vielleicht versuchen Sie einmal, der Zukunft entgegenzuleben, ohne sich gegen eventuelle Schmerzen abzusichern. Vielleicht stürzen Sie sich einmal hinein in den Reigen von Erfolg und Mißerfolg, Lust und Schmerz, in dieses Auf und Ab, dessen Ziel wir nicht kennen. Sie können sich dabei selbst erkennen und stark und zuversichtlich werden. Sie können die Sicherheit bekommen, die Ihnen jetzt fehlt. Das wird bedeuten, daß Sie, ohne einen bestimmten Erfolg oder ein Resultat zu erwarten, Ihrem Drang nach Selbstentfaltung und -verwirklichung, aus dem ja Lust entsteht, folgen. Sie werden erkennen, daß es nicht darum geht, ein bestimmtes Ziel zu erreichen, sondern so bewußt wie möglich auf dem sich täglich eröffnenden Weg voranzuschreiten. Wenn unerwartete Hindernisse dabei auftauchen, so besagt dies doch nur, daß wir sie nicht erwartet haben, daß es also unser eigener Fehler war, unter dem wir zu leiden haben. Wir dürfen und sollen aber von unserem Leben alles erwarten.

Gorse

Ist Ihr Leben ohne Hoffnung? Können Sie nach allem, was Sie erlebt haben, nur noch schwarzsehen, nicht mehr an Ihr Glück oder an Heilung glauben? Sind Sie niedergeschlagen und entmutigt, weil Ihre Bemühungen vergeblich waren? Ist es soweit mit Ihnen gekommen, daß Sie keine Besserung mehr erwarten und höchstens noch einem Familienangehörigen oder Freund zuliebe einen letzten Therapieversuch unternehmen wollen?

Nehmen Sie *Gorse,* aus der gelben Blüte des *Stechginsters.* Da Sie sowieso nicht glauben, daß es Ihnen helfen wird, können Sie ja nichts verlieren. Sie haben die Hoffnung aufgegeben und erwarten eigentlich nichts mehr vom Leben – wie soll da Gorse Ihnen helfen können?

Doch – solange noch Leben in Ihnen ist, haben Sie alle Chancen. Denn es strebt ständig nach Entfaltung – das ist ja seine Eigenart. Immerhin, Ihre Fingernägel oder Ihre Haare wachsen noch, Ihr Herz, die Nieren, die Leber, die Lunge, der Darm – alles funktioniert, wenn auch vielleicht nicht optimal. Noch ist nicht alles verloren! Nicht einmal die Hoffnung, die Sie ja anscheinend aufgegeben haben! Irgendwo glüht sie doch noch wie ein Fünkchen unter der Asche, denn sonst würden Sie nicht mehr leben, essen, atmen, sprechen, denken. Gorse kann es vielleicht wieder zur Lebensflamme werden lassen. Sie haben schon von so vielen Wundern gehört – warum sollten nicht auch Sie eines erleben?

Sie brauchen nicht an Gorse zu glauben. Zwar kann auch der Glaube die Lebenskraft wieder erwecken, aber dazu müßte man Ihnen etwas versprechen, woran Sie glauben können. Die Zukunft ist uns jedoch verborgen, und wir können deshalb keine verbindlichen Aussagen über sie machen. Versuchen Sie lieber, Ihr Leben zu verstehen, denn Ihr Zustand ist das Zeichen dafür, daß Sie auf Abwege geraten sind. Gorse kann Ihnen dabei helfen, das Ende des roten Fadens wiederzufinden, der es durchzieht und der Sie weiterführt.

Sie haben ja recht: Das Leben hat Ihnen übel mitgespielt, alle Ihre Bemühungen um Besserung waren vergeblich. Immer wieder wurden Sie enttäuscht – und jetzt glauben Sie, die Lektion verstanden zu haben, die es Ihnen erteilt hat: weiteres Hoffen ist sinnlos! Aber worauf haben Sie denn gehofft? Auf bessere Zeiten, auf die Erfüllung Ihrer Wünsche, auf das Verschwinden Ihrer Krankheit? Haben Sie vielleicht auch darum gebetet? Alles umsonst?

Vielleicht haben Sie etwas falsch gemacht und beschweren sich nun beim Schicksal oder Gott über den Mißerfolg, der ja sonst der Ihre wäre. Unser Leben ist ein Weg, der sich daraus ergibt, daß wir einen Schritt nach dem anderen machen. Es gibt immer, in jedem Moment, nur einen einzigen richtigen Schritt. Wenn wir ihn tun, geht es weiter. Andernfalls sind wir blockiert und sitzen wie in einem Tunnel ohne Licht. Wenn das Ihre Situation ist, dann haben Sie sich dem Leben gegenüber falsch verhalten.

Es kommt nur darauf an, wieder in die richtige Richtung zu sehen und zu gehen. Vielleicht probieren Sie doch noch einmal einen neuen Anfang – diesmal aber ganz anders. Gorse wird Ihnen helfen. Sie sollten einmal etwas genauer über Hoffnung und Enttäuschung nachdenken und Ihre Erwartungen, die sich nicht erfüllt haben. Die meisten unserer Vorstellungen beziehen sich auf die Zukunft, und durch unser Hoffen wollen wir sie Wirklichkeit werden lassen. Wenn das Erhoffte nicht eintritt, sind wir enttäuscht.

Enttäuschung aber bedeutet in Wirklichkeit, daß wir *von einer Täuschung* befreit wurden: wir sind ent-täuscht worden. Normalerweise löst das in uns ein negatives Gefühl aus, anstatt uns zu erleichtern. Wir sind frustriert, weil wir nicht das bekommen haben, was wir gerne gehabt hätten. Der Irrtum daran ist jedoch, daß wir geglaubt haben, wir hätten ein Recht darauf.

Das Leben hat uns etwas anderes gegeben, und wir können und wollen es nicht akzeptieren. Wir weigern uns, den richtigen Schritt zu tun und rennen gleichsam mit dem Kopf an die Wand. Wir sind verbohrt und verdummt, weil wir nicht erkennen wollen, daß wir überhaupt nicht beurteilen können, was wirklich gut und richtig für uns ist. Wir glauben zwar, wir könnten den Verlauf unseres Lebens bestimmen und die Weichen für die Zukunft stellen. Doch wie oft mußten wir feststellen, daß letzten Endes doch alles gut und sinnvoll war, obwohl es eine Zeit gab, in der wir uns gesträubt haben. Damals haben wir es für eine Katastrophe gehalten und können heute sehen, wie richtig es doch war.

Wir dürfen ja nicht vergessen, daß wir weder wissen, wohin uns unser Leben führt, noch welchem Zweck es wirklich dient. Die vielen, oft plausibel erscheinenden Erklärungen materialistischer, sozialer oder spiritueller Art sind Konstruktionen unseres erwiesenermaßen unzulänglichen Geistes. Sie sind Wünsche, Spekulationen, Hoffnungen. Sicheres wissen wir nicht über unsere Zukunft, und so soll es wohl auch sein, obwohl uns das vielleicht nicht paßt.

Wir glauben, unser Leben müsse so oder so verlaufen, die Zukunft müsse dies oder jenes bringen – natürlich Glück und Gesundheit, Freude und Erfüllung, Ruhm und Reichtum, Reife und Entwicklung. Darauf sind wir innerlich eingestellt, und das glauben wir auch erwarten zu dürfen. Unsere Hoffnungen sind der Ausdruck davon. Und die Tatsache, daß wir alle das gleiche, nämlich das Positive (was das auch jeweils sein mag) erhoffen, ist ein Zeichen dafür, daß es das auch gibt – für jeden von uns.

Aber vielleicht sieht es ganz anders aus. Vielleicht – oder vielmehr wahrscheinlich – müssen wir anders hoffen und erwarten? Das Leben gibt uns ja in jedem Moment die Antwort: Wenn wir den richtigen Schritt tun, geht es weiter. Wenn wir falsch hoffen, werden wir hoffnungslos, wenn wir uns täuschen, werden wir enttäuscht.

Wenn wir unser Leben genau untersuchen, können wir feststellen, daß es manche Hoffnung erfüllt hat und manche nicht. Aber hat es sie erfüllt, *weil* wir gehofft hatten? Oder wäre nicht alles auch ohne unsere Hoffnung eingetreten? Sind also unsere Hoffnungen überhaupt sinnvoll?

Sicher, sie haben ihre Funktion: Mit ihrer Hilfe können wir schwere Zeiten durchstehen, gleichsam über ihnen schweben, einer besseren Zukunft entgegen. Sie lenken unseren Blick von der unangenehmen Gegenwart ab auf eine Illusion. Wir sind dann wie Menschen, die im Kino sitzen und den unerfreulichen Alltag vergessen. Unsere Hoffnung ist dann unser inneres Kino. Was aber, wenn der Film beendet ist, wenn wir wieder hinausmüssen in die Realität, vor der wir geflohen sind? Ist sie inzwischen stehengeblieben oder hat sie sich wirklich geändert?

Unser äußeres Leben gestaltet sich nach unseren inneren Einstellungen, unseren Reaktionen, Wünschen, Schwächen, Unklarheiten oder Klarheiten. Wir tragen alles ständig bei uns: den Ärger, die Enttäuschung, das Leid, die Krankheit. Und unsere Hoffnungen können uns nur von ihnen ablenken, uns aber nicht die Auseinandersetzung mit ihnen ersparen. Sie zeigen uns nicht, oder nur selten, den nächsten richtigen Schritt. Sie bringen uns die Enttäuschung, weil sie uns täuschen und uns in die Traumwelt unserer Wünsche und Vorstellungen entführen, wie Rauschgift.

Doch es ist unbestritten: für jeden gibt es ein Leben, das ihn aufbaut und ihm sinnvoll erscheint. Diese Tatsache mischt sich in unsere Hoffnungen hinein, die dadurch zum Symbol werden. Wenn wir den richtigen Kern an ihnen sehen, wenn wir sie nicht wörtlich nehmen eingedenk der Tatsache, daß sie unseren unzureichenden Vorstellungen entsprungen sind, werden sie sich erfüllen. Sie werden sich dabei aber in Wissen wandeln. Wir tauschen den Film gegen die Wirklichkeit ein, die uns ja nicht trügen kann, weil sie das einzig Verläßliche in unserem Leben ist.

Richtige Hoffnung bedeutet Wissen. Allerdings können wir es mit unserem begrenzten Verstand nicht exakt erfassen. Wir wissen, daß es das Richtige für uns gibt, aber nicht, wie es aussieht. Wir fühlen es in jedem Moment, oder besser gesagt: wir könnten es fühlen. Unser Leben, mit all seinen Begleitumständen, kann nicht anders sein, als es ist. Da wir es – jetzt, in diesem Augenblick – nicht ändern können, aber jetzt – in diesem Augenblick – darunter leiden, nicht gestern oder morgen, liegt der Fehler bei uns, in unserer momentanen Einstellung dazu. So wie wir es betrachten, so erscheint es uns. Wenn wir nur sehen wollen, daß es unsere Wünsche und Hoffnungen nicht erfüllt hat, wenn wir nur darauf eingestellt sind, uns über die Enttäuschungen zu beklagen, anstatt uns über das stets auch vorhandene Positive zu freuen, wird es uns auch unerfreulich und hoffnungslos erscheinen.

Sie wissen ja nicht, warum Sie jetzt krank sind, warum Sie Schmerzen haben, warum alles schief gelaufen ist. Da es nun einmal so ist, müssen Sie sich damit abfinden – aber nicht als Enttäuschter und Leidender, sondern als ein Mensch, der, statt auf irgend etwas von ihm Erdachtes zu hoffen, weiß, daß alles irgendwie einen Sinn hat, auch wenn er ihn jetzt nicht versteht. Aber Sie können und müssen sich darum bemühen, auf eine Weise, die Ihnen liegt, wieder ganz in die Wirklichkeit zurückzufinden, statt sie ständig mit Ihren »Kinovorstellungen« zu vergleichen und darüber traurig zu werden. Ihre Hoffnungen werden sich dann in etwas Sicheres wandeln, nämlich in das Akzeptieren Ihrer gegenwärtigen Situation. Daraus wird sich automatisch eine Besserung ergeben.

Das kann bedeuten, daß Sie wieder gesund werden, weil der Krampf Ihrer negativen Gefühle nachgelassen hat, der zur Störung der Durchblutung aller Organe und damit zur Beeinträchtigung der Heilkraft des Körpers geführt hat, oder daß sich Ihre seelische Struktur ändert, so daß Sie Ihr jetziges Leben wieder positiv sehen können. Alles hat seine zwei Seiten, nicht nur die negative, und alles muß einen Sinn haben, weil wir ständig nach ihm suchen.

Richtiges Hoffen ist Wissen – nicht das logische und rationale, sondern das innere, irrationale. Es bedeutet nicht, daß wir darauf eine Planung, eine Erwartung, eine Spekulation aufbauen können, auf die wir uns verlassen können. Es ist von anderer Qualität, es ist das, was sich in jedem Moment unseres Lebens offenbart, was wirklich greifbar und verläßlich ist.

Es ist die Tatsache, daß Sie sind, daß Sie leiden und Schwierigkeiten haben, daß Sie aber auch andere Zeiten und Zustände gekannt haben. Es ist die Erkenntnis, daß Sie den falschen Schritt getan haben, indem Sie sich innerlich von Ihrer Wirklichkeit entfernt haben, sie ablehnen und verurteilen. Dadurch hat sie ihren Sinn und Sie haben die Kraft verloren, sie positiv zu durchleben. Doch der richtige Schritt kann jederzeit getan werden, die Tür ist immer offen, aber Sie müssen sie durchschreiten.

Öffnen Sie die Augen, betrachten Sie Ihr Leben nicht mehr mit den bisherigen Vorstellungen, die Sie ja in Ihren jetzigen Zustand geführt haben. Vertrauen Sie ihm, ohne auf etwas Bestimmtes zu hoffen, und vergessen Sie nicht, daß alles Lebendige grundsätzlich auf Wachstum und Erfüllung zustrebt. Bedenken Sie aber, daß wir nicht wissen können, wie sich das in Wirklichkeit vollziehen muß. Gorse wird Ihnen dabei helfen.

Heather

Fühlen Sie sich einsam, wenn Sie allein sind? Haben Sie oft das Bedürfnis, über sich zu sprechen, anderen Menschen Ihre Beobachtungen und Gedanken, Sorgen und Interessen mitzuteilen? Ist es wichtig für Sie, anerkannt und beachtet zu werden, und geraten Sie deswegen immer wieder in Versuchung, mehr oder weniger direkt auf Ihre Verdienste oder Leistungen, Ihren Besitz oder Ihre Vorzüge hinzuweisen? Haben Sie dabei oft das Gefühl, daß man Ihnen nicht aufmerksam genug zuhört? Kreisen Ihre Gedanken hauptsächlich um Sie selbst, haben Sie eine Schwäche für Schmeicheleien, aber fehlt Ihnen die Zeit und die Kraft, sich auch noch um andere zu kümmern?

Dann nehmen Sie *Heather,* aus der kleinen Blüte des *Heidekrauts,* denn es kann Ihnen bei der Lösung Ihres Problems helfen, das in Ihrer egozentrischen Eigenart begründet liegt. Sie macht Sie einsam. Vielleicht sind Sie gar nicht der Meinung, daß Sie zu viel an sich selbst denken, sondern halten Ihr Bedürfnis nach menschlichen Kontakten für normal. Aber ehrlich gestanden – worauf kommt es Ihnen an: jemandem zuzuhören oder selbst zu Wort zu kommen und beachtet zu werden?

So ist es ja immer: Wir können uns so schlecht selbst erkennen und merken nicht, daß alles, was wir mit und in unserer Umwelt erleben, unser eigenes Spiegelbild ist. Wenn wir uns über einen anderen Menschen beschweren, sollten wir nicht vergessen, daß wir an allem, was uns begegnet, unseren Anteil haben. Die Menschen behandeln uns nicht grundlos in einer bestimmten Weise, wie ja auch wir entsprechend auf sie reagieren.

Falls Sie erkannt haben, daß Sie Kontakte hauptsächlich dazu brauchen, um sich darzustellen oder über sich selbst zu reden, könnten Sie sich einmal fragen, warum Sie so sind. Vielleicht haben Sie noch nicht bemerkt, daß Sie Ihre Gesprächspartner mit Ihren Berichten, die sich ja nur um Sie selbst drehen, ermüden und daß man sich hinter Ihrem Rükken darüber lustig macht, wie schnell Sie immer das Gespräch auf sich lenken können, denn Sie handeln ja aus einem inneren Bedürfnis heraus. Sie brauchen die Spiegelung in Ihrer Umwelt, die Bestätigung, daß Sie etwas Besonderes sind oder daß man Sie zumindest ernst nimmt. Aber ist Ihnen noch nie aufgefallen, daß Sie dabei einem Zwang folgen und unglücklich werden, wenn Sie ihn nicht befriedigen können?

Ob Sie sich nun vieler Worte bedienen, auffallend kleiden oder in einer bestimmten Weise posieren, immer geht es Ihnen in Wirklichkeit um die menschliche Zuwendung. Wahrscheinlich verbindet sich bei Ihnen eine Charakteranlage, aus der heraus Sie Achtung und Bewunderung besonders benötigen, mit dem schmerzhaften Erlebnis, darin zu kurz gekommen zu sein. Möglicherweise wurden Sie von Ihrer Mutter oder Ihrem Vater links liegengelassen oder nach einer Phase besonders intensiver Zuwendung vernachlässigt. Vielleicht haben Sie schon als Kind durch ständiges Dazwischenreden die Aufmerksamkeit der Erwachsenen auf sich gelenkt oder durch besondere Klugheit geglänzt, weil Sie es nicht ertrugen, unbeachtet zu bleiben.

Die menschliche Zuwendung ist ja – besonders für das kleine Kind – lebenswichtig. Wenn es, aus welchen Gründen auch immer, ein Defizit darin verspürt, versucht es, sie auf jede Weise zu erringen, wobei es sich entsprechend seiner Natur und den vorhandenen Möglichkeiten verhält. Das prägt seinen Charakter für alle Zeiten.

Doch Sie sind kein Kind mehr. Die Zeit, das infantile Gehabe abzulegen, ist längst gekommen. Ihre Umwelt ist nicht mehr bereit, darauf einzugehen. Sie meidet, wenn sie kann, Ihre Gesellschaft oder macht sich über Sie lustig. Und das ist das Letzte, was Sie vertragen können, nicht wahr? Nehmen Sie Heather und beobachten Sie genau, ob Ihr Verhalten Ihnen wirklich das einbringt, was Sie benötigen, ob Sie wirklich geachtet und beachtet werden. Sie werden natürlich immer Menschen finden, die sich Ihrer (aufdringlichen?) Art nicht entziehen können und Sie über sich ergehen lassen, oder die Ihnen, um eigener Vorteile willen, schmeicheln. Doch befriedigt Sie das wirklich?

Ihre Stärke, Achtung zu erregen und Kontakte zu knüpfen, ist zu Ihrem schwachen Punkt geworden. Und wie immer haben Sie selbst am meisten darunter zu leiden. Haben Sie es wirklich nötig, nur an sich zu denken und von sich zu sprechen? Können Sie es wirklich nicht ertragen, nicht die erste Rolle zu spielen? Würden Sie nicht doch gerne einmal Abstand von sich selbst gewinnen?

Sie sind in einen Zustand geraten, der durch Egozentrik, Eitelkeit und Geltungsbedürfnis gekennzeichnet ist. Ihr Blick ist wie von einer Scheuklappe nur auf Sie selbst gerichtet, und Sie wollen Ihr Problem auf Kosten anderer lösen, das darin besteht, daß Sie Ihren eigenen Wert (der ohne Zweifel vorhanden ist) nicht richtig erkennen können. Sie sollten sich besser kennenlernen, sich von Vorstellungen und Klischees trennen, denen Sie in der irrtümlichen Meinung nachjagen, davon hänge Ihr menschlicher Wert ab. Sehen Sie genau hin: wer Theater spielt, wird auch in der Wirklichkeit als Komödiant behandelt. Überzeugend und beachtenswert werden Sie nur dann wirken, wenn Sie sich so geben, wie Sie eigentlich sind, wenn Sie Ihre Stärken und Gaben entwickeln und sich zu Ihren Schwächen bekennen.

Sie sind auf der Suche nach Anerkennung und Zuwendung. Niemand kann Ihnen das vorwerfen, aber Sie haben noch nicht eingesehen, daß Sie sie durch Zwang nicht bekommen können, denn sie ergeben sich nur aus der Gegenseitigkeit. Es muß ein ständiger Austausch sein. Ihre einseitige Ichbezogenheit verhindert das lebendige Hin- und Herströmen und macht Sie einsam. Wenn Sie beginnen, sich zu sich selbst zu bekennen, Ihre Schwächen und Ihre Stärken weder über- noch unterzubewerten und dabei Ihr übertriebenes Geltungsbedürfnis im Auge zu behalten, werden Sie auch den Wert Ihrer Mitmenschen sehen und auf sie eingehen können.

Obwohl Sie so viel von sich zu wissen glauben und anderen mitteilen, sind es in Wirklichkeit nur unbedeutende Details, mit denen niemand etwas anfangen kann. Sie bewegen sich an der Oberfläche, kennen sich selbst nicht und versuchen sich deshalb in den anderen zu finden. Sie verbergen sich hinter dem Berg Ihrer Beschwerden, Berichte und Nebensächlichkeiten. Sie wollen auf sich aufmerksam machen, lenken aber statt dessen von sich ab.

Vielleicht haben Sie Angst, Sympathie oder Respekt zu verlieren, wenn Sie sich in Ihrer menschlichen Unzulänglichkeit zeigen und veranstalten unbewußt ein Manöver, das einen doppelten Zweck hat: in den Äußerlichkeiten Aufmerksamkeit zu erregen und gleichzeitig das Innere zu verbergen. Das ist natürlich niemandem interessant, und weil Sie das untergründig merken, verstärken Sie Ihre (ungeeigneten) Bemühungen. Sie brauchen sich nur einmal zu fragen, ob Sie einen Menschen, der sich wie Sie aufführt, sympathisch finden würden.

Wenn Sie sich, unterstützt von Heather, auf den Weg der Selbsterkenntnis machen, wird sich das ändern. Ihre menschlichen Kontakte werden intensiver und ehrlicher, weil Sie lernen, auf Ihre künstliche Wichtigkeit zu verzichten und auch Ihr Gegenüber zu sehen, weil Sie sich als ganzer Mensch einbringen und dadurch anderen ermöglichen, es ebenfalls zu tun. Der Strom der menschlichen Kommunikation kann dann kraftvoll fließen und Ihre Bedürfnisse befriedigen. Da Sie sich selbst finden, brauchen Sie nicht ständig bei anderen zu suchen. Ihre Einsamkeit, die sich aus der Selbstentfremdung ergibt, nicht aber aus dem Alleinsein, wird sich auflösen, und weil Sie niemanden mehr zwanghaft auf sich aufmerksam machen, wird man sich Ihnen gerne zuwenden.

Holly

Haben Sie sich geärgert? Geraten Sie leicht in Wut und sind unfreundlich zu Ihren Mitmenschen? Überfällt Sie gelegentlich Eifersucht, Neid oder Mißtrauen? Läuft Ihnen beim Gedanken an jemanden oder an eine bestimmte Situation die Galle über? Würden Sie gerne jemandem Ihre Meinung sagen oder ihn sogar verprügeln? Gibt es Tage, an denen Sie die Fliege an der Wand ärgert, an denen Sie aggressiv, ungerecht oder ungenießbar sind?

Nehmen Sie *Holly,* aus der kleinen weißen Blüte der *Stechpalme.* Es kann die Wogen der Wut wieder glätten, Ihr Gemüt besänftigen und einen umgänglichen Menschen aus Ihnen machen. Gleichzeitig läßt es die körperlichen Beschwerden, die mit Ihrem unerfreulichen Seelenzustand einhergehen, verschwinden.

Jeder von uns braucht von Zeit zu Zeit Holly, denn wer ist schon in der Lage, auf unangenehme Situationen stets freundlich und ausgeglichen zu reagieren? Wer hat nicht immer wieder Grund, sich zu ärgern oder wütend zu werden, und wie oft scheint uns die Aggression die einzig mögliche Reaktion zu sein?

Doch beobachten Sie einmal ganz genau, wie Sie sich fühlen, wenn Wut, Unfreundlichkeit, Mißgunst oder Eifersucht in Ihnen aufgestiegen sind. Tun sie Ihnen gut, sind sie angenehm oder erbaulich? Fördern sie Ihre menschlichen Qualitäten? – In diesem Zustand kann es Ihnen besonders deutlich werden: unsere negativen Gefühle richten sich nicht nur gegen unsere Umwelt, sondern vor allem gegen uns selbst. Denn weder können wir dann die Freundlichkeit eines Menschen annehmen, noch die Schönheit der Welt erkennen. Wir sind vergiftet und vernagelt. Und so ist es ja immer: Wir leiden unter uns selbst. Wer das erkannt hat, steht eines Tages nicht nur vor der bewußten Frage: will ich wütend, gehässig oder gemein sein? sondern auch: will ich unter meiner eigenen Negativität leiden?

Das ist der Moment, in dem ein Mensch den Teufelskreis der gegenseitigen Beschuldigungen und Verletzungen durchbrechen kann. Er verzichtet darauf, sein persönliches Problem einem anderen zuzuschieben, denn er weiß, daß es verstärkt auf ihn zurückfällt. Jedes negative Gefühl, das wir entwickeln, ist in Wirklichkeit die Folge und der Ausdruck unserer Unfähigkeit, eine Lebensaufgabe in der richtigen Weise zu bewältigen. Meist lehnen wir die Verantwortung dafür ab und suchen die Schuld anderswo. Doch wir brauchen uns dabei nur selbst zu fühlen, um zu erkennen, wie falsch das ist. Der Brand kann nur dort gelöscht werden, wo er immer wieder entsteht: in unserem eigenen Inneren, in unseren Vorstellungen und Haltungen, in unseren Irrtümern und Unklarheiten.

Das negative Gefühl: Wut, Haß, Eifersucht, Neid, Rachsucht, Schadenfreude, Sadismus usw. ist die Folge unserer eigenen Unfähigkeit, auf ein Problem, das das Leben uns beschert, konstruktiv zu reagieren. Es bedeutet den Versuch, die eigene Verantwortung nach außen abzuwälzen und den inneren Druck zu verringern. Doch die Erleichterung, die wir dadurch momentan erfahren, geht negativ in die Lebensbilanz ein: Der seelische Eiterherd vergiftet jede unserer Lebensäußerungen.

Die destruktive Aggressivität ist nur die Perversion einer an sich konstruktiven, das heißt lebensfördernden Aggression. Man kann ja nicht einfach behaupten, alles müsse eitel Liebe und Freude sein. An allem, was uns begegnet, ist etwas Richtiges, wir müssen aber lernen, den wahren Kern von der entarteten Erscheinung zu trennen. Auch die Aggression hat ihren Sinn.

Leben ist Expansion und Wachstum. Der Drang nach Selbstentfaltung ist eine der stärksten Kräfte in uns. Er ist es, der unser Leben mit seinen Vitalimpulsen steuert und erhält. Wird ein lebendiger Organismus aber in seinem Bedürfnis nach Entfaltung behindert oder gefährdet, so verwandelt sich die in ihm wirkende Wachstumskraft. Sie versucht, ihr vitales Recht gegen die äußeren Widerstände durchzusetzen und überwindet entweder das Hindernis oder sucht einen Umweg, um doch zu ihrem Ziel zu kommen. Dieses Prinzip ist die Grundlage der Aggression. Sie bedeutet die Wahrung eines Lebensrechts, ist eine positive Lebenskraft und als solche nicht verwerflich. Ohne sie könnten wir nicht existieren. Ein Pflanzensproß zum Beispiel schiebt einen Stein, der ihm im Wege ist, zur Seite oder windet sich, wenn ihm das nicht gelingt, auf mancherlei Umwegen ans Licht. Wenn sie sich nicht auf gerade und natürliche Weise realisieren kann, begibt sich die Wachstumskraft auf »krumme Wege«.

Das gleiche Phänomen können wir beim Menschen beobachten: Wenn zum Beispiel ein von Natur aus vitales und lebendiges Kind zu stark darin behindert wird, seine vitalen Bedürfnisse auszuleben, so wandelt sich die Vitalität zunächst in Aggressivität, mit deren Hilfe es versucht, sich durchzusetzen.

Wenn das nicht gelingt, wird Haß oder Depression daraus. Der ursprünglich positive und konstruktive Impuls hat negative und destruktive Eigenschaften angenommen.

Wie auch immer das auf uns, die behindernde und verweigernde Umwelt, wirken mag, für das betreffende Individuum ist es dann der einzige, wenn auch notgedrungen pervertierte Weg der Selbstentfaltung und die Bedingung für sein Überleben. Wir erleben unseren aggressiven, gehässigen oder brutalen Mitmenschen, wie er im Laufe seines Lebens auf »krummen Wegen« geworden ist, oder besser gesagt: werden mußte, und die Konfrontation mit der verkrüppelten menschlichen Pflanze berührt uns meistens unangenehm.

Neid, Eifersucht, Haß, Mißtrauen stellen die negative Seite des Lebensimpulses, des Dranges nach Entfaltung dar. Doch wenn wir uns selbst in diesen Zuständen beobachten, können wir feststellen, daß wir stets einen plausiblen Grund dafür haben und uns im Recht fühlen.

Wir greifen einen Menschen immer dann an, wenn er uns in unserer Selbstentfaltung behindert, indem er uns entweder etwas abverlangt oder unsere Rechte beschneidet. Stets können wir feststellen, daß in diesem Moment Aggression in uns aufsteigt. Lebten wir alleine auf der Welt, so brauchten wir sie nicht. So aber befinden wir uns mitten im Kampf ums Überleben und können nur versuchen (uns dessen bewußt werdend), das Problem auf einer höheren Ebene und in einer für alle akzeptablen Weise zu lösen. Wir müssen lernen, auf die Einschränkungen, die uns unser soziales Leben abverlangt, konstruktiv zu reagieren – erkennend, daß sich auch in ihnen ein höherer Sinn ausdrückt. Holly kann uns dabei helfen, auch dem Mitmenschen sein Lebensrecht zuzugestehen, ohne auf das eigene zu verzichten.

Auch das Gefühl, das wir als Liebe bezeichnen, entspringt dem Bedürfnis nach Selbstverwirklichung. Wir lieben das, was uns (vordergründig oder im umfassendsten Sinne) guttut. Ob es die kosmische Liebe ist, die uns erhält, oder die menschliche, die uns aufblühen läßt – im Grunde ist es dasselbe Prinzip. Jene Liebe jedoch, die wir in unserem Alltag erleben (und empfinden), entspricht unserer verkrüppelten Innenstruktur. »Liebe« ist eines der meistmißbrauchten Worte; jeder legt das hinein, was ihm gerade angenehm ist. Doch wer von uns kann schon wirklich lieben? Wie soll auf einem verstimmten Instrument eine reine Melodie erklingen?

Wenn wir uns in unserer Wut beobachten, so können wir feststellen, daß wir keineswegs immer angemessen reagieren. Eine Beeinträchtigung dessen, was wir als unser Recht empfinden, löst automatisch einen aggressiven Impuls in uns aus. Solange wir ihn aber nicht konstruktiv umsetzen, solange wir das Unrecht widerspruchslos hinnehmen, bleibt er in uns aufgestaut und wächst mit der Zeit zur Sprengkraft einer Bombe. Entweder lassen wir dann unsere Wut an einem Schwächeren (zum Beispiel Kind oder Tier) aus, von dem wir nichts zu befürchten haben. (Kinder übernehmen dieses Verhalten und verprügeln ihre Puppen oder schlagen den Blumen die Köpfe ab.) Dadurch wird sie verbraucht, und wir sind wieder anständig und friedlich. Doch wenn wir die Aggression immer wieder unterdrücken, stauen wir sie bis zu dem Punkt, an dem wir sie nicht mehr beherrschen können. Wenn wir uns dann nicht selbst zerstören, reagieren wir explosionsartig und übertrieben auf die nächste (oft unbedeutende) Irritation. Dann »ärgert uns die Fliege an der Wand«. Das Opfer weiß nicht, wie ihm geschieht, und oft ist nach solchen Ausbrüchen etwas zerstört. Das Überlebensprinzip hat sich durchgesetzt – doch wie?

Wenn Sie zu solchen Reaktionen neigen, sollten Sie lernen, auf die kleinen Beeinträchtigungen des täglichen Lebens sofort konstruktiv und angemessen zu reagieren. Zu diesem Zeitpunkt ist das Explosionspotential noch relativ gering, und meist handelt es sich ohnehin nur um Mißverständnisse und Gedankenlosigkeiten, über die man sich verständigen kann. Manche kleine »Grenzübertretung«, die sich ein anderer erlaubt, können wir bei entsprechender Bewußtheit tolerieren. Wenn jedoch die Wut in uns aufgestiegen ist, müssen wir sie auf irgendeine Weise umsetzen. Wir können ihr dann entweder einen Ausdruck geben, der sozial erträglich bleibt, oder die in ihr liegende Kraft dazu benützen, um in unserer persönlichen Entwicklung voranzukommen: Zum Beispiel könnten wir unsere Reaktionsweise oder unser vermeintliches Recht einmal in Frage stellen.

In solchen Momenten haben wir einen wirklichen Zugang zum Problem unserer Lebensentfaltung und zum Phänomen »Liebe«. Wir haben dann die Chance, den Sprung auf eine höhere Ebene zu schaffen und zu erkennen, daß unser menschliches Wachstum nicht nur auf der Ebene der täglichen und oft kleinlichen Lebensbedürfnisse stattfindet. Wir können vielleicht auch erkennen, daß wir oft aus Voreiligkeit, Mißverständnis oder einem früheren, unverarbeiteten Trauma unangemessen reagieren.

Das Leben bietet ständig die Chance zum neuen Anfang. Holly hilft Ihnen, dies zu erkennen. Es ermöglicht Ihnen, auf schwierige Lebenssituationen angemessen und auf die Unzulänglichkeiten Ihrer Mitmenschen nachsichtig zu reagieren und nicht immer Gleiches mit Gleichem zu vergelten. Holly hebt den Impuls Ihrer Lebensentfaltung auf ein höheres Niveau.

Es kann natürlich nicht aus jedem Menschen ein sanftes Opferlamm machen, und schon gar nicht aus einem vitalen und hitzigen Typ. Es untergräbt nicht Ihre Fähigkeit, auf Existenzbedrohungen adäquat zu reagieren oder macht Sie zum großen Liebenden der Romane und Phantasien. Aber es kann Ihnen dabei helfen, die naturgegebene Entfaltungskraft konstruktiv in Ihr Leben und die menschliche Gemeinschaft einzubringen, sie nicht in Haß, Gewalttätigkeit oder Neid entarten zu lassen und Ihre Fähigkeit zur liebevollen Nachsicht Ihrem Mitmenschen gegenüber zu entwickeln, der ja auch nur aus seiner Lebensnotwendigkeit handelt.

Jeder normale Mensch braucht immer wieder Holly, weil sein menschliches Wachstum gerade in der Auseinandersetzung mit seinen negativen Gefühlen stattfindet. Es weckt in Ihnen den Wunsch, von ihnen befreit zu werden und läßt Sie erkennen, daß Sie sich, wenn Sie hassen, beneiden, eifersüchtig oder mißtrauisch sind, bereits auf dem krummen Weg befinden und Gefahr laufen, in Ihrer Seele zu verkrüppeln.

Holly hilft dem Kind, wenn es eifersüchtig auf Geschwister ist, es hilft den Ehepartnern, wenn ihre Besitzgier oder ihr Haß zu groß geworden ist, und dem Kranken, wenn er neidisch auf die Gesunden ist. Es hilft dem Jähzornigen, sein Temperament zu zügeln, und dem Verärgerten, sich wieder zu beruhigen. Holly bringt wieder Licht in das vom negativen Gefühl verdunkelte Gemüt, so daß wir uns wieder gegenseitig als Menschen behandeln können.

Honeysuckle

Gehen Ihre Gedanken oft in die Vergangenheit? Gibt es Erinnerungen, von denen Sie nicht loskommen? Denken Sie oft an schöne Zeiten zurück, in denen Sie glücklicher waren als heute, oder tauchen immer wieder frühere Erlebnisse auf, die noch Ihr gegenwärtiges Leben beeinflussen? Versuchen Sie heute noch, Vergangenes zu verstehen oder Probleme von damals nachträglich zu lösen? Versetzen Sie sich öfters in frühere Zeiten zurück und stellen sich vor, wie es damals war oder wie es heute wäre, wenn bestimmte Ereignisse nicht eingetreten wären? Trauern Sie einem lieben Menschen nach oder haben Sie sich noch nicht mit dem Verlust von etwas abgefunden, woran Sie sehr gehangen haben?

Honeysuckle aus der exotisch duftenden Blüte des *Geißblatts* ist das richtige Mittel für Sie, denn wie angenehm es auch immer sein mag, in schönen Erinnerungen zu schwelgen, oder wie wichtig es Ihnen erscheint, sich mit einem alten Problem zu beschäftigen – Sie laufen Gefahr, die Verbindung zu Ihrem gegenwärtigen Leben, und sei es auch nur vorübergehend, zu verlieren.

Wer mit seinen Gedanken viel in der Vergangenheit weilt, gleicht einem Menschen, der Rauschgift nimmt. Seine Aufmerksamkeit ist vom täglichen Leben abgezogen. Er kann die Ereignisse um sich herum nicht wahrnehmen und lebendig darauf reagieren. Der Verlust, den er erlitten hat, mag schwer oder die Erinnerung schön sein – doch da ihr Inhalt vergangen ist, fehlt ihnen das Entscheidende: der Entwicklungsimpuls des wirklichen Lebens.

Honeysuckle kann Sie zurückführen und aus dem oft übermächtigen Sog der Vergangenheit befreien. Es ist das Mittel gegen die Nostalgie, die ja immer als Begleitzeichen der Dekadenz, Frustration und Lebensabwendung auftaucht. Sie ist eine süße Flucht, ein Trostpflaster gegen die unerfreuliche Gegenwart, aber doch nur eine lebenswidrige Illusion.

Leben bedeutet Wachstum. Es ist ein Vorgang, der sich an den realen Bedingungen und Möglichkeiten orientiert und aus ihnen genährt wird. Die Vergangenheit jedoch ist vergangen, wenn sie auch in Form von Erinnerungen oder Konserven scheinbar wiederauferstehen kann – zum Beispiel als Film oder Schallplatte. Sie stellen zwar den Versuch dar, die flüchtige Mitteilung eines Augenblicks für alle Zeiten festzuhalten und jederzeit »lebendig« werden zu lassen, doch wird jeder den Unterschied zwischen einem Baum, der sich im Winde wiegt, und einer Filmaufnahme davon erkennen. Das eine ist Leben, das andere Illusion. Das Leben ernährt uns auf geheimnisvolle Weise durch die Totalität all dessen, was es (zum größten Teil für uns unbewußt) in jedem Augenblick ausdrückt.

Wer sich seinem tatsächlichen Leben zuwendet, eine interessante Arbeit ausführen, eine fesselnde Situation durchstehen oder etwas Schönes bewußt und in geistiger Klarheit erleben kann, braucht nicht in der Vergangenheit zu suchen. Je mehr wir uns der Gegenwart öffnen, desto reicher wird unser Leben. Das Schwelgen im Vergangenen dagegen tröstet uns vielleicht für eine gewisse Zeit über eine Schwierigkeit, doch besser wäre es, wir hätten sie bewältigt, damit sie nicht später in ähnlicher Form wieder auftaucht.

So sehr wir uns auch bemühen, so können wir doch eine vergangene Situation niemals in der Fülle der sie bedingenden Einflüsse und Umstände wieder erstehen lassen. Wir können nur bestimmte Aspekte herausgreifen, bestimmte Gefühle zu reaktivieren versuchen. Wenn wir aber, und das ist ja meistens der Fall, dann glauben, wir könnten daraus eine wirkliche Erkenntnis beziehen, so ist auch das eine Illusion. Wir suchen nur das heraus, was wir sehen wollen und betreiben gleichsam Sandkastenspiele. Ob wir versuchen, ein vergangenes Gefühl aufs neue zu genießen oder eine alte Fragestellung, mit dem heutigen Bewußtsein, zu lösen – beides ist unmöglich.

Während Sie in Ihren Gedanken in der Vergangenheit weilen, läuft das tatsächliche Leben weiter. Ihr Körper muß auf alles reagieren, doch Sie haben ihn von den Informationen, die er aus Gefühl und Geist bezieht, abgeschnitten. Sie tun mechanisch Ihre Arbeit, ohne sie wirklich wahrzunehmen und beziehen daraus weder Befriedigung noch Lebensfreude. Wertvolle Zeit verfliegt, ohne daß Sie sie genützt haben. Nur das, worauf Sie Ihre Aufmerksamkeit richten, bringt Sie voran. Doch auch die Situation, der Sie sich jetzt zuwenden, geht vorbei. Morgen ist sie Vergangenheit, und morgen ist erneut Ihre Aufmerksamkeit erforderlich. Ihre Erinnerungen können Ihr jetziges Leben, in dem Sie vielleicht Schwierigkeiten haben oder leiden, nicht verbessern. Im Gegenteil: das Defizit ihm gegenüber wird immer größer. Sie werden versucht sein, zu Drogen oder Alkohol zu greifen oder sich mit Gefühlskonserven ersatzweise zu befriedigen, doch letztlich wird Sie das leer lassen.

Natürlich haben Erinnerungen ihren Sinn. Sie sollen uns ermöglichen, unsere Gegenwart bewußter zu erleben, weil sie uns den Vergleich mit der Vergangenheit erlauben. Sobald sie aber von der Gegenwart abgekoppelt und dazu mißbraucht werden, ihr zu entfliehen, geben sie uns weder Kraft noch Erkenntnis, sondern wirken zerstörerisch.

Ihre Fähigkeit, sich zu erinnern, ist eine Ihrer Stärken. Wenn Sie sie in der richtigen Weise einsetzen, wird sie Ihnen Nutzen bringen. Mehr als andere Menschen könnten Sie die Synthese zwischen Vergangenheit und Gegenwart vollziehen. Nur wenn Sie Ihre Erinnerungen dazu verwenden, das Heute zu verstehen und den lebendigen Entwicklungsprozeß zu fördern, haben sie ihren Sinn.

Honeysuckle führt Sie in die Gegenwart zurück. Sie können dann eine Problematik, die Sie bisher nachträglich in Gedanken zu lösen versuchten, heute auf lebendige Weise und damit für alle Zeiten bewältigen. Sie können in Ihrer persönlichen Entwicklung einen Schritt nach vorn machen. Sie können erkennen, wie nutzlos Ihre Nostalgie ist und wie sehr sie Sie in Ihrer realen Lebensfähigkeit beeinträchtigt. Wenn Sie unter Heimweh zu leiden haben, so werden Sie fähig sein, sich auch in der neuen Situation zurechtzufinden. Falls Sie um einen lieben Menschen trauern und sich damit das Leben verderben, können Sie sich den Lebenden zuwenden.

Trauer nützt niemandem. Sie zeigt aber die Unfähigkeit, das Schicksal positiv anzunehmen und den Sinn jedes neuen Augenblicks zu erfassen. Sie zeigt uns den Punkt unserer Schwäche, an dem wir noch zu arbeiten haben. Sie ist ein negatives Gefühl und der Ausdruck unserer verständnislosen oder überheblichen Auflehnung gegen die höhere Kraft, der wir unsere Existenz verdanken. Zwar können wir nicht verstehen, warum uns etwas genommen wird – aber haben wir es denn verstanden oder uns gewehrt, als wir einst damit beschenkt wurden?

Honeysuckle kann Sie von der Versuchung, vor dem Heute in das Gestern zu fliehen, befreien und Sie den Unterschied zwischen Illusion und Realität, zwischen der Konserve und dem Echten wiedererkennen lassen. Es wird Ihnen klarwerden, welchen Schaden Sie sich dadurch zufügen, daß Sie nicht in Ihrem gegenwärtigen Leben weilen, weil Sie Wichtiges verpassen, das Sie für die Zukunft brauchen.

Hornbeam

Es gibt Zeiten, in denen wir das Gefühl haben, den Anforderungen unserer täglichen Arbeit oder unseres Lebens nicht gewachsen zu sein. Schon beim Gedanken an das Bevorstehende fühlen wir uns so erschöpft, daß wir uns fragen, wie wir den Tag überstehen sollen. Kennen Sie diesen Zustand?

Erscheint Ihnen eine Leistung, die Sie sonst ohne Schwierigkeiten erbringen konnten, auf einmal als zu schwer? Müssen Sie Ihre ganze Kraft und Energie aufbieten, um überhaupt damit zu beginnen? Stellen Sie dann aber nach einiger Zeit fest, daß es doch geht und Ihre Kraft mit Ihrer Arbeit wächst? Sind Sie eine Mutter, der die Anforderungen des Tages, der Familie, des Haushalts über den Kopf zu wachsen drohen? Sind Sie in einer beruflichen Position, die Sie überfordert und die Sie gerade noch bewältigen, oder erscheint Ihnen Ihr ganzes Leben wie ein unbezwingbarer Berg? Brauchen Sie Kraft für einen Anfang, für Ihre Arbeit, Ihren Tag, Ihr Leben?

Hornbeam, aus der Blüte der *Hainbuche,* kann sie Ihnen geben. Sie sind zwar erschöpft und fühlen sich ausgepumpt, in Wirklichkeit aber haben Sie noch Kräfte. Denn wenn Sie sich aufgerafft und mit Ihrer Arbeit begonnen haben, geht es doch irgendwie. Es ist nur Ihre Vorstellung von dem, was Sie erwartet, die Sie so fertig macht. Sie untergraben Ihre Kraft selbst.

Sie haben einen Blick für Ihre Grenzen. Normalerweise wissen Sie, was Sie bewältigen können. Sie hüten sich davor, sich zu übernehmen und können deshalb eine gute Arbeit leisten. Jetzt aber haben Sie Ihre Selbstsicherheit verloren, und die Perspektiven haben sich verschoben. Die Anforderungen des Tages oder des Lebens sind Ihnen zum Überdruß geworden, und Sie sind vielleicht schon kurz davor, aufzugeben.

Warten Sie noch damit, bis Sie Hornbeam genommen haben. Es kann die Blockade lösen, die sich zwischen dem Subjektiven und dem Objektiven aufgebaut hat. Es wird Sie wieder in die Realität zurückführen, denn Sie haben sich nur im Irrealen verirrt. Sie haben begonnen, sich Vorstellungen von der Zukunft und ihren Forderungen zu machen und dadurch den Boden unter den Füßen verloren.

Ihr Verstand hat sich vom Gefühl getrennt, anstatt sich an ihm zu orientieren. Ihr tägliches Erleben, die unmittelbaren Wahrnehmungen jedes Augenblicks sind die Basis, auf der er sein Gebäude errichten muß. Doch nun baut er auf Vorstellungen und Spekulationen seine Trugbilder auf und vermittelt Ihnen ein falsches Bild von der Realität. Warum sind Sie sich so fremd geworden? Sie sehen doch immer wieder, daß es gar nicht so schlimm ist, wenn Sie sich dem Leben stellen, und daß Ihre Kräfte und Fähigkeiten größer sind, als Sie glaubten.

Vielleicht haben Sie ohne wirkliche Aufmerksamkeit und automatisch gelebt und darauf verzichtet, sich mit Hilfe Ihrer Gefühle zu orientieren, denn nur über sie können wir einen direkten Kontakt zu unserem Leben bekommen. Unser Verstand darf sich dann hinterher einen Reim darauf machen, aber er darf nicht versuchen, die Zukunft vorwegzunehmen oder zu verplanen. In Wirklichkeit können wir nichts Entscheidendes über sie wissen.

Wir können zwar gewisse mechanische Abläufe vorhersehen und damit eine Maschine konstruieren, bei der tatsächlich gewisse Funktionen auch für die Zukunft festgelegt sind. Unser Leben jedoch ist von anderer Qualität, denn es ist der unmittelbare Ausdruck kosmischer (oder göttlicher) Kräfte, die sich unserem Verständnis entziehen. Das Entscheidende an ihm ist nicht eine äußerlich erfaßbare Tatsache, zum Beispiel das Einhalten eines Termins oder die Erfüllung vorgegebener Aufgaben. Sein Wert hängt davon ab, ob wir es als sinnvoll empfinden.

Die äußeren Umstände können sein, wie sie wollen – für uns persönlich geht es stets nur darum, daß wir sie irgendwie akzeptieren und aus ihnen eine Erkenntnis beziehen können, die uns wachsen läßt. Das Erreichen des Rentenalters nützt vielleicht der Gesellschaft oder bestätigt die Statistik, aber dadurch ist für uns selbst noch nichts ausgesagt. Wir können ein erfülltes Leben haben, obwohl äußerlich alles schiefging, und es kann innerlich schiefgegangen sein, obwohl es äußerlich nach Plan gelaufen ist.

Ihr Problem ist jetzt, daß Ihr »Planungsbüro«, nämlich Ihr Verstand, in dem die Vorstellungen und Erwartungen entwikkelt werden, sich nicht in der »Informationsabteilung«, nämlich den Gefühlen, die nötigen Unterlagen besorgt hat. So entwickelt es falsche Prognosen und Hochrechnungen, die Sie schon im voraus in die Verzweiflung treiben. Hornbeam wird Ihnen helfen, alles wieder zu koordinieren. Sie brauchen ein größeres Bewußtsein Ihrer ganzen Existenz, in dem Ihre tatsächlichen Kräfte und Möglichkeiten, Ihre unmittelbaren und spontanen Gefühlswahrnehmungen und das, was Ihnen sinnvoll und lebenswichtig erscheint, miteinander harmonisch verbunden sind.

Besonders wichtig ist es, die Nichtigkeit unserer Zukunftsvorstellungen angesichts der unabänderlichen und unberechenbaren Realität zu erkennen. Für uns als Individuen gilt keine Statistik, denn sie kann immer nur nachträglich die Häufung bestimmter Umstände erfassen. Zukunftsprognosen sind auch bei Ihnen wertlos, weil Sie ja die berühmte Ausnahme von der Regel sein können. Unsere Gewohnheit, alles abzusichern und verplanen zu wollen, bewirkt, daß wir uns von unserem wirklichen Leben distanzieren. In ihm aber leiden und wachsen wir, in ihm werden wir bewußt.

Sie sind das Opfer dieser Gewohnheit geworden, weil Sie sich schon jetzt vorstellen, wie schwer alles sein wird. Doch etwas so Wandelbares und Vielschichtiges wie ein bewußtes und individuelles Leben läßt sich nicht planen. Es muß sich aus der Aufmerksamkeit des Augenblicks ergeben. Es gibt Tage, an denen Ihnen alles leicht erscheint, und Tage, an denen Sie sich anstrengen müssen, obwohl »objektiv« gesehen alles unverändert ist. Die geheimnisvollen Kräfte und Gesetze, nach denen unser Leben abläuft, erlauben keine sichere Voraussage. Sie führen uns in einem undurchschaubaren Rhythmus durch eine unablässige Folge von Erfahrungen und Situationen, aus denen in Wirklichkeit unsere Kraft entspringt. Nicht die Tatsache, daß gewisse äußerlich geplante Umstände eingetreten sind, befriedigt uns und gibt unserem Leben seinen Sinn, sondern die immer neue Erweiterung unserer Fähigkeiten oder Erkenntnisse, die einer unvorhergesehenen Situation entspringen. Sie lassen uns wachsen.

Dabei geht es meistens nur um scheinbare Kleinigkeiten. Jeder Tag mit seiner (eingebildeten) Routine bietet uns unzählige Möglichkeiten, das Geheimnis des Lebens durch die Unmittelbarkeit der Gefühle und die Unvoreingenommenheit des Geistes in uns wirken zu lassen und dabei bewußter zu werden. Wenn Sie sich zum Beispiel abgewöhnen, sich von künftigen Dingen, von Ihrer Arbeit, dem nächsten Tag oder Ihrem Leben Vorstellungen zu machen, wenn Sie es sich versagen, mit Erwartungen, Hoffnungen oder Befürchtungen in die Zukunft zu gehen, werden sich neue Dimensionen des Verständnisses auftun.

Die Lösung jedes Problems liegt in seiner Realität. Nur wer in der Lage ist, sich ihr unvoreingenommen und offen zu nähern, kann daraus den jeweils erforderlichen richtigen Schritt tun. Wenn Sie beginnen, sich dieser Erfahrung wieder zu öffnen, wenn Sie es einfach darauf ankommen lassen, wie sich der nächste Tag entwickelt, wenn Sie sich gar nichts vornehmen, nicht einmal, daß Sie eine bestimmte Situation in einer bestimmten Weise bewältigen wollen, können Sie auf die vorweggenommene Sorge verzichten. Es nützt ja doch nichts: unser Leben hat sein eigenes Gesetz, und immer wenn die Wirklichkeit nicht mit unseren Erwartungen übereinstimmt, liegt es an uns, unseren Fehler einzusehen.

Hornbeam wird Ihnen Kraft für Ihr tägliches Leben geben. Es kann Ihnen helfen, sich von den unsinnigen Vorstellungen zu trennen und Ihnen die Fähigkeit vermitteln, jede Situation spontan und unmittelbar zu erfassen und in der jeweils (für Sie!) richtigen Weise zu reagieren. Das wird Ihnen Ihr Selbstvertrauen zurückgeben, das nicht darin besteht, eine geplante und vorhergesehene Leistung in einer bestimmten Weise zu erbringen, sondern das auf dem Wissen beruht, daß die in Ihnen wirkenden Kräfte Sie in der richtigen Weise handeln und reagieren lassen. Darin liegt die Bewältigung unserer Arbeiten, der täglichen und der des Lebens.

Impatiens

Ihre Stärke ist die Schnelligkeit. Sie denken schnell, Sie handeln schnell, Sie sprechen schnell. Aber die Langsamkeit anderer Menschen geht Ihnen auf die Nerven, denn Sie neigen auch zur Ungeduld und Nervosität. Mit der gleichen Geschwindigkeit, mit der die Ideen in Ihrem Geiste auftauchen, müssen Sie sie auch ausführen. Dabei kann es Ihnen sogar passieren, daß Sie, einer plötzlichen Eingebung folgend, blindlings über die Straße rennen. Sie gelten als intelligent, denn Sie können anderen Menschen die Gedanken vom Mund ablesen oder die von ihnen begonnenen Sätze schneller beenden als sie selber. Sie neigen dazu, den Leuten die Arbeit aus der Hand zu nehmen, weil Ihr ungeduldig vorauseilender Geist sich durch die Umständlichkeit oder Bedächtigkeit Ihres Gegenübers behindert fühlt. Da Sie immer wieder deshalb Schwierigkeiten haben, ziehen Sie es schließlich oft vor, Ihre Vorhaben alleine auszuführen.

Menschen wie Sie brauchen *Impatiens,* aus der roten, duftenden Blüte des *drüsentragenden Springkrauts,* das schon bei kleinster Berührung explodiert und seine Samen in die Umgebung schleudert. So explosiv wie diese Blume sind ja auch Sie. Doch sie wird es Ihnen ermöglichen, statt nervös, ungeduldig und reizbar zu sein, Ihre natürliche Fähigkeit so auszuleben, daß alle – Sie und Ihre Mitmenschen – davon profitieren. Außerdem wird sie Ihre körperlichen Beschwerden, die ihren Ursprung in Ihrer irritablen Natur haben, bessern.

Vielleicht ist Ihnen noch gar nicht aufgefallen, welche Schwierigkeiten Ihnen aus Ihrer Eigenart entstehen. Sie werden es wahrscheinlich richtig und angenehm finden, so schnell denken und reagieren zu können und eher Ihre Mitmenschen wegen ihrer Langsamkeit bedauern, denn während diese sich erst anschicken, über etwas nachzudenken, haben Sie es oft bereits ausgeführt. Aber wenn Sie einmal Nachforschungen anstellen, werden Sie erfahren, daß man Ihnen im Gegenteil etwas mehr Ruhe und Ausgeglichenheit – mit anderen Worten: »dickere Nerven« – wünschen würde. Vielleicht kennen Sie Ihre Schwäche aber längst.

Ihre Ungeduld treibt Sie in die Isolation, denn wenn Sie Ihr Temperament nicht ausleben können, werden Sie frustriert und gereizt. Da Ihnen nichts schnell genug geht, befinden Sie sich in einem – mehr oder weniger bewußten – dauernden Konflikt mit Ihrer Umwelt. Dabei neigen Sie dazu, die anderen wegen ihrer Langsamkeit zu verurteilen, statt sich Rechenschaft darüber zu geben, daß Sie auch zu schnell sein können. An sich ist das ja Ihre Stärke. Wenn Sie selbst aber darunter zu leiden haben, wenn Sie aus Eile verunglücken, eine Arbeit nicht mit der nötigen Gründlichkeit ausführen, wenn Sie nervös und gereizt werden, hat sich Ihre Anlage pervertiert. Sie sind ihr Opfer geworden, statt sie sich dienlich zu machen.

Impatiens kann Ihnen dabei helfen, wieder das rechte Maß zu finden. Sie können lernen, Ihre Pferde zu zügeln, weil Sie erkennen, wie sehr Ihnen Ihr unkontrolliertes Bedürfnis, alles so schnell wie möglich zu erledigen, schadet. Ob das nun Ihre Eßgewohnheiten oder Ihr sonstiges rastloses, unüberlegtes Handeln ist – da Sie ihnen nicht die nötige Ruhe und Gründlichkeit angedeihen lassen, kommen Sie auch nicht auf ihren Grund. Sie sind schnell im Denken, aber schwach im Überlegen. Das führt oft dazu, daß Ihr Leben in all seinen Äußerungen in beachtlicher Geschwindigkeit, aber auch entsprechender Oberflächlichkeit verläuft. Ihre Ungeduld anderen Menschen gegenüber kann zum isolierenden Graben werden.

Was Sie brauchen, und wenn vielleicht auch nur vorübergehend, ist die Fähigkeit, Ihrer Arbeit und Ihren menschlichen Beziehungen wirklich gerecht zu werden, indem Sie auch ihre Tiefe ausloten. Wenn Sie lernen, sich diszipliniert mit einer ganzen Lebenssituation und nicht nur mit einem ihrer oberflächlichen Aspekte zu beschäftigen, wenn Sie sie in ihren vielfachen Verknüpfungen und Dimensionen so schnell, wie es Ihnen nun einmal liegt, aber gleichzeitig so gründlich, wie es sein muß, ausloten können, wird sich etwas in Ihrem Leben ändern. Sie werden zum Beispiel in ihm mehr Sinn finden können, weil Sie sich die Zeit nehmen, es auch in seinen anderen Aspekten zu erfassen, oder Sie werden aus Ihren menschlichen Kontakten mehr beziehen als nur die schnellstmögliche Umsetzung Ihrer Gedanken oder Wünsche.

Mit Impatiens können Sie erleben, wie es ist, wenn man nicht von Unrast und innerer Ungeduld getrieben durch den Tag hetzt und dabei den Anschluß an sich selbst verliert, wenn man entspannt schlafen oder sich mit Hingabe einer Sache widmen kann.

Die Zeit ist nur eine Dimension. Wir brauchen auch die andere, den Raum. Sie ist flüchtig, stets voraneilend und Vergänglichkeit ausdrückend, der Raum aber ist das Statische, das Dauernde. In ihm liegt die Tiefe und die Gleichzeitigkeit, das Nebeneinander. In der Zeit liegt das Hintereinander, das unser Leben ablaufen läßt. Aber nur wenn sich beide Dimensionen gleichberechtigt miteinander verbinden, wenn die Bewegung stets aus der Ruhe entsteht und das Vergängliche sich aus dem Dauerhaften ergibt – und umgekehrt –, können wir ein Gefühl für den Sinn dieser Existenz bekommen. Es ist die Basis unseres menschlichen Lebens, die zwar begrenzt, aber doch für uns erfüllend ist.

Sie sind ein Mensch, bei dem die Zeit das Übergewicht bekommen hat. Sie bestimmt in ihrem möglichst schnellen Ablauf Ihr Leben. Aber sie läßt es auf der anderen Seite verarmen, und das macht Sie krank. »Eile mit Weile« muß Ihre Parole sein. In der bewußten Auseinandersetzung mit sich, bei der Impatiens Ihnen behilflich sein wird, können Sie erfahren, wie wichtig die andere Dimension, der Raum, die Ruhe, das Verharren, ebenfalls für uns ist. Es wird Sie befriedigen, auch einen Blick in die Tiefe statt nur in die Weite zu tun.

Auch wenn diese Zustände nicht so gravierend sind, daß die ganze Persönlichkeit davon geprägt ist und jeder unter unserer Nervosität und Ungeduld zu leiden hat, wird Impatiens oft benötigt werden, denn es ist das Mittel für alle Situationen, in denen es uns nicht schnell genug geht, weil unsere Gedanken zu sehr in die Zukunft gerichtet sind, zum Beispiel beim Reisefieber. Wenn Wünsche sehr stark sind und die Herrschaft über uns gewonnen haben, verlieren wir den Boden unter den Füßen und vergessen, daß wir unsere Wege »zu Fuß« zurücklegen müssen. Unser Gedanke gleicht dem Vogel, doch wir selbst sind Erdentiere. Wenn wir uns in solchen Zeiten intensiver Wünsche und Ungeduld beobachten, können wir feststellen, daß unser Zustand krankhaft ist. Denn er verhindert das harmonische Zusammenwirken aller unserer Anlagen und Komponenten, stört das innere Gleichgewicht und macht uns lebensunfähig.

In solchen Zuständen, in denen wir wie getrieben sind, verlieren wir unsere Fähigkeit, Lebensfreude zu empfinden, denn diese kann sich ja nur aus der Wirklichkeit, dem im Augenblick Ruhenden, ergeben, aus den momentanen Wahrnehmungen unserer Gefühle und Sinne. Die Zukunft kann uns nicht wirklich befriedigen, und unser Drang, sie möglichst schnell zu erleben, ist unsinnig.

Impatiens läßt Sie in solchen Situationen wieder aus dem Rausch erwachen, es ermöglicht Ihnen, das Notwendige und Erbauliche in der richtigen Geschwindigkeit auszuführen, statt in der Hetze und Ungeduld Wichtiges zu versäumen oder nebensächlich Erscheinendes achtlos zu zerstören. Das Leben in seinem unabänderlichen Ablauf kennt keine Nachsicht: Was wir versäumt haben, müssen wir nachholen, woran wir vorbeigeeilt sind, obwohl wir es hätten beachten müssen, hält uns zurück, und das Ziel, das wir gehetzt erreichen, erweist sich als Fata Morgana.

Ob die Schnelligkeit, die zu Ungeduld, Reizbarkeit, Nervosität, Oberflächlichkeit, Intoleranz oder Unfreundlichkeit ausgeartet ist, ein Dauerzustand oder nur vorübergehender Natur ist – wenn Sie sie bei sich entdecken, brauchen Sie Impatiens, damit die Tugend der intelligenten Anregbarkeit, der flinken Ausführung und der unverzüglichen Lebensgestaltung ihren Segen entfalten kann.

Larch

»Wer wagt gewinnt!« – dies ist nicht immer Ihre Devise. Denn Sie sind ein Mensch mit zu wenig Selbstvertrauen. Auf vieles verzichten Sie von vornherein aus Angst vor einem Mißerfolg. Oft riskieren Sie nicht einmal einen Versuch, denn der Gedanke, daß Sie versagen oder sich blamieren könnten, verfolgt Sie wie ein Gespenst. Sie stellen Ihr Licht unter den Scheffel und lassen so manche Gelegenheit ungenützt verstreichen. Ihr privates Auftreten, Ihr berufliches Fortkommen, die Verwirklichung von Plänen und Interessen – alles ist von Ihrem mangelnden Selbstvertrauen beeinträchtigt. Das deprimiert Sie, denn eigentlich hätten Sie gerne Erfolg.

Nehmen Sie *Larch* aus der Blüte der *Lärche*. Es kann Ihnen helfen, ein altes Trauma zu überwinden, das tief in Ihnen steckt. Es wird Ihnen körperliche Besserung verschaffen und Ihr Selbstvertrauen wieder aufbauen, denn irgendwann wurde es untergraben. Vielleicht haben Ihre Eltern etwas von Ihnen erwartet, das nicht in Ihrer Natur liegt, so daß Sie versagen mußten, oder Sie in demütigender Form gehänselt und bloßgestellt. Vielleicht gab es jemanden, der sich auf Ihre Kosten als großer Könner aufgebaut, auf Kleinigkeiten herumgehackt und Sie schließlich so verunsichert hat, daß Sie sich gar nichts mehr zutrauten. Vielleicht sitzt Ihnen auch die peinliche Erinnerung an einen Mißerfolg noch zu sehr in den Knochen.

Bei Ihnen sind solche Erlebnisse auf fruchtbaren Boden gefallen, denn Sie sind ein sensibler Mensch mit großer Selbstkritik. Andererseits jedoch sind Sie ehrgeizig und haben die Fähigkeit zu besonderen Leistungen. Diese Eigenschaften machen Sie gegen jede Art von Mißerfolg besonders empfindlich. Ihr Wunsch, Besonderes zu leisten, kollidiert mit Ihrem Bedürfnis nach ehrlicher Selbsteinschätzung und Ihrer Empfindlichkeit anderen Menschen gegenüber, so daß Sie sich schließlich angewöhnt haben, sich selbst wegen Ihrer (überbewerteten) Schwächen herabzusetzen. So werden Sie leicht zum Opfer derer, die es lieben, sich auf Kosten anderer zu profilieren. Sie kennen Ihre Fehler, doch die Angst, deswegen unbeliebt zu werden, macht es Ihnen schwer, sich zu ihnen zu bekennen.

Das ist der springende Punkt. Solange Sie sich zu verbergen oder etwas zu überspielen versuchen, werden Sie immer Angst davor haben, von einem indiskreten Neider bloßgestellt zu werden. (Dieses Wort sagt ja alles: wir fürchten die Aufdekkung all dessen, was wir an uns selbst als unzulänglich erkannt zu haben glauben.) Weil Sie aber so hohe Ansprüche an sich und Ihre Leistungen stellen, fallen Ihre (menschlichen) Schwächen besonders ins Gewicht. Warum fürchten Sie sich vor der Bloßstellung? Ist es nicht deshalb, weil Sie meinen, die Zuwendung Ihrer Mitmenschen hänge davon ab, ob Sie etwas Besonderes leisten oder darstellen?

Irgendwie sind wir alle auf die Zuwendung, das Wohlwollen oder die Liebe unserer Mitmenschen angewiesen. Jedes Kind merkt sehr schnell, auf welche Weise es sie bekommen kann. Es kann vital und durchsetzerisch oder brav und unauffällig werden, je nachdem wie seine Umwelt reagiert. Es kann aber auch, bei entsprechender Anlage, besonders ehrgeizig und leistungsbewußt werden, wenn es dafür immer belohnt wird. Im Kontakt mit der Umwelt entwickeln wir stets jene Fähigkeiten, die uns am meisten einbringen.

Man muß annehmen, daß hier das Trauma sitzt: In Ihrem Bemühen um Zuwendung wollen Sie Besonderes leisten. Sie sind (allerdings versteckt) ehrgeizig geworden. Es geht Ihnen nicht primär um die Leistung an sich, sondern Sie wollen damit die Bewunderung und Liebe Ihrer Mitmenschen erringen, denn Sie haben ja irgendwann einmal festgestellt, daß diese mit der Qualität Ihrer Leistungen wachsen, und andererseits erlebt, daß Sie für ein Versagen oder eine Mittelmäßigkeit verhöhnt oder bestraft wurden.

Andererseits ist aber Ihre Selbstkritik groß genug, um zu wissen, wieviele Schwächen Sie besitzen. Die Angst davor, daß sie von einem Neider entdeckt und mißbraucht werden könnten, untergräbt Ihr Selbstvertrauen. In alle Ihre Handlungen mischt sich automatisch die Angst davor, daß, falls sie mißlingen, Sie dafür Hohn und Spott, Verachtung oder Bestrafung, Verstoßung oder Liebesentzug erleiden müssen. Um dieser Gefahr zu entgehen, verzichten Sie lieber von vornherein.

Die wahre Problematik solcher Verhaltensstörungen wird meist verdrängt, weil sie so schwer zu lösen und andererseits so (infantil) peinlich ist. Am Ende ist dann nur noch das äußere Ergebnis, das gestörte Verhalten, erkennbar, das auf mannigfache Weise das ganze Leben beeinflußt.

Es ist wichtig für Sie, sich zu erkennen. Aus Ihrer Stärke, nämlich der Fähigkeit zur Leistung einerseits und der Selbstkritik und Empfindlichkeit andererseits, ist eine Schwäche geworden. Sie versuchen, jeden Mißerfolg zu vermeiden, weil Sie fürchten, daß dadurch Ihre ganze Person in Frage gestellt werden könnte. Larch hilft Ihnen, dieses Mißverständnis aufzuklären. Sie müssen lernen, das eine vom anderen zu trennen, das heißt etwas zu leisten und gleichzeitig zuzugeben, daß Sie auch Unfähigkeiten haben. Sie müssen das Vertrauen in Ihre Mitmenschen zurückgewinnen, damit Sie wieder Vertrauen zu sich selbst bekommen. Sie brauchen die Erfahrung, daß man Sie trotz eines Mißerfolges nicht verstößt oder sich von Ihnen abwendet, sondern daß Sie im Gegenteil brüderlicher behandelt werden, als wenn Sie mit Leistungen imponieren.

Liebe und Zuwendung können sich nur auf der Basis menschlicher Gleichberechtigung und Freundschaft entwikkeln. Jede Hierarchie führt zur Unterdrückung des Schwächeren. Sobald jemand versucht, durch seine eigene Leistung einen anderen herabzusetzen und ihm die Zuwendung seiner Bezugsperson streitig zu machen, wird ein (oft sehr subtiler und verschleierter) Kampf ums Überleben einsetzen.

Doch die Tatsache, daß kein Mensch fehlerlos ist, verbindet uns alle und sollte Ihnen bewußter werden. Je natürlicher Sie auftreten, je offener Sie sich zu Ihren Schwächen bekennen, desto mehr Vertrauen wird man Ihnen vermitteln (worauf Selbstvertrauen ja beruht). Denn was Sie preisgegeben haben, können Sie nicht mehr verlieren. Sie brauchen nichts abzusichern und können Ihr Leben auf Ihre Weise leben. Sie brauchen nicht zu fürchten, bloßgestellt zu werden und können auch einmal einen Mißerfolg verkraften, weil Sie ihn nicht von vornherein ausgeschlossen oder überbewertet haben. Wenn Ihnen etwas gelingt, wird es seinen Wert aus sich selbst haben. Wenn es nicht gelingt, wird man Ihnen freundschaftlich auf die Schulter klopfen und Sie weiterhin schätzen. Das Wichtigste daran wird für Sie die Erfahrung sein, daß man Ihnen nicht die Sympathie entzieht, Sie verhöhnt oder verletzt, wie Sie es damals erlebten, als Ihre Störung ihren Anfang nahm.

Larch wird Ihnen dabei helfen, diesen Sprung über den eigenen Schatten zu tun, denn Sie müssen eine große Angst überwinden. Je klarer Ihnen aber die Hintergründe sind, desto bewußter können Sie versuchen, sich zu befreien. Sie brauchen ja nicht gleich mit dem Schwersten zu beginnen, denn jeder Tag bietet eine Fülle von Möglichkeiten, im Kleinen das zu lernen, wogegen Sie sich am meisten gewehrt haben: sich zu einer Schwäche, zu einem Mißerfolg zu bekennen und dabei die Angst vor der Diskriminierung zu verlieren. Sie werden sehen, wie unbegründet Ihre ganzen Ängste waren, und Schritt für Schritt wird Ihr Vertrauen in sich selbst, und zwar paradoxerweise in Ihre schwache Seite, wachsen. Das wird Ihr größtes Erfolgserlebnis sein.

Was Sie können und sind, kann Ihnen niemand nehmen. Aber sich zu sich selbst zu bekennen, das können Sie noch nicht. Je besser Sie das lernen, desto sicherer werden Sie, desto weniger haben Sie zu verlieren, desto menschlicher und natürlicher können Sie sich geben und damit Ihre Leistung vollbringen, deren Wert hauptsächlich in Ihrer Selbstverwirklichung besteht und die Sie nicht dazu verleiten darf, sich über Ihre Mitmenschen zu erheben. Auch diese Erkenntnis ist wichtig, denn dadurch lassen Sie jedem die Chance zu seinem persönlichen Erfolg.

Sie werden erstaunt sein, wie wenig es auf den angestrebten Erfolg ankommt, wenn Sie sich vorbehaltslos einer Arbeit oder Unternehmung widmen und dabei immer aus der unmittelbaren Notwendigkeit des Augenblicks handeln, wenn Sie den Sinn einer Tätigkeit in ihr selbst suchen und nicht in ihren erhofften Konsequenzen. Das haben Sie schon oft erlebt, wenn Sie allein, nur für sich und gleichsam spielerisch, mit etwas beschäftigt waren, ein Musikstück gespielt, eine Arbeit ausgeführt, einen Gedanken entwickelt hatten. Wissen Sie, was das Schönste daran war? Daß Sie es nur für sich getan haben.

Mimulus

Haben Sie Angst? Davor, daß Sie krank werden oder bleiben könnten? Vor Menschen oder einer Strafe, dem Tod oder der Zukunft? Vor einer voraussichtlich unangenehmen Situation, vor der Blamage, dem Alleinsein? Vor Hunden, Spinnen oder

Mäusen, der Dunkelheit oder Einbrechern? Der Armut? Oder vor etwas, was Sie sich oder anderen ungern eingestehen? Vor sexuellem Versagen, Ihren Eltern, den Vorgesetzten, den Nachbarn, einer Prüfung oder sonst etwas?

Egal, wovor wir Angst haben, vor etwas Großem oder etwas Kleinem, das Gefühl ist immer das gleiche. Es macht uns unsicher und verfolgt uns wie ein Gespenst. Wer Angst hat, braucht *Mimulus,* aus der *Gefleckten Gauklerblume.* Es kann den inneren Spannungszustand lösen, den wir als Angst empfinden. Es ist für die tägliche »Routineangst«, die unser Leben zum großen Teil beeinflußt und die wir fast schon als normal betrachten.

Wer Mimulus braucht, und sei es nur vorübergehend, sollte sich darüber ein paar Gedanken machen und sich beobachten, denn er wird nie ein freies und harmonisches Leben führen können, solange die Angst sein ständiger Partner ist. Besonders aber sind ihr jene Menschen ausgeliefert, die sie durch forsches Auftreten zu überspielen versuchen oder sie verdrängen. Jede ihrer Handlungen und Haltungen entfremdet sie in ihrer Künstlichkeit von sich selbst und gibt ihrem Leben eine falsche Richtung. Aber auch jene, die mit ihrer Angst kokettieren, die sich angewöhnt haben, sich ängstlich zu geben, um dadurch eine Entschuldigung vor sich und ihrer Umwelt zu haben, schneiden sich ins eigene Fleisch.

Unser Leben ist von der Angst gezeichnet. Wir haben unter ihr, die so viele Gesichter hat, zu leiden. Sie verdirbt uns so manche Stunde, trübt unseren Blick, lähmt und quält uns. Wir möchten sie loswerden, ihr entfliehen. Wir betrachten sie als Feind, den wir überwinden müssen und wenden große Kraft dafür auf. Manchmal gelingt es uns auch, sie zu unterdrücken und zu verdrängen. Doch immer wieder steigt sie empor aus der Tiefe unseres Inneren und überfällt uns in den Momenten der Schwäche.

Unser Kampf gegen sie kann, wenn überhaupt, nur vorübergehend erfolgreich sein, solange wir nicht erkennen, daß wir selbst sie hervorrufen. Dann ist sie wie ein Unkraut, das ständig nachwächst, weil wir nur an den Enden herumschneiden, statt die Wurzel herauszuziehen. Doch wenn wir uns von der Herrschaft der Angst befreien wollen, müssen wir mit der Arbeit an uns selbst beginnen.

Immer wieder geraten wir in Situationen, in denen entweder direkte körperliche Gefahr besteht oder in denen unsere Lebensentfaltung gefährdet ist. Sie rufen Gefühlsimpulse hervor, die uns zu einer rettenden Reaktion befähigen sollen, indem wir uns entweder wehren oder ausweichen. Wenn aber dieser Vitalimpuls sich nicht umsetzen kann, dann staut sich die in ihm enthaltene Kraft in uns und löst das Gefühl der Angst (der Enge) aus. Bei realer Gefahr hat die Abwehr-Flucht-Reaktion ihre Berechtigung. Wenn wir uns die Situationen aber nur vorstellen, geraten wir in eine Sackgasse. Denn auf eine ausgedachte, irreale Gefahr können wir nicht real reagieren. Wir können vor ihr, da sie nur in unserem Geiste existiert, nicht weglaufen oder sie bekämpfen. Wir sind handlungsunfähig, aber der Gefühlsimpuls, den unsere Vorstellungen hervorgerufen haben, arbeitet in uns. Da er nicht umgesetzt werden kann, wird er zur Angst – vor etwas, was es gar nicht wirklich gibt!

Meistens stellen wir uns ja in schwierigen Situationen sofort und unwillkürlich die schlimmsten Folgen vor, was automatisch zur Angst führt. Würden wir dagegen geistesgegenwärtig und konzentriert mit Abwehr oder Flucht reagieren, dann hätten wir eine innere Beziehung zu der Situation und für Angst gar keine Zeit.

Angst bringt unserer Lebensentfaltung keinerlei Nutzen. Wer sie mit Vorsicht verwechselt und meint, sie sei erforderlich, damit wir nicht ins Verderben rennen, der täuscht sich. Sie ist es nicht, die uns aus einer Gefahr rettet, sondern unsere sofortige und in sich angstlose Reaktion. Die begleitende Angst aber ist die Folge jenes kleinen Zögerns, das sich aufgrund unserer Unfähigkeit zur adäquaten Reaktion ergibt. Sie verschwindet, sobald wir lebendig handeln. Vorsicht dagegen ist die panikfreie und rationale Verwertung von tatsächlichen und begründeten Erfahrungen und Erkenntnissen.

Solange wir zum Beispiel beim Autofahren in innerer Sicherheit und Überlegenheit stets richtig reagieren, empfinden wir keine Angst. Sobald wir aber, weil sich unsere Reaktion aus irgendeinem Grunde verzögert, auf ein Hindernis zurasen, bekommen wir Angst, denn in unserer Vorstellung sehen wir blitzartig die katastrophalen Folgen vorher. Sobald wir jedoch das Erforderliche unternehmen, löst sie sich auf.

Um von der Angst befreit zu werden, die ja auch körperliche Störungen hervorrufen kann, müssen wir die Gewohnheit ablegen, alles Wahrgenommene sofort mit irgendwelchen Vorstellungen und Erinnerungen zu verknüpfen und damit zu verfälschen. Wir müssen lernen, das Leben in seiner Unmittelbarkeit zu sehen. Dann werden wir zwar unter Einsatz aller Kraft und Aufmerksamkeit gegen die Gefahr kämpfen, gleichzeitig aber mit innerer Gelassenheit und Vertrauen in das Schicksal den Fortgang der Ereignisse betrachten. In Wirklichkeit kann Ihnen gar nichts passieren, denn Sie können ja nicht einfach aus der geheimnisvollen Ordnung dieser Welt herausfallen. Sie können höchstens nicht verstehen, was mit Ihnen vorgeht und sich aufgrund irgendwelcher Vorstellungen dagegen sträuben, was unweigerlich Angst hervorruft. In wirklicher und akuter Lebensgefahr jedoch gibt es keine Angst. Jeder, der schon einmal an dem Punkt gewesen ist, an dem alles Sträuben seinen Sinn verloren hatte, weiß das. Es gibt dann nur eine Art außergewöhnlich klarer Aufmerksamkeit, mit der wir das, was mit uns geschieht, betrachten.

Ihre Gewohnheit, das Leben durch die Brille Ihrer festen Meinungen und Erwartungen zu betrachten und in einer ausgedachten Zukunft zu leben, führt dazu, daß Sie entweder in Erwartungsfreuden oder in Vorstellungsangst verfallen. Zwar befinden Sie sich real in Sicherheit, denn der nächste Krieg ist noch nicht ausgebrochen und das Gefürchtete noch nicht eingetreten, und doch leiden Sie darunter, als wären sie Wirklichkeit.

Besonders Menschen von großer Empfindsamkeit, die einige schlechte Erfahrungen gemacht haben, geben sich gerne ihren Angstvorstellungen hin. So befinden sie sich ständig auf der Flucht und können nicht mehr unterscheiden, ob tatsächlich Gefahr droht. Sie weichen ständig dem Gespenst ihrer künstlichen Ängste aus, gestalten ihr Leben danach, schließen Versicherungen ab, suchen Ärzte auf, legen Notreserven an oder trauen sich nicht mehr aus dem Haus. Solche Maßnahmen sind natürlich richtig, wenn sie der Wirklichkeit des Lebens entsprechen. Sie sind aber unsinnig und zerstörerisch, wenn sie nur auf Illusionen und Gedankenspielen aufgebaut sind.

Mimulus hilft Ihnen, die Angst, die Ihre Vorstellungen erzeugt haben, abzubauen. Es läßt Sie erkennen, ob Sie sich wirklich wehren oder fliehen müssen. Es symbolisiert die Erkenntnis, daß das Leben weitaus weniger gefährlich ist, als es in Sensationsberichten und Gruselgeschichten, Romanen und Filmen vorgegaukelt wird, und daß alles in unserer Welt in einer sinnvollen und stabilen Beziehung zueinander steht.

Haben Sie keine Angst! Nicht jeder Mensch kann die gleiche Krankheit bekommen oder den gleichen Unfall erleiden, auch wenn Versicherungen und andere »Vorsorge«organisationen dies im eigenen Interesse behaupten. Das Leben jedes Menschen ist einmalig, und die Statistik kann es nur nachträglich erfassen. Die wirklichen Katastrophen haben für den Betroffenen stets etwas Selbstverständliches. Er kann sie, da sie der Ausdruck seines Schicksals und seiner inneren Gesetzmäßigkeit sind, akzeptieren und durchleben. Die vorgestellten und künstlichen Situationen dagegen, die seinem Leben nicht entsprechen, können nur künstliche und darum zerstörerische Gefühlskonflikte auslösen. Denken Sie daran, wie oft Sie vor einer Situation Angst hatten, die sich, als sie eingetreten war, als harmlos erwies! Jeden Tag erleben Sie die Sinnlosigkeit und Lächerlichkeit Ihrer Vorstellungen, und jeden Tag können Sie daraus lernen.

Ängstliche Absicherung macht unser Leben keineswegs freier, sinnvoller oder lebenswerter. Im Gegenteil, erst wenn wir beginnen, es in seiner Unmittelbarkeit und Echtheit wahrzunehmen, wenn wir bereit sind, es vorbehaltlos zu akzeptieren, hat es Freiheit, Stärke und Sicherheit.

Mustard

Es gibt Zustände, in denen wir das Gefühl haben, als würden wir von einer Last niedergedrückt, in denen uns das Leben schwer und freudlos erscheint und seine Farbigkeit verloren hat. Sie überfallen uns aus heiterem Himmel und hüllen uns wie eine schwarze Wolke ein. Unsere Gefühle sind erstorben, wir können weder Freude noch Begeisterung empfinden. Alles hat seine Bedeutung verloren, wir sind wie gelähmt, können uns zu nichts aufraffen, nichts genießen und weder uns noch anderen eine Freude bereiten.

Solche Depressionen kommen und gehen, ohne daß wir bewußt etwas dagegen unternehmen oder sie uns erklären können. Für manche Menschen nehmen sie eine solche Intensität an, daß sie zum schweren seelischen Schmerz und zur tiefen Verzweiflung werden, aus der es keinen Ausweg zu geben scheint. Oft aber äußern sie sich nur als Müdigkeit oder Lustlosigkeit, die sich auf alles erstreckt oder körperliche Störungen in jeder Form hervorrufen kann. Dann schleppen wir uns durch den Tag, haben schlechte Laune und können uns im Gegensatz zu sonst an nichts erfreuen.

Wenn Sie unter solchen Verstimmungen oder Depressionen zu leiden haben, deren Ursache Ihnen nicht bekannt ist und die nach einiger Zeit wieder verschwinden, brauchen Sie *Mustard,* aus der gelben Blüte des *Ackersenfs.* Nehmen Sie es, damit sich die dunkle Wolke wieder hebt und das Leben Sie wieder durchströmt, damit Sie wieder Wärme und Aktivität in Ihrem Körper und Freude in Ihrer Seele empfinden können.

Leben heißt Wachstum und Entfaltung. Immer wenn unsere Antriebe und Bedürfnisse befriedigt werden, empfinden wir Lebensfreude. Das kann der Wunsch nach Essen oder Bewegung, nach menschlichem Kontakt oder Liebe, ein sexueller oder geistiger Drang, sozialer Ehrgeiz oder eine Berufung sein. Lebensfreude ist ein wesentliches Merkmal der lebendigen Schöpfung. Wir können sie in der frei und harmonisch entfalteten Pflanze ebenso finden wie in der natürlichen Bewegung eines Tieres, das seinen unbewußten Antrieben folgt.

Wir Menschen jedoch, die wir darüber hinaus den Wunsch nach Erfüllung unseres transzendenten, »göttlichen« Sinnes haben, können uns ihrer bewußt werden, was gleichzeitig bedeutet, daß sie in unsere eigene Verantwortlichkeit gelegt ist. In eine Welt hineingeboren, die unserer Entfaltung mannigfache Grenzen setzt, stehen wir ständig im Konflikt zwischen Versagen und Erfüllung, Verzicht und Befriedigung, den wir nur durch Bewußtheit lösen können und der uns andererseits zur Bewußtwerdung zwingt. So geht es in Wirklichkeit um den Sinn unseres Lebens, dessen Erfüllung die höchste Stufe der Lebensfreude bedeutet. Er ergibt sich aus der harmonisch abgestimmten Befriedigung unserer körperlichen, geistigen und seelischen Bedürfnisse. Doch je weniger wir uns dieser Aufgabe bewußt sind, desto schlechter gelingt es uns, unsere vielschichtigen Bedürfnisse untereinander und mit den Gegebenheiten dieser Welt zu koordinieren.

Wenn wir in unserer Entfaltung, auf welcher Ebene sie sich auch abspielt, behindert werden, verstärkt sich der in uns wirkende Vitalimpuls zur Aggression, um sich doch noch durchzusetzen. Ob wir dann das Hindernis aus der Welt schaffen oder es einfach umgehen – solange sich der Entfaltungsimpuls irgendwie umsetzt, hat unser Leben einen Sinn.

Wenn ihm dies aber nicht gelingt, werden wir depressiv. Oft liegt der Grund dafür nicht einmal in den äußeren, unüberwindlichen Hindernissen, sondern in uns selbst, in unserer Lebenseinstellung. Dann versagen wir uns unsere Lebensfreude, das heißt die Befriedigung unserer inneren Bedürfnisse, weil wir gelernt haben, daß wir damit in Konflikt mit unserer Umwelt kommen können. Um eine schmerzliche Situation, zum Beispiel eine Bestrafung, die wir einmal erlitten haben, nicht erneut erleben zu müssen, weichen wir, statt den Lebenskampf aufzunehmen, aus und richten die Aggression, die sich unweigerlich aus dem unerfüllten Wunsch ergibt, gegen uns selbst. Das führt zur Depression (das heißt Unterdrückung).

Meist ist uns dies aber nicht klar. Das macht die Situation ausweglos. Nur wenn wir wissen, weshalb und daß wir uns selbst unterdrückt haben, besteht die Möglichkeit, den Zustand zu überwinden. Die Mustard-Depression scheint ohne Grund zu kommen und zu gehen. In unserer Welt geschieht jedoch nichts ohne Grund – es kann höchstens sein, daß wir ihn nicht erkennen.

Unser menschliches Bewußtsein stellt nur einen kleinen Teil unseres wirklichen Wissens dar. Was wir nicht verarbeiten können (vor allem das Unangenehme), schieben wir in den Bereich des Unterbewußten ab. Wir brauchen uns zwar dann nicht damit auseinanderzusetzen und können »in den Tag hineinleben«, aber untergründig beherrscht es uns doch. Es veranlaßt uns zu Haltungen, die uns, weil wir sie nicht verstehen, in Konflikte mit uns selbst, und wenn sie nicht gelöst werden, in die Depression bringen. Stets geht es ja darum, wie wir die Erfahrungen unseres äußeren Lebens mit unserer Innenwelt vereinbaren können. Es gibt Menschen, die von Natur aus tief, schwer und ernst sind. Sie neigen besonders dazu, sich Lebensfreude zu versagen. Doch gerade sie können aus dem Ernst ihrer Wahrnehmungen persönliches Wachstum werden lassen.

Die Entwicklung einer Depression ist ein ganz und gar subjektiver Vorgang. Sie entspricht der Art eines Menschen, die Umstände seines Lebens zu sehen. Wenn aber die Gründe nicht erkennbar sind, muß man davon ausgehen, daß sie zu tief ins Unterbewußte verdrängt sind. In unserem emotionalen Gedächtnis sind sämtliche Gefühlserfahrungen gespeichert. Sie lassen sich zum Teil bewußt abrufen. Zum größeren Teil jedoch tauchen sie automatisch und ungerufen aus der Tiefe auf, wenn die momentane Situation der damaligen gleicht. Sie lassen auch den Schmerz wieder aktiv werden, dessentwegen die ganze Erfahrung seinerzeit unverarbeitet verdrängt wurde. So kann eine alte, vielleicht in der Kindheit etablierte Depression durch ähnliche Umstände wieder aktiviert werden, und wenn ein Mensch dann automatisch die gleiche Haltung wie damals einnimmt und sich nicht der schmerzlichen Problematik stellt, muß er den Gefühlsimpuls aufs neue unterdrücken. Da aber unsere Bewußtwerdung in besonderem Maße Lebensentfaltung bedeutet, die damit aufs neue verhindert wird, tritt wiederum eine Depression auf. Der Mensch weiß dann nur, daß er leidet, aber nicht warum.

Sie sollten sich klarmachen, daß Depression Unterdrückung bedeutet (und sich ja auch als Niedergedrücktheit äußert). Wenn äußere Umstände dafür verantwortlich sind, ist die Frage leicht zu beantworten. Wenn Sie aber davon »ohne Grund« überfallen werden, dann sind Sie selbst es, der Sie niedergedrückt hat – natürlich unbewußt. Vielleicht lernen Sie es mit der Zeit, den Augenblick, an dem Ihre Stimmung zu sinken begann, und in seinen Begleitumständen die Ursache dafür zu finden. Es ist immer eine bestimmte Situation, ein Gedanke, ein Gefühl, eine Erinnerung, die die alte Wunde wieder aufreißt. Es wird Ihnen nicht immer gleich gelingen, doch sollten Sie sich darum bemühen, um mit der Zeit davon frei zu werden. Möglicherweise kann Mustard den Knoten lösen. Oft werden Sie feststellen, wie sich der Druck löst und das Leben wieder in Sie zurückkehrt. Damit werden Sie momentan aus der Depression befreit sein, vielleicht sogar für immer.

Grundsätzlich werden Sie sich jedoch mit Ihrer Gewohnheit, sich selbst zu unterdrücken, auseinandersetzen müssen, wenn sich eine dauerhafte Änderung ergeben soll. Ob es dabei um Ihre Gefühle, Ihre Sexualität, Ihre Selbstdarstellung, Ihre innere Berufung oder sonst etwas geht, ist einerlei. Sie sind der Ausdruck Ihrer Selbstverwirklichung und müssen in Leben umgesetzt werden. Interessanterweise sind es ja gerade die Menschen mit der größten Vitalität und Lebensfreude, die in die tiefsten Depressionen verfallen. Die Kraft, die zur Unterdrückung erforderlich war, bestimmt ihr Ausmaß.

Vielleicht hilft Ihnen Mustard zu erkennen, daß es zwar nicht darum geht, mit dem Kopf durch die Wand zu rennen, aber daß von Ihrer Selbstentfaltung auch Ihre Lebensfreude abhängt. Ihre gesunde Aggression, die auftritt, wenn Sie darin behindert werden, soll Ihnen ja nur zu Ihrem Recht verhelfen. Sie soll Ihnen um so klarer machen, daß eine Gefahr droht. Wenn Sie sie aufgrund infantiler Ängste oder falscher Moral unterdrücken, werden Sie in die Depression geraten. Vielleicht erkennen Sie aber auch, daß Ihre Vorstellungen und Erwartungen falsch sind, und finden einen anderen, realistischeren Weg zur Selbstverwirklichung.

Die Depression ist immer ein Zustand des Ernstes und der Bewußtwerdung, und so sollten Sie sie auch verstehen. Sie ist das Zeichen dafür, daß Sie sich gegen sich selbst vergangen haben. Jedesmal will Ihr Organismus mit ihrer Hilfe etwas klären, um weiter wachsen zu können. Versuchen Sie einmal, Ihren Zustand auch in diesem Lichte zu sehen und sich zu fragen, was er Ihnen mitteilen will. Aus dem Vitalimpuls wird unter der Behinderung die Aggression und aus ihr bei Selbstunterdrückung die Depression. Gehen Sie den verhängnisvollen Weg zurück, suchen Sie den entscheidenden Punkt, der alles ausgelöst hat. Vergessen Sie nicht, daß es das kosmische Gesetz in Ihnen ist, das sich entfalten will und Ihnen als Richtlinie dafür das Gefühl der Freude und des sinnvollen Lebens beschert. Jede Haltung und Handlung, die in die Depression führt, ist ein Verstoß dagegen.

Das Wichtigste ist, daß sich Ihre blockierte und unterdrückte Kraft in Aktivität und Vitalität umsetzt. Mustard kann Sie hierin unterstützen. Wenn eine Problematik bewußt verarbeitet wurde und zu einer Erkenntnis geführt hat, verschwindet sie aus unserem Leben. Doch oft können wir nur in der Depression wirklich und aktuell erkennen, inwiefern wir uns gegenüber eine falsche Haltung beziehen. Jedesmal, wenn Sie wieder aus ihr auftauchen, müssen Sie ein Stück vorangekommen sein, bis Sie sie eines Tages vielleicht gar nicht mehr brauchen.

Oak

Sie sind ein Mensch, der niemals aufgibt. Egal, wie groß die Schwierigkeiten sein mögen, was sich Ihnen auch in den Weg stellt: es kann Sie nicht dazu bringen, klein beizugeben und Mut und Hoffnung fahrenzulassen. Ihr Durchhaltewillen ist so groß, daß auch schwere Krankheiten Sie kaum bezwingen können und daß Sie eher bis zum Zusammenbruch kämpfen, als vorzeitig die Waffen zu strecken. In solchen Fällen versuchen Sie alles, um gesund zu werden, und kein Mißerfolg kann Sie dazu bringen, sich mit der Misere abzufinden. Das Leben ist für Sie eine Herausforderung, und es kommt selten vor, daß Sie Ihre Pflichten versäumen.

Sie haben einen eisernen Durchhaltewillen. Deshalb brauchen Sie *Oak* aus der Blüte der *Eiche*.

Ihre fast unerschütterliche Kraft und Ihre Zuverlässigkeit sind bekannt; deshalb werden Menschen Ihrer Art verantwortungsvolle Aufgaben übertragen und häufig um Rat gefragt, denn selten sieht man Ihnen an, mit welchen Schwierigkeiten auch Sie zu kämpfen haben, welche Selbstüberwindung Sie sich immer wieder abverlangen und wie schlecht es auch Ihnen oft geht. Nach außen erscheinen Sie unerschütterlich und stark. Darin liegt Ihre Schwäche.

Vielleicht sind Sie momentan in einer Situation, die Ihnen das Äußerste abverlangt, vielleicht stehen Sie kurz vor dem Zusammenbruch. Aber Ihre Familie, Ihre Arbeitskollegen, Ihre Freunde ahnen nichts davon. Sie zeigen es nicht. Sie wollen es weder vor anderen noch vor sich selbst wahrhaben. Vielleicht oder eher wahrscheinlich ist das der Grund, weshalb Sie unter einer Krankheit leiden, wie auch immer sie aussehen mag. Doch wird es Ihnen kaum in den Sinn kommen, Ihre körperlichen oder seelischen Beschwerden mit Ihrer Durchhaltementalität in Verbindung zu bringen. Oak kann Ihnen die Kraft und die Erkenntnis hierfür vermitteln.

Ein Mensch wie Sie kann in einen Zustand kommen, in dem er zum unbarmherzigen Antreiber und Schinder wird, obwohl die Zugtiere, die die Leistung vollbringen sollen, erschöpft und ausgepumpt sind. Sie selbst sind beides in einem: Antreiber und Zugtier. Von einem anderen Menschen dagegen würden Sie normalerweise nicht das Gleiche verlangen wie von sich selbst. Sie sind es gewöhnt, die Verantwortung allein zu tragen und das, was Sie begonnen haben, auch zu Ende zu führen. Wenn Ihr eiserner Wille aber das Augenmaß für Ihre Möglichkeiten verloren hat, wenn die Reserven erschöpft sind und Sie Ihre Pflichten nur noch mit äußerster Kraft erfüllen können, sind Sie dem Moment nahegekommen, in dem Sie zusammenbrechen werden. Spätestens dann brauchen Sie Oak.

Aber auch schon vorher, nicht erst kurz vor der Katastrophe, wird es Ihnen guttun, denn es gibt Ihnen nicht nur die Kraft, um durchzuhalten und auszuführen, sondern auch das Gefühl dafür, bis zu welchem Punkt Ihr Verhalten sinnvoll ist und ab wann es durch seine Einseitigkeit das Ganze gefährdet. Es wird auch für Sie einen Punkt geben, an dem Sie ablassen und erkennen müssen, daß Sie in Ihrem Durchhaltewillen alles übrige gefährden. Vielleicht wird Ihnen auch bewußt werden, bis zu welchem Grade die Eitelkeit ein wesentliches Motiv bildet, denn es könnte ja sein, daß Sie sich in der Rolle des Starken und Unüberwindlichen gefallen.

Sie sollten Oak nicht nur nehmen, um Kraft zu bekommen, sondern – und das gilt ja für alle Bachschen Mittel – um mehr Selbsterkenntnis und Bewußtheit zu erringen, denn gerade für einen Menschen wie Sie ist es schwierig zu erkennen, daß eine Stärke auch eine Schwäche sein kann. Die Anerkennung, die Sie von anderen, »schwächeren« Menschen bekommen, könnte es Ihnen schwermachen, sich in Frage zu stellen.

Wenn Sie aber Ihr eigener Sklave geworden sind, haben Sie den Überblick darüber verloren, daß diese Ihre Fähigkeit nur eine unter vielen anderen ist und daß sie stets in einer gewissen Harmonie mit dem Rest Ihrer Natur stehen muß. Sie werden nicht nur einmal erlebt haben, daß Sie zum bedauernswerten Opfer innerer Zwänge geworden sind und daß Sie nicht aufgeben konnten, obwohl Sie längst das Unsinnige daran erkannt hatten. Vielleicht haben Sie durchgehalten, vielleicht haben Sie es doch noch geschafft, aber vielleicht haben Sie Wichtigeres dafür geopfert.

Und wie steht es mit Ihrem Werk? Ist es gut geworden in jeder Hinsicht? Trägt es die Harmonie in sich, die Sie ihm wünschen würden? Oder ist es nicht vielmehr das Spiegelbild der inneren Vorgänge geworden, die zu seinem Entstehen geführt haben? Oak kann Ihnen die Augen öffnen, so daß Ihnen bewußt wird, daß das Äußere, das Greifbare, stets der Ausdruck des Inneren, des Unfaßbaren ist. Sie werden ein Gefühl dafür bekommen, daß es unmöglich ist, in einem innerlichen Notzustand etwas wirklich Positives zu schaffen. Es mag dem oberflächlichen Betrachter vielleicht so erscheinen, aber zumindest Sie, der Sie Ihr unbestechlicher Richter sind, werden seine Mängel erkennen können. Und das wird Sie in der Tiefe Ihrer Seele frustrieren. Zwar haben Sie dann mit aller Gewalt und bis zum Letzten durchgehalten, aber Ihre innere Disharmonie, Ihre Pein und zeitweilige Verzweiflung werden nicht spurlos an Ihrer Leistung vorbeigegangen sein – Sie werden sie durchsetzen und ihren Wert beeinträchtigen.

Natürlich müssen Sie Ihrem inneren Gesetz genügen, und Ihre Durchhaltekraft gehört zu Ihnen. In Zeiten der Krankheit kann sie es sein, die Sie wieder herausführt, denn auch hier geben Sie nicht auf. Ihre immer neuen Versuche mit dieser oder jener Therapie, Ihr ungebrochener Gesundungswille, hinter dem oft die Verantwortlichkeit gegenüber einer höheren Aufgabe steht, sind bewundernswert und führen Sie wahrscheinlich doch irgendwie wieder heraus. Vielleicht sind Sie auf Ihrer nimmermüden Suche nach Heilung auch auf die Bachsche Therapie gestoßen.

Selbstverständlich soll und kann Oak aus Ihnen keinen »Aufgeber« machen. Es kann Ihnen aber die Kontrolle über sich zurückgeben, Ihre »Oak-Natur« Ihren anderen Anlagen harmonisch angliedern, so daß Sie sie Ihrer Gesamtexistenz zugute kommen lassen können. So werden Sie dann in Wirklichkeit noch stärker, weil Sie aus der Fülle aller Ihrer Eigenschaften zu handeln lernen und weil zur Stärke noch die Weisheit, deren Grundlage die Selbsteinsicht ist, kommt. Vielleicht werden Sie dann wissen, wann es sinnvoll ist, eine Aufgabe zu übernehmen und gegen jeden Widerstand zu einem Ende zu führen. Vielleicht werden Sie lernen, Ihre Kraft ökonomischer und bewußter einzusetzen, und vielleicht werden Sie auch einmal der Versuchung widerstehen können, einen zu großen Brocken zu schlucken.

Auch Ihre Kraft ist nicht unbegrenzt, und der Wille allein hat noch nie einen Berg versetzen können. Mag es für Außenstehende vielleicht manchmal so aussehen – Sie wissen es besser (oder zumindest sollten Sie es), daß jede Tat und jedes Werk aus dem sinnvollen Zusammenspiel vieler unerkannter Kräfte und Umstände entsteht, von denen der Wille nur ein Teil ist.

Wirkliche Kraft ist sich ihrer Grenzen bewußt. Ihr Erfolgsrezept ist die freiwillige Unterordnung unter ein größeres Gesetz, was wir auch Demut nennen. Solange Sie wissen, was Sie tun, solange Sie sich nicht übernehmen, werden Sie Erfolg haben und Außergewöhnliches leisten. Sie werden Ihren Mann noch stehen, wenn andere bereits aufgegeben haben – zum Wohle aller, falls Sie dabei nicht nur an den eigenen Vorteil denken. Oak kann Ihnen die Kraft und die nötige Einsicht dafür geben.

Olive

Sind Sie müde und erschöpft? Oder am Ende Ihrer Kräfte? Haben Sie eine schwere Krankheit hinter sich oder leiden Sie noch immer darunter? Mußten Sie aufgrund bestimmter Umstände mehr leisten, als Sie eigentlich konnten? Oder ist die Müdigkeit bei Ihnen ein Dauerzustand? Haben Sie das Gefühl, daß es so nicht weitergeht? Können Sie vor lauter Schwäche keine Lebensfreude empfinden oder Ihre Arbeit nicht mehr richtig bewältigen? Ist das Leben für Sie eine einzige Anstrengung geworden und brauchen Sie immer unnormal lange Ruhepausen? Ist deswegen sogar eine Depression über Sie gekommen? Würden Sie am liebsten einmal ganz abschalten, Ferien machen, ausspannen? Brauchen Sie Kraft für Körper und Seele?

Olive, aus der Blüte des *Olivenbaums,* wird sie Ihnen geben. Es kann Ihren ausgepumpten Körper stärken und Ihrem Geist seinen Frieden zurückgeben. Es ist ein Lebenselixier. Doch nicht nur dem völlig Erschöpften und Verbrauchten gibt es die Lebenskraft zurück, sondern auch die alltäglichen normalen Müdigkeiten werden von ihm vertrieben.

Wer wirklich Olive braucht, ist eigentlich viel zu müde, um sich zu fragen, wieso er in diesen Zustand gekommen ist. Es hat sich so ergeben. Vielleicht haben Sie sich schon immer müde gefühlt und mit halber Kraft durchs Leben geschleppt; vielleicht sind Sie in eine Situation geraten, in der Sie Leistungen erbringen mußten, die Sie überforderten, oder wurden durch eine lange oder schwere Krankheit verbraucht und ausgezehrt.

Wie auch immer, es muß eine Änderung eintreten – so kann es nicht weitergehen. Olive muß die Wende bringen. Vielleicht werden Sie sich aber doch, wenn Ihre Kräfte langsam wieder zurückkehren, wenn die Stimmung steigt und Sie feststellen, daß Sie wieder etwas leisten können, fragen, wie es eigentlich soweit kommen konnte, denn offensichtlich hatten Sie die Führung Ihres Lebens nicht mehr in der Hand.

Natürlich gibt es viele Situationen, in denen wir uns in unserer menschlichen Schwäche und Unzulänglichkeit nur noch von einem Tag zum anderen schleppen können und versuchen, unser Letztes zu geben, ohne wesentlich über das Wieso und Warum nachzudenken. In solchen Situationen brauchen wir nur noch Kraft und Hilfe und haben ja auch die Tendenz, uns wie ein krankes Tier zurückzuziehen und zu warten, daß das Leben uns wieder aufrichtet.

Es gibt aber auch Entwicklungen, von denen wir schon vorher wissen können, daß sie unsere Kräfte überfordern und uns die Grenzen unserer Leistungsfähigkeit überschreiten lassen werden. Das sind die Momente, in denen unsere Vernunft und Selbstdisziplin einsetzen muß, denn vieles, was wir uns aufbürden, ist bei genauer Betrachtung doch nicht so nötig oder sogar vermeidbar. Wenn wir jedoch nicht gelernt haben, unsere Situation zu überblicken und unsere Möglichkeiten genau einzuschätzen, wenn wir gewöhnt sind, uns ohne bewußte Anteilnahme von den Zufällen des Lebens hin und her schieben zu lassen, können wir auch in solche Extremsituationen geraten, in denen wir am Ende unserer Kraft sind und unsere Entwicklung in die Zerstörung geführt hat.

Vielleicht sind Sie ein Mensch, der, seit er denken kann, unter Schwächezuständen zu leiden hatte. Dann wäre es jetzt doch möglicherweise einen Versuch wert, die Ursache dafür zu suchen. Sicherlich haben Sie in dieser Richtung schon einiges unternommen – aber offenbar wurde der Grund nicht gefunden, denn häufig sind gerade unsere schwersten Probleme unserem Bewußtsein nicht zugänglich, weil wir, um mit ihnen leben zu können, sie tief ins Unterbewußte verdrängt haben.

Manches Kind wächst in einer Umgebung auf, die von ihm eine so starke Unterdrückung seiner Vitalität verlangt, daß sich daraus ein Dauerzustand entwickelt, der sich in sein ganzes Leben hinein erstreckt. Meist ist es dann so, daß solche Menschen die belastenden Umstände aus Gewohnheit und Gedankenlosigkeit, aus der Unfähigkeit zur Erkenntnis, weiterbestehen lassen oder neu etablieren. Häufig werden zum Beispiel die zwischenmenschlichen Schwierigkeiten, die mit den Eltern bestanden, in die eigene Familie mitgenommen und bilden sogar ihre Grundlage, so daß der innere Druck weiterbesteht. Es gibt eine Fülle von unerkannten Problemen, mit denen wir uns abgefunden haben, weil wir das Gefühl haben, sie doch nicht lösen zu können. Aber vielleicht ist jetzt der Tag gekommen, an dem Sie einen neuen Versuch, Ihre Müdigkeit zu verstehen, starten sollten. Olive wird Sie zwar kräftigen, aber es wäre doch schön, wenn es Ihnen gelingen würde, eine tatsächliche innere Änderung zu erreichen, denn aus jedem Problem, das uns das Leben beschert, sollten wir ja – wie Phönix aus der Asche – verändert und gereift hervorgehen.

Vielleicht war der Grund für Ihre jetzige Erschöpfung aber die Gewohnheit, sich Arbeiten aufzubürden, von denen Sie eigentlich wissen, daß sie Sie überfordern. Sie werden dann sicher triftige, moralisch hochstehende Gründe haben, doch da Sie mehr gegeben haben, als Sie besaßen, wird das Defizit auch den Wert Ihrer Leistung beeinträchtigen. Jetzt können Sie nicht mehr weiter, und alles ist gefährdet. Vielleicht kommen Sie immer wieder in solche Zustände, vielleicht ist es aber das erstemal. Dennoch könnte, nachdem Olive Sie wieder aufgerichtet hat, eine Erkenntnis in Ihnen zurückbleiben: daß alles, was wir tun und sind, denken, fühlen und handeln in einem harmonischen und bewußten Gleichgewicht zueinander stehen muß, damit unser Leben zum Aufbauprozeß wird. Unser meist unkontrolliertes Hin- und Hertaumeln ist zwar menschlich und verständlich und sollte niemanden zum Tadel verführen, aber wir haben ja selbst darunter zu leiden.

Wir können nur immer aus unseren Fehlern lernen, und wenn uns das gelingt, dann hatten sie auch ihren Sinn. Wenn Sie Ihre Kräfte überfordert haben, dann sind Sie eben zu weit gegangen. Wir können uns zwar damit entschuldigen, daß es die Situation erfordert habe und uns gar keine andere Wahl blieb. Das ist natürlich in diesem Moment richtig, aber bei genauem Hinsehen müssen wir uns eingestehen, daß meistens die Weichen für diese Entwicklung zu einem Zeitpunkt gestellt wurden, als noch keine Notlage bestand. Doch pflegen wir allzu gedankenlos von einem Tag zum anderen zu leben, die Tatsache ignorierend, daß nichts ohne Folge bleibt und das Leben in seinem unabänderlichen Gesetz niemals eine Ausnahme macht.

Olive wird Ihnen Ihre Kraft zurückgeben, Ihrer Seele guttun und Ihr Leben wieder in die normalen Bahnen lenken. Hoffentlich brauchen Sie es nicht ständig.

Pine

»Ein gutes Gewissen ist das beste Ruhekissen« – heißt es. Haben Sie eins? Sind Sie ein mit sich zufriedener Mensch? Haben Sie das Gefühl, im wesentlichen richtig zu handeln, zu fühlen und zu denken? Oder neigen Sie dazu, oft ein schlechtes Gewissen zu bekommen, weil Sie meinen, Sie müßten alles noch besser machen? Halten Sie Ihre Leistungen oder Ihre menschlichen Qualitäten für ungenügend? Stellen Sie so hohe Ansprüche an sich, daß Sie sie nicht erfüllen können, oder ist die Angst vor Ihren Selbstvorwürfen ein wesentliches Motiv Ihres Handelns?

Fällt es Ihnen schwer, sich einer Lebensfreude hinzugeben, weil Sie sie für unmoralisch halten, oder etwas anzunehmen, weil Sie glauben, Sie hätten es nicht verdient? Glauben Sie,

Ihren Eltern, Ihrem Ehegatten, Ihren Kindern, der Firma, der Menschheit oder Gott etwas zu schulden, so daß Sie bereit sind, ihnen Ihr Leben zur Verfügung zu stellen oder auf die Erfüllung Ihrer eigenen Bedürfnisse zu verzichten?

Dann brauchen Sie *Pine* aus der Blüte der schottischen *Kiefer.* Es kann Sie aus der Fessel Ihrer Schuldgefühle befreien. Vielleicht fühlen Sie selbst, daß sie Sie krank machen, Ihre Lebensfreude verderben und der ständige bittere Wermutstropfen in Ihrem Leben sind. Menschen wie Sie bemühen sich, alle Aufgaben nach besten Kräften zu erfüllen, und obwohl sie, objektiv gesehen, mit ihren Leistungen zufrieden sein könnten, sind sie es nicht.

Es ist zwar möglich, daß Sie jetzt sogar glauben, Sie dürften sich nicht von Ihren Schuldgefühlen, die Sie als Ausdruck einer hohen Moral betrachten, distanzieren. Vielleicht tendieren Sie deshalb momentan dazu, auf Pine zu verzichten. Doch horchen Sie zunächst einmal in sich hinein. Wer die Wahrheit sucht, kann nur das Richtige finden. Wenn Sie unter einer körperlichen Krankheit leiden, sollten Sie nicht vergessen, daß Körper und Seele untrennbar miteinander verbunden sind, auch wenn wir dies oft nicht genau erkennen können. Pine ist keine Gehirnwäsche, aber es wird Ihnen dazu verhelfen, so zu werden, wie es Ihrer eigentlichen Natur entspricht.

Wir alle durchlaufen in unserem Leben Phasen, in denen wir unter schlechtem Gewissen zu leiden haben. Deshalb ist Pine nicht nur für diejenigen gut, denen das Schuldgefühl gleichsam zur zweiten Natur geworden ist, sondern auch für jene, bei denen es nur zeitweise auftritt. Ein Mensch, der sich in diesem Zustand befindet, strahlt keine Freude oder Kraft aus. Er ist für sich und seine Mitmenschen eine Last. Seine gedrückte Stimmung steckt alle an, und seine lebensverneinende Haltung macht es auch anderen schwer, positiv zu bleiben.

Wer vom Schuldgefühl befallen ist, erweckt den Eindruck, als sei er krank. Sie wollen jedoch gesund werden, denn Sie suchen Hilfe. Da eine Änderung Ihres Zustandes Sie aber in Ihrer Ganzheit erfassen muß, wird es unerläßlich sein, sich mit dem Phänomen des Schuldgefühls genauer auseinanderzusetzen.

Wie entsteht es? Warum bekommen wir ein schlechtes Gewissen? – Wir brauchen uns nur zu beobachten: In bestimmten Situationen oder als Folge bestimmter Handlungen meldet sich eine Stimme, die uns Vorwürfe macht. Sie kann einem anderen Menschen gehören oder aus unserem Inneren stammen. Die dadurch ausgelöste Resonanz ist unser schlechtes Gewissen: ein höchst unangenehmes Gefühl!

In Wirklichkeit ist es Angst. Sie taucht in dem Moment auf, in dem wir den Vorwurf nicht zurückweisen können. Sie ist sehr tief in uns verwurzelt, denn auf ihr baut unsere Erziehung auf. Das Kind (aber auch der Erwachsene) erlebt immer wieder, daß es für ein Verhalten, das seiner übermächtigen Umwelt nicht genehm ist, verurteilt und bestraft wird – sei es durch körperliche Züchtigung, sei es durch den Entzug menschlicher Zuwendung. Strafe bedeutet Schmerz, und der Mensch lernt sehr schnell, ihn durch entsprechendes Verhalten zu vermeiden. Aber jede verbotene Tat löst in ihm, aufgrund seiner schlechten Erfahrungen, automatisch die Angst vor der Strafe, das schlechte Gewissen, aus. Er weiß, daß er schuldig gesprochen wird, und die Angst vor dem Schmerz macht ein lebendiges Gefühl daraus: das Schuldgefühl.

Dieses traumatische Erlebnis verankert sich tief in der Gefühlsstruktur des Menschen. Je schwächer seine persönliche Durchsetzungskraft oder je rücksichtsloser seine Umgebung ist, desto stärker wird er davon geprägt. In solchen Menschen ist dann die Angst vor der Bestrafung derart präsent, daß das Schuldgefühl oft schon bei nichtigen Anlässen aufsteigt. Mit zunehmendem Alter und wachsender Kraft jedoch können wir uns normalerweise den Ansprüchen, die von außen herangetragen werden, besser widersetzen. Wir lernen, wie weit wir gehen können, ohne bestraft zu werden, und können auf diese Weise einen großen Teil unserer Schuldgefühle abwerfen.

Wenn diese Entwicklung aber nicht stattfindet, wenn wir im infantilen Stadium der Strafangst verharren, werden wir unfähig zu einem eigenen Leben und bleiben weiter in der Abhängigkeit all jener Menschen, die es verstehen, uns ein schlechtes Gewissen zu machen. Grundsätzlich sollte eines klar sein: aus welcher Moral auch immer jemand Ihnen ein schlechtes Gewissen macht – er will Sie damit »fertigmachen« und Einfluß über Sie gewinnen.

Es gibt Bereiche in unserem Leben, die wegen der in ihnen erlittenen Schmerzen für unser Bewußtsein nur noch schwer erreichbar sind, so daß wir weitgehend unfähig sind, uns mit ihnen offen auseinanderzusetzen. Das sind vor allem Religion und Sexualität.

Das Kind erlebt, daß die Übertretung sogenannter göttlicher Gesetze oder auch schon das respektlose Infragestellen all dessen, was unsere Gesellschaft mit dem Begriff Gott verbindet, oft zu ungewöhnlich schweren Bedrohungen oder Bestrafungen führt. Es merkt, daß es hier bei seiner Umwelt an einen Punkt geraten ist, über den sie nicht offen mit sich reden läßt und auf dessen unvoreingenommene Berührung sie mit unverständlicher Heftigkeit reagiert. Es lernt das Tabu des religiösen Glaubens kennen. Die gefühlsbeladenen Reaktionen seiner Umwelt erfüllen es mit so tiefer Angst, daß es sich diesem Problem bald nicht mehr mit geistiger Offenheit nähern kann. Es kann die irrationale Reaktion seiner Umwelt nicht verstehen, weil es hierin noch unschuldig und nicht neurotisiert ist. Doch das ändert sich unter dem Einfluß der schlechten Erfahrungen sehr schnell: Krankheit ist ja ansteckend.

Das gleiche gilt für die Sexualität. Auch hier rührt das Kind in seiner arglosen Spontaneität bei seinen Mitmenschen an einen empfindlichen Punkt. Es kann sich ihre Reaktion mit seinem (noch natürlichen) Empfinden nicht erklären, und das vertieft die Angst. Die Sexualität ist traditionsgemäß in unserer Gesellschaft mit Negativität assoziiert und wird oft genug verteufelt. Die erzieherische Bestrafung der kindlichen, freien und unschuldig-ungehemmten Sexualität ist so kategorisch und kompromißlos, der Zuwendungsentzug seitens der Bezugspersonen so heftig und neurotisch, daß das Kind gezwungen ist, das Tabu zu übernehmen und das ganze Problem ins Unterbewußte zu verdrängen. Auch hier weiß es nicht um die peinvollen Komplexe der Erwachsenen – bis es sie selbst hat. Das Ergebnis dieser Erlebnisse sind Menschen, die, wie ihre Erzieher, die Unschuld und Freiheit von Gefühl und Geist verloren haben.

Es ist jedoch so, daß alles Verdrängte weiter in uns wirkt. Da es nicht mehr der bewußten Verarbeitung und damit der sinnvollen Eingliederung in unsere Existenz zugänglich ist, übt es auf Umwegen und in verschleierter Form seinen Einfluß auf uns aus. Was wir nicht bewußt beherrschen, das beherrscht uns unbewußt. Die mannigfachen Strafängste werden moralisch beschönigt und umgetauft, damit wir uns selbst achten können. Sie tauchen aber sofort auf, wenn wir in eine Situation geraten, die uns das frühere traumatisierende Erlebnis in Erinnerung bringt. Je unklarer sie sind, desto stärker sind wir ihnen ausgeliefert.

Es ist wichtig, zu erkennen, daß das Schuldgefühl der Angst vor Bestrafung entspricht und auf dem Gefühl der Schwäche und des Ausgeliefertseins beruht, also menschlichen Ursprungs ist. Jede Moral drückt den Geist der Gesellschaft aus, die sie vertritt. Da sie sich aber ständig wandelt, kann sie keinen Absolutheitsanspruch haben, und wir müssen mit zunehmender Bewußtheit und Selbstverantwortung untersuchen, ob wir die aufgestellten moralischen Normen noch bejahen können oder ob sich aus der Zunahme unserer Erkenntnisse und Kräfte andere, ebenfalls »moralische« Notwendigkeiten ergeben haben.

Jedes Schuldgefühl hat einen realen Ursprung. Es tritt nicht nur als Folge einer Tat ein, sondern oft sogar schon beim Gedanken an sie, also in der »Theorie«. Wenn Sie erkennen, daß es nicht der Ausdruck einer absoluten oder göttlichen Moral ist (wie oft behauptet wird), kommen Sie nicht umhin, sich auch auf die Suche nach seinen Wurzeln zu machen. Bei ehrlicher Beobachtung werden Sie feststellen können, daß Sie sich nur deshalb schuldig fühlen, weil Sie fürchten, daß das Schicksal oder Gott, die Gesellschaft oder ein Mensch deswegen auf Sie »böse« ist, das heißt Sie bestraft. Sie sind erzogen, moralisch und anständig, denn Sie erfüllen die Ihnen von Stärkeren auferlegten Forderungen. Doch weil Sie es nicht freiwillig, aus eigener Überzeugung tun, hat Ihr Verhalten wenig Wert.

Wenn Sie ein Mensch sind, der zu Schuldgefühlen neigt, sollten Sie sich mit dem ganzen Problemkomplex genauestens auseinandersetzen und die Moral, nach der Sie leben, einmal in Frage stellen. Vielleicht werden Sie bereits beim Nachdenken feststellen können, wie ein unklares, doch deutlich fühlbares Angstgefühl in Ihnen aufsteigt, denn haben wir nicht gelernt, daß es (»absolute«) Werte gibt, an denen nicht gerüttelt werden darf? Doch – wenn die Wahrheit in ihnen liegt, werden sie das Tageslicht nicht zu scheuen haben. Es kann ja gar nichts passieren, denn entweder werden Sie einsehen, daß Sie einem Irrtum zum Opfer gefallen sind und dadurch frei werden, oder Sie werden in Ihrer Haltung durch noch größere Klarheit bestärkt, falls Sie die Wahrheit darin gefunden haben.

Unsere christliche Kultur ist auf dem Schuldgefühl aufgebaut. Man hat uns gesagt, daß Christus für uns am Kreuz gestorben sei, und unsere religiösen Erzieher haben diese Aussage so tief mit der sich angeblich daraus ergebenden Verpflichtung zu Opfer und Verzicht in uns verankert, daß schon die Infragestellung dieser Forderung Schuldgefühle hervorrufen kann.

Wer aber stellt sie in Frage? Ist es nicht das Leben selbst, das doch göttlichen Ursprungs ist? Ist es nicht unser Bedürfnis nach freier und menschenwürdiger Selbstverwirklichung? Ist es nicht in Wirklichkeit ein positiver Impuls?

Beobachten Sie Ihr sexuelles Verhalten. Auch hier hat sich schon früh die Verknüpfung mit göttlicher oder gesellschaftlicher Moral ergeben. Schon als kleines Kind mußten Sie, um nicht ständig dem psychischen Terror ausgeliefert zu sein, Ihre freie und unschuldige Sexualität zu kontrollieren und zu unterdrücken lernen. Es gibt kaum etwas in unserem Leben, das so tabuisiert ist wie sie. Es darf öffentlich gefressen und gesoffen, gelogen und betrogen werden, aber die körperliche Liebe ist verpönt. Es bereitet Peinlichkeit, darüber zu sprechen, und es schockiert die Menschen, mit ihr konfrontiert zu werden. Sie ist in die Unsichtbarkeit verdammt worden.

Aber selbst wenn es Ihnen gelungen ist, ein einigermaßen positives Verhältnis zu ihr aufzubauen, werden Sie doch feststellen, wie leicht man Ihnen darin Peinlichkeit oder ein schlechtes Gewissen bereiten kann. Den meisten Menschen ist nicht bewußt, wie sehr sich das sexuelle Schuldgefühl subtil in alle anderen Gefühle und Lebensfreuden einschleicht. Doch kann man sagen, daß in unserer Gesellschaft fast jeder, der deutlich zu schlechtem Gewissen neigt, kein wirklich positives Verhältnis zu seiner Sexualität hat.

Pine kann Sie aus der Fessel Ihres Schuldgefühls befreien. Sie können wieder erkennen, daß aus einer destruktiven Haltung, einer Negativität, die es ja darstellt, nie etwas wirklich Positives entstehen kann, daß es eine schlechte Motivation ist und jede Handlung von Grund auf verdirbt.

Das Leben in seiner göttlichen Gesetzmäßigkeit benötigt keinen moralischen Zwang. Es entwickelt sich aus sich selbst und erfüllt seinen Sinn am meisten, wenn wir uns ihm offenen Herzens hingeben können. Das Schuldgefühl jedoch, auch wenn wir es mit einer hochtrabenden Moral beschönigen, ist ein düsterer Gast, und Sie, wenn Sie es in sich tragen, ebenfalls.

Diese Feststellung soll Ihnen aber jetzt nicht erneute Schuldgefühle bereiten, sondern Sie dazu ermutigen, sich selbst in Frage zu stellen. Pine wird Ihnen dabei helfen, denn Sie können erleben, wie positiv Sie in Wirklichkeit sein können, wenn Sie aus der Freiwilligkeit und Lebensbejahung heraus handeln. Wenn Sie aus Schuldgefühl Ihre Eltern pflegen, Ihren Ehepartner nicht verlassen, sich einer Institution verschreiben, auf etwas verzichten, sozial handeln oder etwas »Gutes« tun, so werden Sie stets Ihre eigene Lebensverneinung hineinmischen. Wenn Sie das gleiche aber aus einem positiven Lebensimpuls, aus Ihrem inneren Gesetz, aus Ihrer »moralfreien« Überzeugung tun, so wird es allen zum Segen gereichen.

Auch Christus hat seine Mission aus seiner inneren Notwendigkeit (die wir auch Gott nennen) vollzogen, nicht aus einem Schuldgefühl. Sein Leben ist für uns nicht deswegen vorbildlich, weil er sich (angeblich) für uns geopfert hat, sondern weil er bewußt, aufrecht und freiwillig das in ihn gelegte Gesetz vollzog. Auch in jedem von uns liegt ein solches Gesetz. Es ist das Leben, das zur Entfaltung und Selbstverwirklichung drängt und das uns, wenn wir ihm Folge leisten, stark macht und positiv wirken läßt.

Pine wird Sie nicht zum unmoralischen Menschen machen, sondern zu einer Moral führen, die nicht den kleinlichen oder unreflektierten Interessen anderer Menschen entstammt. Es wird Ihnen ein Leben ermöglichen, das nicht vom Schuldgefühl gesteuert und verdorben wird. Es kann aus Ihnen einen Menschen machen, der sein Leben bejaht, wie auch immer es aussehen mag.

Red Chestnut

Es gibt Menschen, die ständig in der Angst um andere leben. Sie fürchten zum Beispiel, daß ihren Kindern etwas zugestoßen sein könnte, wenn sie nicht pünktlich nach Hause kommen, machen sich Sorgen, wenn der Ehepartner krank ist oder leiden darunter, daß es einem Freund schlechtgeht. Sie sind selbstlos und aufopfernd. Ihr eigenes Wohl interessiert sie wenig, aber das ihrer Angehörigen oder Freunde beschäftigt sie Tag und Nacht.

Sind Sie ein solcher Mensch? Dann brauchen Sie *Red Chestnut,* aus der Blüte der *Roten Kastanie.*

Ihr Verhalten erscheint zwar bei oberflächlicher Betrachtung moralisch wertvoll, ist aber weder für Sie noch für die anderen von Nutzen, denn Sorge und Angst sind eine schlechte Motivation. Sie lassen Sie in negative Zustände verfallen, aus denen heraus Sie niemals positiv handeln können. Es hilft Ihren Kindern überhaupt nicht, wenn Sie sie mit Ihrer ständigen Sorge überziehen. Sie wehren sich dagegen, weil sie sich dadurch belastet und tyrannisiert fühlen. Und ein Kranker, den

Sie seufzend oder mit sorgenvollem Gesicht betrachten, wird dadurch nicht gesünder. Eine besorgte Miene betrachten oder eine angsterfüllte Stimme hören zu müssen, ist kein Vergnügen und macht jeden krank – auch Sie selbst.

Red Chestnut kann Ihnen helfen, wieder zu sich zu finden. Es sieht zwar gut aus, wenn sich ein Mensch um andere kümmert. Solange er aber sich selbst entfremdet ist, solange ihm seine eigenen Probleme so wenig bewußt sind, daß er glaubt, er könne sie vernachlässigen, ist er eigentlich gar nicht in der Lage, anderen zu helfen. »Liebe deinen Nächsten wie dich selbst« heißt es. Doch wer sich selbst nicht lieben kann, wird es auch bei anderen nicht können. Wir können immer nur das weitergeben, was wir haben. Wenn wir uns selbst vernachlässigen oder zerstören – wie können wir dann anders als zerstörerisch wirken? Es gibt eine Art Aufopferung, die positiv wirken kann. Aber dazu muß sie sinnvoll, der Situation angemessen und unumgänglich sein. Sie darf nicht aus persönlicher Schwäche, Schuldgefühlen oder Disziplinlosigkeit entstehen, sondern muß der Ausdruck von Stärke, einer inneren Berufung, eines menschlichen Wachstumsprozesses sein. Sie darf nicht krank machen, weder den Geber noch den Empfänger – und mit Angst und Sorge darf sie am allerwenigsten verknüpft sein, denn diese bauen nicht auf, ändern und verbessern nichts. Wenn Sie Ihr Kind vor einem heranfahrenden Auto retten, so haben Sie sinnvoll und selbstverständlich gehandelt. Für Angst aber hatten Sie dabei keine Zeit. Ihre Kraft wurde nicht vergeudet, sondern hat zu einem positiven Ergebnis geführt. Wenn Sie sich aber Sorgen machen, weil Ihr Kind zu spät nach Hause kommt oder Ihren Kontrollbereich verläßt, führt das zu nichts. Sie verbrauchen Ihre Kraft und verderben sich und anderen die Lebensfreude.

Die Angst, die Sie um andere haben, betrifft in Wirklichkeit Sie selbst. *Sie* haben Angst, also leiden *Sie* darunter, auch wenn Sie sich das gar nicht mehr eingestehen wollen. Angst entsteht aus der Unfähigkeit, auf eine als bedrohlich empfundene Situation adäquat, das heißt mit Abwehr oder Flucht, zu reagieren. Die bedrohliche Situation muß nicht unbedingt körperlicher Art sein, sie kann auch in der Einschränkung der Selbstentfaltung bestehen. Viele Ängste stammen aus der unbewußten Kinderzeit, in der wir gelernt haben, unangenehmen und schmerzhaften Situationen auszuweichen. Oft sind es aber nur noch Vorstellungen, Erinnerungen an damals, als wir klein und schwach waren.

Inzwischen aber sind Sie erwachsen und stark – und dennoch tragen Sie in sich die Angsterinnerungen Ihrer Kindheit und reagieren noch heute infantil darauf. Weil es aber unangenehm ist, ständig die eigene Schwäche zu sehen, verlagern manche Menschen sie nach außen. Sie haben dann nicht mehr um sich, sondern um andere Angst. Das sieht bedeutend besser aus und bietet zudem den Vorteil, daß Sie damit Macht ausüben und ihre Lieben tyrannisieren können, die sich ja oft genug dagegen wehren.

Red Chestnut kann Ihren inneren Angststau lösen, den Sie nach außen projizieren. Es führt Sie zurück zu sich selbst. Dort muß die Angst erkannt und überwunden werden, damit alle frei werden und damit Sie eines Tages, falls das wirklich Ihre Berufung ist, vielleicht in der richtigen, freien und kraftvollen Weise für andere sorgen können, ihnen wirklich helfen und sie stärken. Es zeigt Ihnen die Selbstentfremdung, in die Sie geraten sind. Wer von sich selbst nichts weiß, nähert sich dem Mitmenschen mit leeren Händen, denn er verzichtet darauf, inneren Wert zu erlangen. Er lastet auf seinem »Opfer« in seiner ganzen Unfähigkeit und Unwahrheit. Seine Fürsorge stärkt niemanden, sondern baut Abhängigkeiten auf. Er steckt den anderen, vor allem das Kind, mit seiner eigenen Angst an wie mit einer Krankheit.

Er sollte sich klar darüber werden, daß niemand berechtigt ist, dem anderen mit der eigenen unverarbeiteten Angst das Leben zu vergällen und ihm das Vertrauen in sein Schicksal zu rauben. Er muß erkennen, daß Angst immer etwas Persönliches und eine Schwäche ist. Und er sollte sich eingestehen, daß sein Verhalten keineswegs zu einem freien und aufbauenden Leben führt. Also macht er einen Fehler.

Das Leben verlangt von uns unmittelbares und aus der

Selbstverständlichkeit entstandenes Handeln. Es benötigt Vertrauen in die Kraft, aus der es entstanden ist und die es ständig erhält. Red Chestnut gibt Ihnen dieses Vertrauen zurück. Es läßt Sie erkennen, daß es unmenschlich ist, die eigene Schwäche auf andere abzulassen und sich dadurch Erleichterung zu verschaffen.

Es ist natürlich viel einfacher, die Ursache eines Problems in der Umwelt zu suchen und andere für die eigenen negativen Gefühle, zu denen auch die Angst gehört, verantwortlich zu machen. Doch wenn Sie beginnen, sich die schwere Frage zu stellen: »Was habe *ich* eigentlich damit zu tun, denn *ich* habe ja die Angst?«, haben Sie den entscheidenden Schritt getan. Denn dann übernehmen Sie die Verantwortung für sich, Ihre Gefühle und Gedanken, statt andere dafür zu beschuldigen. Das wird Sie von Irrtümern und Mißverständnissen befreien und Ihnen die Kraft geben, Ihr eigenes Leben zu leben. Sie haben die Wahl: weiterhin unter Ängsten zu leiden, die Sie schwächen und Ihren Lieben auf die Nerven gehen, oder sich darum zu bemühen, diese Unart abzulegen. Red Chestnut hilft Ihnen dabei.

Rock Rose

Waren Sie schon einmal in einem Zustand extremer Angst? Wurden Sie von Terror und Panik überfallen? Fürchteten Sie um Ihr Leben oder das Ihrer Angehörigen? Kennen Sie Todesangst? Haben Sie schon einmal eine Katastrophe am eigenen Leibe oder als unmittelbarer Zuschauer erlebt, bei der Ihnen »das Herz in die Hosen« fiel, Sie vor Angst wie gelähmt waren, keinen klaren Gedanken mehr fassen konnten oder nicht mehr ein noch aus wußten? Kennen Sie Alpträume, in denen Sie extreme Angst erlitten haben und Situationen, in denen Sie das Schlimmste befürchteten?

Dann kennen Sie den Zustand, in dem *Rock Rose,* aus der gelben Blüte des *Gemeinen Sonnenröschens,* benötigt wird.

Es hilft, Zustände zu überstehen, in denen alles verloren

scheint und nur noch ein Wunder helfen kann. In solchen Momenten haben wir unsere Geistesgegenwart verloren und sind von der Gewalt der Umstände und Ereignisse überwältigt. Das ist nicht immer eine äußere Gefahr, die uns lähmt und terrorisiert, sondern es ist unsere eigene Unfähigkeit, extreme Gefühle zu verkraften. Was den einen Menschen aus der Fassung bringt, braucht den anderen noch lange nicht zu erschüttern. Immer sind es ja die eigenen Fehler, unter denen wir zu leiden haben, und die äußeren Umstände dienen dazu, sie uns bewußt zu machen.

Doch sind die Situationen, in denen Rock Rose benötigt wird, meist extrem. Die innere Panik, die wir dabei empfinden, entsteht dadurch, daß wir den Kraftimpuls, den sie in uns auslösen, nicht umsetzen können. Er soll uns zu einer rettenden Reaktion befähigen, indem wir entweder kämpfen oder ausweichen. Wenn aber die Flut der inneren Impulse, die uns dazu veranlassen sollen, größer ist als unsere Fähigkeit, sie in eine lebendige Reaktion umzusetzen, entsteht ein innerer Stau. Dieser Stau erzeugt das Gefühl der Enge, die wir als Angst empfinden. Zwischen der aus der Gefahrensituation entstandenen Gefühlsenergie und ihrem Abfluß, der sich in einer (inneren oder äußeren) Aktion ausdrückt, besteht ein Mißverhältnis, das uns leiden läßt. Werden die Impulse in Leben umgesetzt, so tritt Entspannung ein, und wir sind Herr der Lage. Wenn uns dies jedoch nicht gelingt, staut sich der vitale Impuls wegen der in ihm liegenden starken Reaktionskraft zur nackten, überwältigenden Angst.

Wir fühlen uns gelähmt und sind nicht mehr in der Lage, einen klaren Gedanken zu fassen. Der Stau kann sogar so stark werden, daß wir, weil wir ihn geistig nicht mehr verkraften können, bewußtlos werden. Sogar wenn wir erleben, wie jemand von der Kraft einer Katastrophe überwältigt wird, können wir uns ihr oft nicht entziehen und geraten selbst in Panik. Das elementare Geschehen in diesen unsere bewußte Welt umstürzenden Vorgängen ist nicht ertragbar. Wir werden zum Spielball dieser Kräfte, können ihnen nicht standhalten und sie nicht positiv umsetzen.

Grundsätzlich entsteht Angst durch Enge. Damit diese auftreten kann, muß ein Mißverhältnis zwischen dem aufzunehmenden Inhalt und dem aufnehmenden Raum, dem Gefäß, bestehen. Es wird entweder dadurch hervorgerufen, daß der Inhalt die Kapazität des vorhandenen Raumes übersteigt, oder daß das Gefäß bei gleichem Inhalt verkleinert wird. In beiden Fällen ergibt sich ein innerer Stau.

Etwas Ähnliches findet statt, wenn eine Verkrampfung der Blutgefäße, zum Beispiel bei der Angina pectoris, unser »inneres Volumen« herabsetzt. Dann entsteht Herzangst. Wenn es uns gelingt, die Fessel zu sprengen, das Gefäß zu erweitern, was wir durch einen Gewaltakt oder – medizinisch – durch erweiternde und lösende Mittel erreichen können, läßt die Angst nach. In dem Moment, in dem wir der Gefahrensituation in einer Aktion entgegentreten, in dem wir handeln (und sei es nur in Form einer inneren Umstellung), setzen wir die Kraft um und werden wieder lebendig und geistesgegenwärtig.

Der Mensch ist gleichsam ein Generator, der die in ihn eintretenden Energien und in ihm auftretenden Gefühlsimpulse in Bewußtsein umsetzen muß. Je leistungsfähiger wir darin sind, desto seltener werden wir »durchbrennen«. Immer wieder können wir beobachten, daß es nicht die äußeren Umstände sind, die uns lähmen und in Todesangst bringen, sondern unsere innere Verfassung, und daß wir mit zunehmender Bewußtwerdung unsere Gefühlsimpulse schneller in Leben umsetzen.

Wir können lernen, unserem Schicksal so entgegenzutreten, daß wir unsere Geistesgegenwart behalten und nicht vom Unerwarteten überwältigt werden. Das geht zwar nicht, während wir uns in Panik befinden, aber wenn wir sie überstanden haben, sollte die Erkenntnis einsetzen, daß es unsere innere Starre und Unbeweglichkeit, unser Bedürfnis nach Sicherheit und Verläßlichem sind, die uns schwach und unflexibel gemacht haben.

Die von uns als extrem empfundene Situation reißt alle Grenzmauern, die unsere Gewohnheit und unser Denken errichtet haben, nieder, wie die Naturkatastrophen die Staudämme und Wälle. Sie löst den unerträglichen Stau in uns aus, den wir als Todesangst empfinden und der unsere Kraft so überfordern kann, daß wir bewußtlos werden oder sogar sterben.

Wir haben uns in Sicherheit gewiegt, unserem Bild von einer stabil funktionierenden Welt getraut, uns nicht darin geübt, geistesgegenwärtig, spontan und lebendig zu sein und finden uns nun unfähig, unbeweglich und ausgeliefert wieder. Oft sind sogar die Beobachtenden davon überwältigt. Die große Energie, die sich in außergewöhnlichen Situationen manifestiert, erfaßt alle im näheren Umkreis, und früher sagte man: Gott hat sich gezeigt.

Rock Rose kann in solchen Situationen helfen. Es bringt den übergroßen Energieeinbruch unter Kontrolle und löst die innere Panik. Es hilft, einen Menschen ins Leben zurückzuführen, auch wenn er gerade dabei ist, »den Geist aufzugeben«. Es wirkt unmittelbar über den seelischen Kanal eines Menschen ohne sein bewußtes Zutun und ist das Mittel für Lebensgefahr und Panik jeder Art. Sofern es für ihn schicksalsmäßig vorgesehen ist, gerettet zu werden, wird Rock Rose es können.

Wenn es uns hilft, ermahnt es uns aber gleichzeitig, uns dem Schicksal zu öffnen. Es zeigt uns, wie unfähig wir sind, seine Mitteilungen (Katastrophen genannt) anzunehmen und in Leben umzusetzen. Es zeigt uns, wie weit wir vom eigentlichen Leben und seiner geheimnisvollen Kraft entfernt sind.

Es gibt nichts Stärkeres und Wahrhaftigeres als die Wirklichkeit. Ob wir die Augen vor ihr verschließen, in Ohnmacht fallen oder vor ihr fliehen, sie ändert sich dadurch nicht. Das Leben nimmt seinen Gang, die Katastrophen brechen herein, ob wir uns abgesichert haben oder nicht. Es bleibt uns keine andere Wahl, als uns ihm zu stellen, wenn wir nicht ewig zittern und auf der Flucht sein wollen.

Rock Rose symbolisiert unsere Aufgabe, uns dem unmittelbaren Leben mit all dem, was wir jetzt vielleicht noch für fürchterlich halten, zu stellen, denn alles, was sich ereignet, hat seinen Sinn. Je weniger wir uns hinter Wunschträumen und Vorstellungen, Ablenkungen und Betäubungen verschanzen, desto beweglicher sind wir und können uns, wie der biegsame Baum, dem Sturm des Lebens anvertrauen. Das Unerwartete darf uns nicht zu Boden strecken, es darf sich nicht im inneren Krampf stauen, es muß Bewegung, Bewußtsein und Verstehen werden.

Rock Rose kann uns helfen, wenn dieses Wissen noch nicht stark genug ist. Es kann uns unterstützen, ins Leben hinauszutreten und in seinen Belastungen und Überraschungen nicht immer gleich Katastrophen zu sehen, sondern eine Möglichkeit zu persönlichem Wachstum. Alles, was ist, entstammt einer höheren, unbegreiflichen Dimension und hat einen Sinn. Wir müssen lernen, es zu erkennen.

Rock Rose ist für die akuteste und unkontrollierbare Angst. Doch jede Situation, in der wir Angst empfinden, soll uns wachrütteln und uns zeigen, daß wir unsere Möglichkeiten noch nicht ausgeschöpft haben. Reserven werden in den guten Zeiten geschaffen, nicht in der Not. Im Kleinen wird für das Große geübt. Das können wir täglich in jenen Situationen, die uns nur ein bißchen erschüttern, erkennen. In ihnen können wir für die großen Bewährungsproben lernen, für jene Situationen, die wir innerlich tabuisiert haben und von denen wir hoffen, daß sie nicht eintreffen mögen.

Wenn Rock Rose uns ins Leben zurückgeführt hat, beginnt die Zeit des Nachdenkens. Wir müssen das überwinden, was wir als Schutz gegen die vermeintliche Gefahr von außen aufgetürmt haben. Wir müssen den berühmten Sprung über den eigenen Schatten tun.

Jeder kleine Schritt bringt Sie voran, und nach einiger Zeit werden Sie erfreut feststellen, daß sich die Mühe gelohnt hat. Sie werden sehen, wie Sie mit dem bewußten Abbau Ihrer inneren Vorbehalte und Erwartungen flexibler und lebendiger werden, wie Sie Ihrem Leben mit seinen »Katastrophen« geistesgegenwärtiger und wacher entgegentreten und deshalb etwas aus ihm beziehen können.

Alle Zustände, in denen wir Bachsche Mittel benötigen, sind (oft peinvolle) Blicke in den Spiegel der Selbsterkenntnis.

Doch ein vordergründiges, scheinbar glückliches und reibungsloses Leben, das nicht in sich das Bemühen trägt, zu seiner inneren Wahrheit zu finden und auf dem Weg dorthin zu wachsen, ist letzten Endes viel schmerzlicher.

Rock Water

Legen Sie Wert auf Selbstdisziplin und leben nach festen Prinzipien? Glauben Sie, daß sie für Ihre Gesundheit oder Ihr geistiges Wachstum unerläßlich sind? Ernähren Sie sich zum Beispiel in einer bestimmten Weise, führen Sie regelmäßig gewisse geistige oder körperliche Übungen durch oder erfüllen Sie selbstauferlegte Aufgaben? Erlauben Sie sich dabei keine Nachlässigkeiten oder werden frustriert, wenn Sie Ihr Ziel nicht erreicht haben? Glauben Sie, Sie müßten für andere durch Ihr tadelloses Leben ein Vorbild sein? Haben Sie hohe Ideale oder Ansprüche an sich selbst und versuchen, sie nach besten Kräften zu erfüllen, weil sie Ihrem Leben einen Sinn geben?

Dann sind Sie ein Mensch, der *Rock Water* braucht, hergestellt aus einer unberührten *Felsenquelle*. Es kann Sie von Ihren körperlichen und seelischen Beschwerden befreien, die sich aus Ihrer großen Selbstdisziplin und Strenge ergeben.

Da Sie die eiserne Disziplin, die Sie sich auferlegen, für richtig und notwendig halten und vielleicht auch stolz darauf sind, werden Sie wahrscheinlich kaum einsehen, warum Sie sich darin ändern sollen. (Vielleicht ist Ihnen aber schon selbst aufgefallen, daß etwas schiefgelaufen ist.) Immerhin haben Sie manches erreicht. Sie haben Ihren Willen gestärkt, und weil Sie sich nur selten »Ausrutscher« erlauben, haben Sie gesundheitliche Fortschritte erzielt und sind geistig vorangekommen. Das alles hat Sie viel Kraft gekostet – und nun sollen Sie es ändern? Das würde ja beinahe die Selbstaufgabe bedeuten!

Doch wenn Sie sich einmal (diszipliniert, wie Sie sind) selbst in Frage stellen, wenn Sie alles noch einmal durchdenken und überprüfen, wird Ihnen vielleicht doch auffallen, daß Sie etwas über das Ziel hinausgeschossen sind. Ihre innere Disziplin, Ihre strenge Selbstbeurteilung und Ihre hohen Ideale – haben Sie sie nicht ins Gegenteil verkehrt? Sind Sie wirklich nicht zum engstirnigen Fanatiker, humorlosen Asketen oder Spaßverderber geworden? Gibt es in Ihrem Leben noch genügend Freude und Entspannung? Haben Sie noch den Überblick, oder sind Sie von Ihrer Idee besessen?

Das klingt vielleicht etwas übertrieben. Aber wenn Sie daran denken, mit welch verbissener Genauigkeit Sie Ihre Diät einhalten, Ihre Körperübungen durchführen, meditieren oder sich in Askese üben, mit welch unerbittlicher Pünktlichkeit und Genauigkeit Sie Ihre Arbeiten und Pflichten erfüllen – können Sie dann noch behaupten, daß in Ihrem Leben das harmonische Gleichgewicht zwischen Ernst und Heiterkeit, Pflicht und Freude, Schwere und Leichtigkeit, Spannung und Entspannung herrscht? Hat alles, was Sie tun, seinen eigentlichen Sinn behalten oder benützen Sie es nur, um sich in Disziplin zu üben? Sind Sie wirklich sicher, daß all Ihre Regeln und Prinzipien Ihr Leben sinnvoller machen und Sie selbst menschlicher werden lassen?

Haben Sie auch bedacht, daß die Vielfalt des Lebens, die Mannigfaltigkeit der Wege, die Farben, die Freude und sogar unsere Fehler ihren Sinn haben – weil es sie ja gibt? Ihre Lebenshaltung könnte bewundernswert sein und anderen ein Vorbild geben, wenn sie in sich die volle Wahrheit des Lebens tragen würde, seine Fülle, seine Beweglichkeit und Unberechenbarkeit. Ihr Wunsch ist es ja, sich zu vervollkommnen oder zumindest in Ihrer inneren Entwicklung voranzukommen. Es ist Ihre Stärke, daß Sie über Selbstdisziplin und Idealismus verfügen. Doch wenn sich diese Eigenschaften in Starre, Prinzipienreiterei oder Dogmatismus verwandelt haben, sind Sie ihr Opfer geworden.

Rock Water kann Ihnen helfen, wieder lebendig zu werden. Sie sind mit Ihren hohen Ansprüchen kein angenehmer Zeitgenosse, auch wenn Sie sie nur an sich selbst stellen. Ihre Mitmenschen können sich nicht ganz Ihrer Haltung entziehen, denn Sie wollen ja auch Vorbild sein. Oft verderben Sie ihnen damit die Lebensfreude, denn es fällt Ihnen schwer, trotz Ihren hohen Ansprüchen locker zu bleiben, ein Mensch wie jeder andere – der Sie ja auch sind. Vielleicht sind Sie sogar bereits dabei, sich zum Asketen oder Heiligen hochzustilisieren.

Aber geht Ihnen dabei nicht etwas verloren? Ihre menschliche Glaubwürdigkeit, aus der heraus Sie allen erst ein Vorbild geben können? Wer soll Sie und Ihre Erkenntnisse akzeptieren, wenn Sie aus der Starre heraus, in die Sie geraten sind, keine menschliche Verbindung mehr herstellen können und nur noch ein wandelndes Prinzip sind?

Vielleicht äußert sich diese Schwäche nicht ganz so kraß, doch jede starre Regel, jedes unbeugsame Prinzip, jedes menschliche Ideal trägt diese Problematik in sich. Das Leben ist ein so geheimnisvoller und unberechenbarer Weg, daß wir es in Wirklichkeit nicht festlegen können. Die Menschen sind so verschieden in ihren Möglichkeiten und Aufgaben, daß man nur schwer eine Regel aufstellen kann. Sie meinen zwar, daß Sie nur von sich fordern, doch wenn Sie es zu einseitig und fanatisch tun, werden Sie zum Fremdkörper in der menschlichen Gemeinschaft. Sie laufen Gefahr, andere ebenso wichtige Qualitäten zu verlieren: das Leben so annehmen und erkennen zu können, wie es ist, sich Ihren Gefühlen spontan und frei hingeben zu können oder einfach Lebensfreude zu empfinden. Das macht Sie krank, weil Ihr Organismus nicht voll arbeiten kann und die innere Verkrampfung die wichtigsten vegetativen Funktionen beeinträchtigt, die Durchblutung herabsetzt, die nervöse Versorgung und Steuerung behindert und Ihre Körperorgane damit in die Degeneration treibt. Haben Sie schon einmal bewußt beobachtet, wie schnell Krankheiten unter dem Einfluß voller Lebensfreude verschwinden und wie selten Menschen in ihren Ferien krank werden, weil sie nicht unter dem Druck ihrer Pflichten stehen?

Niemand soll seine Ideale verraten oder vom eigenen Weg abweichen. Doch wir müssen uns stets wirklich klar darüber sein, ob wir am Richtigen festhalten. Wir dürfen, auch wenn wir von etwas ganz überzeugt sind, nicht vergessen, daß wir uns auch täuschen können (wie wir es übrigens ja schon oft genug getan haben!) und daß unsere persönliche Entwicklung auch ein lebendiger, nicht festlegbarer Prozeß ist.

Vielleicht sind Sie ja untergründig bereit, die Richtung zu ändern, sobald sich neue Gesichtspunkte ergeben oder immer wieder einmal alles in Frage zu stellen. Dann wird Rock Water Sie darin unterstützen. Vielleicht ist Ihnen auch klar, daß alles, was wir tun, immer ein bestimmtes Ziel hat und damit andere Möglichkeiten ausschließt. Es liegt aber darin eine große Problematik, weil uns das absolute Wissen fehlt.

Rock Water wird Ihnen helfen, sich selbst treu zu bleiben und gleichzeitig all Ihre Prinzipien in Frage zu stellen. Vielleicht können Sie auf einmal erkennen, daß Sie Ihre Lebensform oder den Tagesplan gar nicht aus den vorgegebenen Gründen einhalten, sondern um sich damit Ihre eigene Lebensfreude zu untergraben – so paradox das klingt. Oder es wird Ihnen klar, daß Sie dafür mehr von Ihren menschlichen Entwicklungsmöglichkeiten aufgeben, als Sie damit gewinnen, denn unsere Lebendigkeit ist die Voraussetzung dafür. Aber Asketen, Prinzipienreiter oder »Heilige« wirken selten lebendig. Vielleicht erfassen Sie einmal ganz genau Ihr Gefühl, wenn Sie nur um eines Prinzips willen und nicht aus dem realen Sinn einer Situation heraus auf etwas verzichten oder sich um etwas bemühen. Fühlen Sie sich bis in alle Ihre Schichten wohl? Sind Sie noch ein Mensch unter Menschen – oder Freunden?

Rock Water wird Ihnen ein neues Ideal geben: ein Mensch zu werden, der sich darum bemüht, sich lebendig weiterzuentwickeln, was auch Lebensfreude und menschliche Aufgeschlossenheit, innere Beweglichkeit und Demut bedeutet. Dadurch können Sie ein erfreuliches Vorbild sein. Beobachten Sie die Kinder. Zu wem gehen sie: zum lebensfrohen, wenn auch etwas verlotterten »Lebenskünstler« oder zum disziplinierten, tadellosen, doch freudlosen »Heiligen«? Zu dem, der das Leben lebt, oder zu dem, der es überwindet? Die Haltung, die wir uns selbst gegenüber haben, bringen wir auch anderen entgegen. Wenn wir uns selbst nichts durchgehen lassen, können wir es auch bei unseren Mitmenschen nicht. Kein Extrem ist gut.

Vielleicht aber können Sie beide Prinzipien harmonisch in

sich vereinigen und dadurch ein lockerer, nachsichtiger und lebensfroher Mensch werden, der dennoch innere Disziplin hat und vom ehrlichen Bemühen um das Richtige erfüllt ist? Die Kinder würden Sie lieben und von Ihnen lernen.

Scleranthus

Wer die Wahl hat, hat die Qual – heißt es. Kennen Sie das? Erleben Sie es häufig, daß Ihnen Entscheidungen schwerfallen, weil Ihnen einmal die eine Lösung und kurz darauf eine andere richtig erscheint? Haben Sie die Fähigkeit, die beiden Seiten einer Sache zu sehen, sind aber gleichzeitig oft unfähig, eine der anderen vorzuziehen, und geraten dann in einen blockierten Zustand?

Schießen Ihnen oft mehrere Gedanken durch den Kopf, wenn Sie über etwas nachdenken? Wird Ihr Geist hier- und dorthin gezogen, schweifen Sie ab und verlieren oft die innere Orientierung, so daß Sie nicht wissen, was Sie tun, womit Sie beginnen oder was Sie zuerst beenden sollen? Fangen Sie oft mehrere Dinge gleichzeitig an, weil Ihnen alles wichtig, interessant oder verlockend erscheint? Sind Sie leicht ablenkbar, springt Ihr Interesse hierhin und dorthin, so daß es Ihnen oft nicht gelingt, etwas konsequent zu Ende zu denken oder auszuführen?

Ist Ihre ganze Art, ja selbst Ihr Leben, davon gekennzeichnet, daß Sie von einem Extrem ins andere fallen, daß es auf und ab geht? Sind Sie der Meinung, daß Ihnen etwas mehr Ausgeglichenheit, Konsequenz und Konzentration guttäte, und wüßten Sie oft gerne, wie Sie sich entscheiden sollen?

Scleranthus, aus der winzigen Blüte des *einjährigen Knäuels,* ist Ihr Mittel. Es kann Sie von Ihrer Unentschiedenheit befreien und die Unausgeglichenheit Ihres Körpers, die Temperaturschwankungen oder die wechselnd und an verschiedenen Stellen auftretenden Beschwerden beseitigen.

Sie sind von Natur aus ein Mensch von großer geistiger Regsamkeit. Sie können die zwei Seiten einer Sache erkennen, in

Extremen denken und etwas von allen Seiten beleuchten. Sie sind stark beeindruckbar, denn Sie sehen, daß an allem etwas Richtiges ist und man es von verschiedenen Standpunkten betrachten kann. Dadurch, daß Sie oft von einer Seite zur anderen pendeln, erweitert sich Ihr Blickfeld. Sie sind wie ein Reisender, der kreuz und quer durch die Kontinente zieht, hier und dort Eindrücke und Anregungen sammelt, der aber am Ende unter ihrer Flut zu ersticken droht.

Ihre Vielseitigkeit ist Ihre Stärke. Sie droht aber ständig zu Ihrer Schwäche zu werden, zu Sprunghaftigkeit und Unentschlossenheit. Sie laufen Gefahr, sich dem Rausch der unterschiedlichsten Anregungen hinzugeben; doch immer wieder finden Sie sich dann blockiert wieder. Weil Sie allem gerecht werden wollen, alles berücksichtigen und ausschöpfen, können Sie sich schließlich für nichts mehr entscheiden.

Entscheiden heißt gleichzeitig: sich bescheiden. Wir müssen aus der Fülle der Möglichkeiten eine auswählen und uns zu ihr bekennen. Menschen, die hierin Schwierigkeiten haben, wollen zuviel auf einmal. Sie hätten gerne das eine und gleichzeitig das andere – am liebsten beides zugleich. Sie stoßen damit an die Grenzen ihrer menschlichen Beschränktheit, mit der sie sich – unbewußt – nicht abfinden wollen. Ihr Geist ist ihrem schwerfälligen Körper, ihrer in Materie gefesselten Existenz, um einiges vorausgeeilt. Doch das schwächste Glied bestimmt die Kraft der ganzen Kette und der Langsamste das Tempo der Kolonne. In unseren Vorstellungen können wir die Raum-Zeit-Dimension bis zu einem gewissen Grad überwinden, doch verlieren wir dabei den Zusammenhalt mit dem übrigen Körper. Unsere Natur erlaubt es uns nicht.

Wenn sich der Geist zu weit von der Schwere der materiellen Existenz entfernt, sind wir in Teile aufgesplittert, die in verschiedene Richtungen streben. Als irdische Menschen müssen und wollen wir handeln und die Welt der Materie gestalten. Der Geist kann sich zwar zum Teil diesen Gesetzen entziehen, doch wenn er die Verbindung zum übrigen verliert, gleicht er einer Wolke, die sich in Nichts auflöst. Wenn wir nicht mehr in der Lage sind, aus der Fülle, die uns ein zügel- und ziellos herumschweifender Geist präsentiert, das auszuwählen, das uns in unserer Ganzheit den größten Nutzen bringt, haben wir zu leiden.

Sie stellen fest, daß das Leben Ihnen ständig Entscheidungen abverlangt, Sie sich auf eines konzentrieren und das andere beiseite schieben müssen. Das ist ein schöpferischer Akt. Doch er fällt Ihnen schwer. Er ist für Sie wichtiger als Ihre Fähigkeit, vieles und Konträres gleichzeitig zu erfassen, denn er ist einer der Punkte Ihres bewußten geistigen Wachstums. Es ist eine Lebensaufgabe für Sie, entscheiden und auswählen zu lernen, sonst ist Ihre Begabung, vielseitig und in Extremen denken zu können, nutzlos und vergeudet.

Jeder von uns hat solche Aufgaben, die sich aus seinem inneren Gesetz ergeben. Was wir für unsere irdische Existenz mitbekommen haben, soll zu einer größeren Einheit, einem Kunstwerk, vereint werden. Ihr Problem ist es nicht, für größere Abwechslung in den Farben Ihres Lebensbildes zu sorgen, sondern Sie müssen lernen, die große Farbigkeit zu einem sinnvollen Bild zusammenzufügen. Dafür müssen Sie das tun, was Ihnen so schwer fällt: auswählen und entscheiden.

Scleranthus wird Ihnen dabei behilflich sein. Sie werden erfahren, wie es ist, seine Gedanken zügeln und sich konzentrieren zu können. Sie werden Ihren Geist wieder Ihrem Bewußtsein unterstellen können. Sie brauchen mehr Disziplin, eine Art Bescheidenheit des Denkens aus der Erkenntnis heraus, daß wir nicht alles haben können. Es geht für Sie nicht darum, möglichst viel zu erfassen, sondern im Gegenteil, sich zu beschränken.

In Ihrem Denken, in Ihrer Konzentrationsschwäche zeigt sich etwas, was auch sonst in unterschiedlicher Form Ihr Leben bestimmt. Ob das nun Ihre Gewohnheit ist, vorsichtshalber beide Sachen zu kaufen, wenn Sie sich nicht für eine von ihnen entscheiden können, oder ob Sie versuchen, sich bei Entscheidungen des täglichen Lebens immer noch ein Hintertürchen offen zu lassen – je besser Sie sich beobachten, desto klarer werden Sie erkennen, wie sich hier ein Prinzip in vielfältiger Form äußert.

Wenn wir an etwas eine grundsätzliche Änderung erreichen wollen, müssen wir es in jeder seiner Erscheinungsformen, und sei sie noch so unbedeutend, aufgreifen. Daher ist es zum Beispiel keineswegs nebensächlich, wenn ein Mensch wie Sie morgens nicht weiß, für welches Kleidungsstück er sich entscheiden soll. Auch wenn es eigentlich keine Rolle spielt, ob er den hellbraunen oder den dunkelbraunen Schuh anzieht, so hat sich doch hierin wieder seine Schwäche manifestiert.

Wenn Sie nicht sofort die Gelegenheit ergreifen, sich darüber klarzuwerden, was Sie eigentlich wollen und sich dann bewußt zu entscheiden, hat sich das krankhafte Prinzip wieder einmal in Ihnen realisiert und verankert. Vielleicht hat es dann morgens mit dem Schuh begonnen, und im Laufe des Tages ist aus Ihrer Unfähigkeit bei anderer Gelegenheit eine berufliche Katastrophe entstanden.

Wer Scleranthus braucht, muß erkennen, daß sein Bewußtsein ungenügend entwickelt ist, denn ein bewußter Mensch weiß, was für ihn (entsprechend seiner jeweiligen Situation) richtig ist. Er kann seine Gedanken, auch wenn sie vielseitig und reichhaltig sind, zusammenfassen und konzentrieren. Wer sich im Scleranthus-Zustand befindet, braucht Ruhe und Selbstbesinnung. Er muß sich davor hüten, noch mehr Anregungen zu suchen, noch mehr Dinge anzufangen und sich noch mehr Einflüssen auszusetzen. Er muß versuchen, seine Aufmerksamkeit auf eine einzige Sache oder Tätigkeit zu richten, und wenn sie noch so nebensächlich erscheint. Er muß vor allem der Versuchung zu widerstehen lernen, jedem neuen Gedanken, jeder Anregung nachzulaufen, muß lernen, »treu« zu sein – einem Gedanken oder einer Tätigkeit.

Oft ist das im Zustand der Konfusion schwer, denn wie soll man etwas tun, was man nicht kann? Aber Scleranthus ändert die Lage. Es hilft Ihnen, wieder »ganz« zu werden. Damit Sie aber nicht eines Tages wieder auseinanderfallen, wäre es günstig für Sie, wenn Sie in den guten Zeiten beginnen würden, sich zu ändern und sich nicht nur darüber zu freuen, daß alles jetzt so glatt läuft. Wirkliche Änderungen erstrecken sich auf das Bewußtsein. Sie erfassen nicht nur das Handeln oder das äußere, unbewußte Leben, sondern verwandeln den ganzen Menschen.

Scleranthus kann der Anfang dafür sein, daß Sie sich angewöhnen, nicht mehr zu nehmen, als Sie verkraften können, daß Sie erkennen, daß im einzelnen auch alles liegt und daß Ihre Unmäßigkeit immer zur Folge hat, daß Sie entweder entscheidungs- oder konzentrationsunfähig sind oder im Auf und Ab, im Hin und Her der Alternativen bis zur Besinnungslosigkeit gebeutelt werden.

Sie sind geistig rege, können Extreme durchleben und -denken, haben aus der Vielfalt des von Ihnen Registrierten auch die Möglichkeit, weitblickende Gedanken zu entwickeln. Wenn sich dies auch in Ihrem realen Leben ausdrückt, wenn Ihre Entscheidungen unter Einbeziehung all Ihrer Kenntnisse getroffen werden, sind sie von größtem Wert. Ihre Schwäche aber ist es, daß dem Gedanken nicht die Tat folgt.

Vielleicht werden Sie an dieser Schwäche ein wenig arbeiten, wenn sie Ihnen ganz klargeworden ist. Vielleicht versuchen Sie dann, erst das eine zu beenden, bevor Sie mit dem nächsten beginnen. Vielleicht wissen Sie dann, daß Sie immer in der Gefahr schweben, zuviel zu wollen, zuviel zu beginnen und zuviel zu versprechen. Vielleicht wird Ihnen auch klar, daß es diese Unbescheidenheit und Disziplinlosigkeit ist, die aus der Gabe einen Fluch zu machen droht.

Star of Bethlehem

Haben Sie einen Schock erlebt, den Sie nicht verkraftet haben? Sitzt Ihnen noch heute ein Schreck oder ein erschütterndes Erlebnis in den Knochen oder haben Sie unter den Folgen eines Unfalls zu leiden? Taucht eine unbewältigte Lebenssituation häufig in Ihren Träumen auf oder können Sie Ihr heutiges Leben seelisch nicht verkraften?

Dann nehmen Sie *Star of Bethlehem* aus der weißen Blüte des *Goldenen Milchsterns*. Es kann Sie von den Folgen des

Traumas befreien und Ihnen helfen, wieder normal zu reagieren und zu sich selbst zu finden.

Als lebendige Wesen sind wir in der Lage, auf Einflüsse von außen, auch wenn sie stark sind und unvermittelt kommen, elastisch zu reagieren, uns zwar vorübergehend zu verformen, aber, wie aufgewühltes Wasser, auch wieder ins Gleichgewicht zurückzufinden. Diese Elastizität hat aber Grenzen. Ist die plötzliche Einwirkung oder Erschütterung, die wir auch Schock nennen, zu groß, so hinterläßt sie in unserer Feinstruktur bleibende Veränderungen. Jeder von uns hat in seinem Leben solch einschneidende Erlebnisse gehabt, die ihn geformt und seinem Lebensweg eine andere Richtung gegeben haben.

Wenn ein solcher Schock dazu führt, daß wir von einer falschen Bahn wieder auf unsere eigene zurückfinden, so ist er heilsam. Er stellt dann ein, wenn auch gewaltsames, Wachrütteln dar. Es gibt aber auch Schocks, die uns aus unserer Bahn werfen, durch deren Gewalt unsere innere Struktur dann gewissermaßen verbogen wird, so daß unser Leben sich unharmonisch entwickelt und wir in eine Selbstentfremdung geraten. Auch eine seelisch sehr belastende Dauersituation, die uns unter einen ständigen starken Druck setzt, kann dazu führen.

Da wir normalerweise darauf eingestellt sind, Unangenehmes lieber zu verdrängen als zu verarbeiten, pflegen wir auch die starken seelischen Erschütterungen und schmerzhaften Erlebnisse im Unterbewußten abzulagern. So können wir uns der falschen Meinung hingeben, alles sei überstanden. Doch ruht es dann wie ein Fremdkörper in uns und ruft dauernde Störungen hervor.

Zwar versuchen Sie vielleicht, das Problem zu ignorieren und Ihr normales Leben weiterzuführen. Doch wenn Sie sich gut beobachten, können Sie immer wieder feststellen, daß Sie einen Teil Ihrer inneren Freiheit eingebüßt haben, daß Sie ängstlich und unbeweglich geworden sind und Ihre Lebensentfaltung eingeschränkt ist. Das unbewältigte Erlebnis, das ungelöste Lebensproblem beherrscht Sie von innen. Es kann Sie krank machen, weil es unbemerkt in all Ihre Reaktionen und Lebensäußerungen eingreift, Ihre Gefühle und Ihr Denken vergiftet.

Immer wieder steigt es aus Ihrem Inneren empor und löst das gleiche Gefühl aus. Wie ein Gespenst erscheint es in Ihren Träumen und macht Ihnen Angst. Oder es hängt wie eine unsichtbare Last über Ihnen und hindert Sie daran, frei zu leben und zu fühlen.

Star of Bethlehem hat die Kraft, Sie daraus zu befreien. Es kann die Erstarrung lösen, in die Ihre innere Struktur geraten ist und in der Sie wie ein stehengebliebenes Uhrwerk verharren. Es kann Ihnen die Kraft zurückgeben, sich mit der Problematik auseinanderzusetzen, an die Sie sich auch heute nicht wagen. Dadurch haben Sie die Chance, auch Ihre körperlichen Störungen zu verlieren.

Eine Lebenssituation kann für uns nur dann zum Schock oder zur unüberwindbaren Hürde werden, wenn wir innerlich nicht darauf vorbereitet sind. Ob wir uns nun von einem liebgewonnenen Menschen trennen müssen, ob wir erkennen müssen, daß wir unter einer schweren Krankheit leiden, ob es sonst ein schreckliches Erlebnis ist – stets liegt das Problem darin, daß wir den Kopf in den Sand gesteckt und geglaubt haben, es werde nicht eintreten.

Wir sind gewöhnt, unser Leben abzusichern, eingleisig in die Zukunft zu denken und uns der Illusion hinzugeben, es werde so verlaufen, wie wir geplant oder gewünscht haben. Dabei vergessen wir, daß unser Geist aus dem Geheimnis dieser Schöpfung nur einen Bruchteil herausziehen kann. Er versucht zwar, ein allgemeingültiges Gesetz daraus zu machen, doch lehrt uns jeder Tag, daß alles anders kommen kann.

Je starrer wir an unseren Wünschen und Vorstellungen hängen, je weniger wir akzeptieren wollen, daß wir unser Leben nicht planen und nichts festhalten können, desto starrer werden wir gegenüber allem Unerwarteten und desto schwerer wird es uns erschüttern. Wir nehmen es als selbstverständlich hin, daß wir und unsere Lieben ein langes und gesundes Leben haben müssen, daß wir eine Autofahrt ohne Unfall überstehen, daß unsere Pläne sich so realisieren, wie wir es wünschen.

Doch – memento mori! heißt es – vergiß nicht, daß du sterblich bist, daß alles jederzeit eine andere Richtung nehmen kann, als du es in deinem vordergründigen Wünschen möchtest und daß dein Leben nicht deinem Willen untersteht. Sei bereit, alles, was dir dein Schicksal anbietet, anzunehmen. Bemühe dich darum, es zu verstehen und höre auf, es nach deinen Maßstäben zu beurteilen. Dein Leben will dich führen, dich formen, dich weiterentwickeln. Es steht ein Sinn dahinter – doch du wirst ihn erst erkennen können, wenn du angekommen bist. Bis dahin, solange du Mensch bist, bleibt dir nur eines: ihm, dessen Stärke, Überlegenheit und Weisheit du so oft feststellen konntest, zu vertrauen. Dein Versuch, etwas festzuhalten, sei es nun eine Idee, ein Urteil, eine Erwartung, dein Besitz, ein Mensch oder dein Leben, zwingt es zur Gewalt, unter deren Folge du dann um so mehr zu leiden hast.

Wir müßten uns eigentlich in jedem Augenblick bewußt sein, daß die Vorstellungen, die wir uns vom Leben machen, eine äußerst labile und unzuverlässige Konstruktion sind, geschaffen aus der Unzulänglichkeit unseres Geistes. Wir müßten bescheiden und dankbar für jeden Moment sein, in dem es uns gelungen ist, das Leben positiv zu sehen, und uns innerlich mit ihm einverstanden erklären. Das würde bedeuten, daß wir aber jederzeit bereit wären, alles, woran wir glauben und worauf wir hoffen, als mögliche Illusion zu akzeptieren.

In unserer Hoffnung versuchen wir ja, dem Leben den Stempel unserer Wünsche aufzudrücken und die Zukunft zu vergewaltigen. Wir stellen an das Schicksal Forderungen und sind erschüttert, wenn es sie nicht erfüllt. Wir sind in unserem Inneren so starr geworden, daß wir auf das, womit wir eigentlich zu rechnen hatten, nicht mehr flexibel und bereitwillig reagieren können, so daß ein Schock daraus wird. Unser inneres Pendel kann nicht mehr frei schwingen, sondern es bleibt – unter der großen Erschütterung – in seiner Extremstellung hängen.

Star of Bethlehem hilft Ihnen, wieder in den Zustand des Gleichgewichts zurückzufinden. Es söhnt Sie mit dem Schicksal und seinen Überraschungen aus und läßt Sie erkennen, daß nicht die äußeren Ereignisse schuld an Ihrem Zustand sind, sondern Sie selbst, weil Sie vergessen hatten, daß wir in diesem Leben nur Gäste sind.

Je weniger wir etwas Bestimmtes erwarten, je offener wir allen Eventualitäten gegenüberstehen, desto weniger wird uns das Schicksal aus dem Gleichgewicht bringen und schockieren können. Das Pendel wird schwingen, wir werden das Leben auch aus einem anderen Blickwinkel sehen können und bereitwillig auf dem Weg weitergehen, den wir gewiesen bekommen. Wir werden aus einem plötzlichen Ereignis die Kraft gewinnen, um die erforderliche Korrektur vorzunehmen und einen anderen Weg einzuschlagen, auf dem sich unser Leben harmonisch und sinnvoll entwickeln kann.

Wenn ein Schock, ein schreckliches Erlebnis, eine unbewältigte Situation noch in uns sitzt, bedeutet das, daß eine große Arbeit auf uns wartet. Wenn wir das Unangenehme aus unserem Blickfeld verdrängen, müssen wir unser Leben auf einer oberflächlichen Ebene führen. In der Tiefe jedoch werden wir ständig mit dem Unverarbeiteten konfrontiert, das eines Tages, wenn unsere Verdrängungskraft nachläßt, mit um so größerer Wucht über uns hereinfällt.

Behaupten Sie nicht: »Diesen Schock habe ich noch nicht verkraftet«, um jemandem die Schuld dafür in die Schuhe zu schieben, und geben Sie sich nicht mit der Feststellung zufrieden, daß Sie eine bestimmte Situation nicht bewältigen könnten. Sagen Sie sich lieber: »Ich muß diese Behinderung meiner persönlichen Entwicklung endlich beseitigen. Nur ich kann das Problem lösen, denn es ist meine innere Unbeweglichkeit, die verhindert, daß ich den Weg finde.« Star of Bethlehem hilft Ihnen dabei, die Mitteilung Ihres Schicksals endlich zu verstehen, statt davon schockiert zu sein.

Sweet Chestnut

Es gibt einen Zustand, in dem nur noch Dunkelheit herrscht, in dem jede Orientierung, jede Hoffnung, ja selbst unser Glaube verlorengegangen sind, in den weder Licht noch Wärme eindringen kann, in dem wir nicht mehr ein noch aus wissen. Die Blumen haben ihre Farben verloren, die Vögel sind stumm, und der Kontakt zu uns selbst und der Welt besteht nicht mehr.

Es ist ein Gefängnis, in dem das Leben zum Stillstand gekommen ist, doch wir wissen nicht mehr, wie wir die Ketten sprengen und den Kerker zerstören sollen. Es ist der Punkt der Verzweiflung, an dem ein Mensch die Pein nicht mehr ertragen, nicht mehr beten, nicht mehr schreien, sich nicht mehr wehren kann.

Befinden Sie sich in einem solchen Zustand? Sind Sie am Ende? Fühlen Sie, wie der Tag immer näher rückt, an dem Sie in einer Verzweiflungstat alles zerstören werden? Fühlen Sie die Selbstentfremdung, den Verlust aller Kontakte? Hat sich Ihr Zustand vielleicht in den letzten Jahren, Monaten oder Wochen auf diesen Punkt hin gesteigert? Haben Sie gekämpft und ertragen? Haben Sie versucht, alles durchzustehen und sind nun am Ende Ihrer Kraft angelangt?

Dann brauchen Sie *Sweet Chestnut,* aus der weißen Blüte der *Edelkastanie.* Es trägt in sich die Kraft, Licht in das Dunkel der verzweifelten Seele zu bringen. Es kann die innere Fessel lösen, die Tür zum Kerker öffnen, in den sich ein Mensch in seinem Bemühen, alles in Stärke zu ertragen, eingemauert hat.

Sie wissen, daß der Zustand, in den Sie jetzt geraten sind, ein langes Vorspiel hatte, daß Sie vieles ertragen haben und oft bis an den Rand Ihrer Kräfte gegangen sind. Sie haben versucht, Ihr Schicksal und seine Prüfungen ohne Klagen zu bestehen. Sie haben sich nichts anmerken lassen und sich dem Druck übermächtiger Umstände entgegengestellt. Bis jetzt ist es Ihnen gelungen, nicht zu Boden zu gehen. Um diese Leistung zu vollbringen, mußten Sie große Kraft und Unnachgiebigkeit sich selbst gegenüber aufbringen. Sie haben dem Leben die Stirn geboten. Doch dazu mußten Sie etwas in sich unterdrücken.

Sie wollten die Tatsache, daß auch Sie ein schwacher Mensch sind, nicht akzeptieren. Sie wollten Herr Ihres Schicksals bleiben. Sie haben sich keine Schwäche erlaubt, nie um

Hilfe gebeten, alle Gefühle und Tendenzen zum Nachgeben beiseite geschoben. Sie wollten nicht schwach und fehlerhaft sein. Sie wollten in der Opposition gegen das Leben wachsen.

Es ist Ihre Stärke, daß Sie diese große Kraft und Selbstdisziplin besitzen. Sie hat sich aber in eine Schwäche verwandelt. Sie wollten ein Übermensch sein und stehen nun kurz vor dem Zusammenbruch. Sie haben sich darin gefallen, alle Regungen der Schwäche, alle Verzweiflungsrufe in Ihrem Inneren zu unterdrücken. Doch das Leben ist Aufbau und Abbau, es ist ein ständiger Rhythmus, Erfolg und tägliche Niederlage. Im Aufstieg und im Fall erleben wir seine Dynamik, und nur in unserer Bereitschaft, uns ihm ganz hinzugeben, uns von ihm durch Höhen und Tiefen führen zu lassen, kann sich unsere menschliche Entwicklung vollziehen.

Es gibt zwar Menschen, deren Kraft so groß ist, daß sie alle Schicksalsschläge anscheinend unerschütterlich und unerschüttert ertragen. Doch dies sind steinerne Monumente, in deren Stärke das Leben erstickt ist. Sie können das Auf und Ab ihrer Gefühle nicht ertragen, sich nicht im Winde des Lebens biegen und wiegen. Sie sind wie starre, alte Bäume, deren einzige Bewegung nur noch darin bestehen kann, unter der Gewalt eines Sturmes zu zerbrechen.

Auch Sie sind jetzt an einem solchen Punkt angekommen. Ihr Leben hat Sie unausweichlich hierhin geleitet. Sie haben es versäumt, rechtzeitig und jederzeit menschlich zu reagieren, Ihre Gefühle – auch die schmerzlichen – zu fühlen und zu durchleben, aus ihnen Wahrheiten und Erkenntnisse zu beziehen und sich von ihnen formen zu lassen. Sie haben die Verbindung zu jener höheren Kraft, die wir auch Gott nennen, unterbrochen. Sie wollten das Leben selbst meistern, statt es als Meister anzuerkennen. Sie haben es abgelehnt, sich dem Winde zu beugen und die große Kraft, auch starke Stürme zu überstehen, mißbraucht.

Sweet Chestnut kann Ihnen helfen, zum Leben und zu Ihrer biegsamen, menschlichen, schwachen Seite zurückzufinden. Es wird Sie das Licht am Ende des Tunnels wieder sehen lassen, doch es liegt an Ihnen, darauf zuzugehen. Ihr jetziger Zustand kann für Sie einen Wendepunkt darstellen. Mit jedem Schritt, den Sie aus dem Kerker heraus machen, wird die Erkenntnis Ihrer menschlichen Schwäche wachsen und Ihre Bereitschaft, das Schicksal auch in seiner schmerzlichen Seite anzunehmen. Sie könnten zum starken Baum werden, der dennoch nicht die Elastizität verloren hat, sich dem Sturm zu beugen. Sie könnten wieder erkennen, daß ein kleiner Vogel, eine winzige Blume, ein hilfloses Kind stärker und lebendiger sind als Sie, da sie sich dem Leben, dem Sturm, dem Schicksal anvertrauen, zwar hin und her geworfen, doch sich stets wieder aufrichtend.

Ihr Leben hat Ihnen manche Prüfung beschert, und Sie haben sie bestanden. Zwar stehen Sie auch jetzt noch aufrecht, doch Ihr Rückgrat ist dabei zu zerbrechen. Sie fühlen es, Sie sind am Ende Ihrer Kraft und darauf angewiesen, daß Hilfe von außen kommt. Sweet Chestnut kann sie Ihnen bringen. Es gibt Ihnen aber auch die Erkenntnis, daß wir Menschen letztlich nur dann Herr unseres Lebens sein können, wenn wir uns ihm unterordnen. Wenn wir unser Bestes geben und uns nach allen Kräften um das Richtige bemühen, gleichzeitig aber, um unsere Schwäche wissend, bereit sind, uns der höheren Kraft anzuvertrauen, die uns in diese Welt gesetzt, uns Kraft und Schwachheit gegeben und in unser inneres Gesetz den Ablauf unseres Lebens gelegt hat. Sie verstößt uns nie wirklich, wie sehr wir uns auch von ihr zu entfernen bemühen, wie sehr wir sie auch zu überwinden oder zu bekämpfen versuchen, sondern ist stets bereit, uns wieder aufzunehmen, wenn wir wieder leben wollen – jedoch nicht in der Form, wie *wir* es für richtig halten, sondern mit Licht und Schatten, Freude und Schmerz.

Versuchen Sie jetzt nicht, Ihr Leben zu analysieren und in den Griff zu bekommen, sondern es zu erfühlen. Wenn Sie verstehen, daß Sie es nicht verstehen können, haben Sie das Wichtigste verstanden. Lassen Sie sich hineinfallen, öffnen Sie Ihr Herz, Ihre schwache Seite, Ihre innere Tür, damit es wieder hineinströmen und Sie mit Farbe und Licht, Wärme und Kraft erfüllen kann.

Sie lieben es, unter Hochdruck zu arbeiten. Sie treiben alles bis auf die Spitze und geben nicht auf, bevor Sie ein perfektes Ergebnis erreicht haben. Sie sind bekannt für Ihre Konsequenz und Ihren Willen. Wenn Sie sich etwas vorgenommen haben, dann müssen Sie es auch bis zum Ende durchführen. Sie kennen Ihre Stärke, sind von der Richtigkeit Ihrer Meinungen absolut überzeugt und halten sich für berechtigt, auch andere dazu zu bekehren.

Sie können sich in den Dienst einer Sache stellen, die Sie als richtig erkannt haben, und mit großer Energie und missionarischem Eifer für ihre Durchsetzung kämpfen. Ja, es ist Ihnen geradezu ein Anliegen, Ihre Umwelt von etwas zu überzeugen, was Sie selbst als richtig erkannt haben. Was Sie beginnen, wird mit großer Begeisterung durchgeführt, und es gibt nicht viele Menschen, die sich Ihnen dabei widersetzen können.

Doch merken Sie manchmal, daß Sie aus einem inneren Zwang heraus handeln, über das Ziel hinausschießen und dabei Ihre Reserven gänzlich verbrauchen? Daß Sie das einmal in Galopp gebrachte Pferd nicht mehr zügeln können und Ihrem Bedürfnis nach Konsequenz und Perfektion zum Opfer gefallen sind? Stellen Sie manchmal fest, daß Sie die Kontrolle verloren haben und Ihre Gewohnheit, Überzeugungen mit Gewalt und gegen jeden Widerstand durchzusetzen, nicht mehr aufgeben, sich nicht mehr entspannen und zur Ruhe kommen können?

Ihr Mittel ist *Vervain,* aus der winzigen Blüte des *Eisenkrauts*. Es kann Ihnen helfen, Ihre Kraft unter Kontrolle zu bringen und Herr Ihrer selbst zu werden. Es läßt Sie Abstand von sich gewinnen, so daß Sie Ihre Vorhaben entspannter durchführen können.

Sie können zwar vielleicht große Erfolge vorweisen, haben Ihre Überzeugung durchgesetzt und Menschen unter Ihren Einfluß gebracht. Aber haben Sie Ihre Fähigkeiten in einen größeren Zusammenhang gestellt, einem höheren Sinn gedient? Gönnen Sie sich selbst und Ihren Mitmenschen die erforderliche Ruhe und Entspannung, können Sie ihnen ihre menschlichen Schwächen nachsehen, ihre andersartigen Meinungen tolerieren und sie nach ihrer Manier leben lassen?

Oder sind Sie vielleicht das Opfer Ihrer Energie und Begeisterung, mit der Sie alles durchzuführen pflegten, Ihres Perfektionismus und Ihrer Konsequenz – fanatisch, unnachgiebig und unangenehm, unruhig und verspannt?

Vervain wird Sie erkennen lassen, daß das Leben nicht nur Spannung, sondern auch Entspannung braucht, daß es ein Ein- und Ausatmen ist, ein Wachen und ein Schlafen. Es wird Ihnen nicht die Fähigkeit nehmen, Höchstleistungen zu vollbringen, aber es wird Sie daran erinnern, daß auch Sie unvollkommen sind. Es wird Sie in die Lage versetzen, Menschen nach ihrer eigenen Manier leben zu lassen und Ihnen die Einsicht vermitteln, daß der Perfektionismus, den Sie von sich oder anderen Menschen erwarten, nur eine fixe Idee ist. Sie werden einsehen, daß das Leben nach ganz anderen Prinzipien und Gesetzen funktioniert, als es Ihnen die Einseitigkeit Ihrer Überzeugung darstellt, und werden fähig, Ihre jetzige, bisher für unumstößlich gehaltene Meinung weiterzuentwickeln. Dadurch können Sie Ihre Möglichkeiten erweitern und die Ihnen selbst oft unerträgliche Spannung lockern. Vielleicht können Sie wieder schlafen und sich Ihres Lebens erfreuen. Vielleicht werden Sie für Ihre Mitmenschen ein angenehmer, nicht so verbissener und strenger Zeitgenosse, und vielleicht lernen Sie auch die Schwachheit eines anderen zu respektieren.

Es ist ja keineswegs so, daß Sie sich auf Ihre Energie und Konsequenz etwas einbilden können, denn Sie haben sie ja nicht geschaffen. Sie sind von der Schöpfung dazu ausersehen, dieses Prinzip in die Welt zu tragen. Auch Sie sind das Werkzeug der Vorsehung, genauso wie ein anderer in seiner Schwachheit und Nachgiebigkeit. Jeder hat seine Mission, um diesen Ihnen gefallenden Begriff zu benützen. Sie haben die Ihre, ein anderer hat eine andere.

Wenn Sie mehr Abstand gewonnen haben, können Sie erkennen, daß auch im Prinzip der Unvollkommenheit, der Nachgiebigkeit, der Inkonsequenz ein Sinn liegt und daß Sie keineswegs das allgemeingültige Vorbild sind, sondern eben ein bestimmter Mensch unter allen anderen.

Bei einer solchen Einstellung werden Ihre Mitmenschen Sie leichter anhören können, weil Sie ihnen die Freiheit der Entscheidung und die Möglichkeit der Wahl lassen. Sie werden das Ihre mit der nötigen Vollkommenheit tun können, sich gleichzeitig aber darüber im klaren sein, daß es auch nur ein Steinchen im Mosaik des unerforschlichen Lebens ist, und Ihre Erkenntnisse nicht für der Wahrheit letzten Schluß halten.

Die harte Schale Ihrer Durchsetzung, die es Ihnen ermöglicht, ohne Rücksicht auf Verluste Ihr Ziel zu erreichen, wird durchlässiger sein für neue Erkenntnisse. Ihre Eingleisigkeit bringt Ihnen zwar in bestimmter Hinsicht große Erfolge, in anderen Bereichen läßt sie Sie jedoch verarmen. Es ist wichtig für Sie, in das Gleichgewicht zurückzufinden, nicht ständig im Zustand der Hochspannung zu verharren, sondern im lebendigen Rhythmus mitzuschwingen, nicht nur ein-, sondern auch auszuatmen. Wenn es Ihnen gelingt, die Scheuklappen Ihrer Überzeugung abzulegen, werden Sie sehen, wie vielfältig die Welt ist, und daß andere Menschen das Recht haben, ihren eigenen Weg zu gehen.

Sicherlich wird ein Heerführer von Ihrer Qualität im Kriege große Erfolge haben und ein Missionar seinen Glauben weit verbreiten, doch sind wir im Krieg oder alle Menschen Heiden? Gefällt es Ihnen wirklich, durch eine unberührte Wiese zu schreiten und Ihre Spuren in den zertretenen Gräsern wiederzufinden? Gefällt es Ihnen wirklich, Ihren Kindern Ihre Meinung und Ihren Perfektionismus aufgezwungen oder andere Menschen dazu gebracht zu haben, Ihnen nachzufolgen? Sind diejenigen, denen Sie das »Gute« aufgedrängt haben, glücklicher oder geht es ihnen besser?

Unter unseren Fehlern haben wir selbst am meisten zu leiden. Wenn Sie Ihre angeborene Stärke mißbrauchen, wird sie sich gegen Sie selbst kehren. Der Streß, die Unnachgiebigkeit, die Sie anderen entgegenbringen, wird auch Sie unterjochen. Die Überzeugungen, die Sie anderen aufzwingen, werden auch Sie versklaven. Das Unbehagen, das Menschen vielleicht in Ihrer Nähe haben, weil sie sich Ihrem Einfluß nicht entziehen können, wird auf Sie zurückfallen, weil Sie selbst nicht mehr frei und entspannt leben können, weil die Wiese, die Sie in Ihrem blinden Eifer niedergetreten haben, sich in Wirklichkeit in Ihrer eigenen Seele befindet.

Vervain nimmt Ihnen nicht die Kraft, aber es kann Ihnen helfen, sie sinnvoll, zum richtigen Zeitpunkt und an der richtigen Stelle, zu Ihrem eigenen Wohle und dem Ihrer Mitmenschen einzusetzen und dabei nicht zu vergessen, daß alles sein rechtes Maß haben muß.

Vine

Sie sind bekannt für Ihren starken Willen und Ihre festen Überzeugungen. Sie lieben es, Anweisungen zu geben und Menschen zu führen, weil Sie wissen, daß Sie recht haben. Oft genug hat sich in schwierigen Zeiten Ihre entschlossene, von keinerlei Selbstzweifel beeinträchtigte Art bewährt, wenn die anderen die Übersicht oder das Selbstvertrauen verloren hatten, denn Sie brauchen keine Bestätigung von außen, keine Diskussionen, keine Meinungsumfragen. Sie wissen, was zu tun ist und erwarten daher, daß es getan wird.

Ein Mensch wie Sie braucht *Vine,* aus der Blüte des *Weinstocks*. Denn es ist wahrscheinlich, daß ein Teil Ihrer Beschwerden aus Ihren Charaktereigenschaften resultiert. Sie neigen dazu, streng und unbeugsam, herrisch und tyrannisch zu sein, Ihren Führungsanspruch unbedingt durchsetzen zu wollen, Ihre Familie zu beherrschen, überall nur Befehle zu geben und von jedem zu erwarten, daß er sich Ihnen unterordnet.

Ihre angeborene Stärke zur Führerschaft ist dann zu Ihrer Schwäche geworden, weil Sie anderen Menschen ihr Recht auf freie Selbstentfaltung beschneiden und übersehen, daß auch Sie einmal unrecht haben können. Es hat zwar in der Menschheit immer Führungspersönlichkeiten gegeben, und sie werden auch in der Zukunft benötigt. Vor allem in Notsituationen, denen andere Menschen nicht gewachsen sind, muß einer vorangehen. Aber es heißt nicht umsonst: Princeps inter pares – Führer unter Gleichberechtigten.

Wenn ihre Eigenart zur Unart geworden ist, tyrannisieren Vine-Menschen im Kleinen und Großen, je nach ihren Möglichkeiten. Dabei fühlen sie sich aber im Recht, weil sie zu wissen glauben, daß die anderen schwächer oder dümmer sind. Bereits kleine Kinder können ihrer Familie mit ihrem unbeugsamen Willen, mit der kompromißlosen Erwartung, daß ihre Wünsche ausgeführt werden, zum Problem werden. Und meist geben sie auch in ihrem späteren Leben die Rolle des Haustyrannen nicht auf.

Es wird Ihnen vielleicht schwerfallen zuzugeben, daß Sie ein Tyrann sind. Vielleicht gefällt es Ihnen besser, wenn Sie als dominante Persönlichkeit bezeichnet werden, denn das könnten Sie ja sein: ein Mensch, der seine großen Fähigkeiten mit Respekt und Liebe den anderen zur Verfügung stellt, wenn sie sie brauchen; ein Lehrer, der auf seine Schüler mit Freundlichkeit und Nachsicht eingeht und dem es nicht um eine Autoritätsrolle geht, sondern darum, daß sie unter seiner Anleitung frei und selbständig werden. Solange er aber auf ihre Kosten seine Machtgelüste auslebt, solange er herrschen muß, werden sie unter dem ständigen Druck keine gerade Entwicklung nehmen können und entweder zu aufsässigen Rebellen oder angepaßten Duckmäusern werden. Auch Eltern sind in diesem Sinne Lehrer. Sie sollen ihre Kinder zu aufrechten und selbstverantwortlichen Menschen erziehen, sollen ihnen alle Möglichkeiten geben, sich ihrer Anlage entsprechend zu entwickeln, nicht aber ihnen durch ihr Autoritätsgehabe ein schlechtes Beispiel geben und ihnen ihre Ansichten aufzwingen.

Wirkliche Autorität braucht sich nicht in Herrschaftsansprüchen auszuleben. Gerade weil sie über den Kleinlichkeiten steht, benötigt sie sie nicht. Vine wird es Ihnen, da Sie die Anlage dazu haben, ermöglichen, Ihre »Führungsrolle« auf humane Weise zu erfüllen, nicht in der Erwartung unbedingten Gehorsams oder in der Ausnützung Ihrer großen Kraft. Ein Mensch wie Sie muß sich ständig in Frage stellen und auch zulassen können, daß andere es tun. Er ist in seinen Überzeugungen oft so eingemauert, so unbeweglich, er ist so darauf eingestellt, die Unfähigkeiten seiner Mitmenschen aufzuspüren, daß er den Blick in den Spiegel vergißt oder vielmehr: nicht für nötig hält.

Er verliert den lebendigen Kontakt zur Umwelt, weil er, statt sich menschlich mit ihr auseinanderzusetzen, nur von ihr fordert. Das mag in extremen Notsituationen vielleicht angebracht sein, zum Beispiel in Katastrophen oder Kriegen, wenn alle anderen den Kopf verloren haben oder wenn ein Spezialist benötigt wird. In diesem Falle geht es ja auch nur ums Überleben. In normalen Zeiten dagegen müssen alle das Recht zur eigenen Entfaltung bekommen, ja ihre Selbständigkeit muß sogar gefördert werden, damit die Notsituationen gar nicht erst eintreten können.

Wenn Sie es schaffen, sich selbst zu erkennen und daraufhin Vine nehmen, werden Sie nicht nur feststellen können, wie sich Ihre Beschwerden bessern – die häufig etwas mit Starre, Unbeugsamkeit oder Druck zu tun haben –, sondern Sie können beobachten, daß Sie auf einmal auch die Meinung Ihrer Mitmenschen beachten. Sie werden sich innerlich immer mehr von der Parole »Maul halten und Befehl ausführen!« distanzieren, und Ihre Umgebung wird das mit Aufatmen registrieren. Ihre Freunde, falls Sie noch welche haben, werden wieder auftauchen, weil Sie sie nicht mehr mit Ihren Überzeugungen traktieren oder mit Ihren Forderungen unter Druck setzen.

Das Leben ist gekennzeichnet von der Vielfalt. In unserer Welt existieren die unterschiedlichsten Phänomene, Meinungen und Richtungen. Doch, in menschlicher Begrenztheit, neigen wir dazu, Kategorien aufzustellen, nach »gut« und »böse«, »richtig« und »falsch« zu beurteilen. Das ist insofern angebracht, als wir auf diese Weise unserem Leben eine Gestalt geben, ein Staatswesen aufbauen oder eine Maschine konstruieren können, denn in der Beschränkung auf ein bestimmtes Prinzip kann es uns gelingen, aus der indifferenten Masse aller Möglichkeiten ein bestimmtes Phänomen Form gewinnen zu lassen. Unser Leben bewegt sich ständig zwischen den beiden Extremen Geist und Materie, Erstarrung und Bewegung, Form und Auflösung, Beschränkung und Universalität.

Es gibt Menschen, die in ihren Lebensäußerungen relativ indifferent sind, die weder eine feste Überzeugung noch eine stabile und eindeutige Existenz haben, die allem gegenüber offen und beeindruckbar sind. Dagegen haben Menschen mit einer festen Meinung und klaren Prinzipien in der Regel auch eine entsprechende Lebensform. In unserer menschlichen Welt können sie Erfolge oder unvergängliche Werke vorweisen. Während jene weich und offen sind, erscheinen diese verschlossen und hart. Beides hat seine Berechtigung, aber keines darf ins Extrem ausarten. Sonst wird der formlose, weiche Mensch sein irdisches Leben nicht bewältigen und bezugslos umherirren, und der festgelegte und eindeutige Mensch wird in der Unbeweglichkeit seiner Überzeugungen und Erkenntnisse erstarren und seine Lebendigkeit verlieren.

Als Vine-Mensch brauchen Sie mehr Beweglichkeit und einen erweiterten Horizont. Dann können Sie Ihre Fähigkeiten segensreich in die menschliche Gemeinschaft einbringen. Mehr als jeder andere müssen Sie sich darauf kontrollieren, ob Sie nicht wieder Ihrem Hang zum Beherrschen und Schulmeistern, zur Forderung nach Gehorsam und Ausführung Ihrer Anweisungen erlegen sind. Wenn Sie versuchen, sich darüber klarzuwerden, ob die von Ihnen so unabdingbar vertretene Überzeugung wirklich die einzig mögliche ist, werden Sie fast immer feststellen, daß auch andere Standpunkte berechtigt sind.

Wenn Sie erkannt haben, daß sich in unserer Welt alles gleichzeitig auf einer unendlichen Anzahl von Ebenen abspielt, aus der Sie sich eine einzige ausgewählt und die in ihr liegende Gesetzmäßigkeit als allgemeinverbindlich erklärt haben, werden Sie sich bemühen, auch von anderen Kenntnis zu nehmen. Natürlich kann und soll niemand seine Eigenart, die in seinem inneren Gesetz verankert liegt, aufgeben, aber jeder Mensch muß sich seiner Beschränktheit und Einseitigkeit bewußt sein. Gerade Sie brauchen diese Erkenntnis besonders dringend, weil Sie dazu neigen, sich zum Mittelpunkt zu machen und andere Menschen in ihrer Lebensentfaltung zu beschneiden.

Nehmen Sie Vine und belächeln Sie sich selbst in Ihrem Übereifer, Ihrer festen Überzeugung, Ihrem Dominanzbedürfnis. Werden Sie zum nachsichtigen Lehrer, zum verständnisvollen Freund, zum großzügig-vorbildlichen Erzieher oder zur mitmenschlichen Führungspersönlichkeit. Befreien Sie sich – und damit auch Ihre Mitmenschen – aus der Sklaverei Ihrer festen Meinungen, von denen Sie die anderen nicht einmal überzeugen wollen. Denn es kommt Ihnen ja nur darauf an, daß sie umgesetzt werden. Ihre Autorität wird dadurch nicht schwinden, sondern eine Ausdrucksform bekommen, die geschätzt statt gefürchtet wird.

Walnut

Jeder von uns hat seinen eigenen Weg zu gehen, und niemand kann uns sagen, wohin er führen wird. Doch gibt es Zeiten in unserem Leben, in denen wir dabei in Konflikt mit unserer Umwelt geraten, in denen uns der Einfluß seitens anderer Menschen oder widriger Umstände in unserer Selbstverwirklichung behindert. Solche Phasen können kurz und voll heftiger Spannungen sein, sie können sich aber auch über ganze Lebensabschnitte erstrecken. Wir können unter dem Einfluß eines Menschen, einer Gesellschaft oder eines Zeitgeistes leiden. Oft wissen wir, daß wir uns richtig entschieden haben und uns in einer wichtigen Entwicklung befinden. Aber in solchen Zeiten können wir unsicher und schwach gegenüber den äußeren Umständen sein, die uns dabei behindern.

Ob es nun die Eltern oder Erzieher sind, die Sie in eine bestimmte Richtung drängen oder von etwas abhalten, was für Sie wichtig ist, ob es ein übereifriger Freund ist, der Sie auf den richtigen Weg bringen will, ein Ehepartner, der Sie geistig unterdrücken oder an einer notwendig gewordenen Trennung hindern will, oder eine Gesellschaftsmoral, die Sie in Ihrer persönlichen Entfaltung behindert – unter all diesen Umständen brauchen Sie Kraft, um zur eigenen Überzeugung zu stehen und sich dem fremden Einfluß zu widersetzen.

Walnut, aus der Blüte des *Walnußbaums,* kann Ihnen die Kraft geben, Ihre Überzeugung gegen die äußeren Umstände im Leben durchzusetzen und sich in Ihrer persönlichen und notwendigen Selbstverwirklichung nicht beirren zu lassen. Es verleiht Ihnen ein »dickeres Fell«.

Normalerweise sollte es ja eine Selbstverständlichkeit sein, daß sich ein Mensch entsprechend seiner inneren Gesetzmäßigkeit entwickeln und entfalten kann. Wir alle sind Samen, die die kosmische Kraft, die wir auch Gott nennen, in diese Welt gestreut hat und aus denen sich ein lebendiges Wesen von ganz genau bestimmter Eigenart entwickeln soll. Was nicht in uns hineingelegt wurde, kann auch nicht herauskommen. Damit unser Leben aber einen Sinn hat, müssen wir unserem inneren Auftrag gerecht werden.

Und doch versuchen unsere Umwelt, die Eltern und Erzieher, Freunde und Vorgesetzte, die Nachbarn, die sogenannte öffentliche Meinung, die Kirchen und sonstige moralische oder praktische Ideologien ständig, uns von klein auf unter ihren Einfluß zu bringen. Sie wollen uns entweder zu unserem oder ihrem Besten bestimmte Lebensansichten und Verhaltensweisen nahebringen oder aufzwingen. So richtig das unter bestimmten technischen und sozialen Aspekten sein mag – meist ist die Behauptung, sie wollten ja nur unser Wohl, ein gedankenloses Lippenbekenntnis, denn da sie entweder handfeste Eigeninteressen im Auge haben oder von ihrer eigenen Auffassung zu sehr überzeugt sind, pflegen sie weit über das Ziel des Notwendigen hinauszuschießen.

Unter solchen Bedingungen geraten wir in den Konflikt zwischen unserer inneren Notwendigkeit und dem Zwang von außen. Soweit die guten Ratschläge, Gebote oder vielleicht Verbote unserem persönlichen Wohlergehen dienen, können wir sie ja akzeptieren, wenn auch oft nur unbewußt und gefühlsmäßig. Sie berühren uns dann nicht in unserem innersten Kern, dort, wo über Sein oder Nichtsein entschieden wird.

Geht der Fremdeinfluß aber zu tief, so trifft er unseren »Lebensnerv«. Dann beginnen wir zu leiden und uns zu wehren. Dann können Menschen zu Helden oder Rebellen, Märtyrern oder Neuerern werden, oder sie fallen in Existenzkrisen, an denen sie zugrunde gehen. Fast jeder von uns erlebt das im Laufe seines Lebens.

Das menschliche Leben verläuft in rhythmischen Phasen, von denen zum Beispiel die »Midlife-crisis« allgemein bekannt ist. Wir handeln in jüngeren Jahren aus anderen und weniger bewußten Motiven, als mit zunehmendem Alter. Was für den Zwanzigjährigen noch einigermaßen akzeptabel ist, hat für den Vierzigjährigen oft jeden Sinn verloren. Diese inneren Entwicklungsphasen müssen sich im äußeren Leben realisieren. Viele Menschen spüren zum Beispiel mit zunehmendem Alter, daß ihr Beruf oder ihre Ehe, aus der Unerfahrenheit der jungen Jahre gewählt, immer unerträglicher wird, weil die innere Notwendigkeit sie in eine ganz andere Richtung drängt. Vielleicht hätten weise Eltern sie von vornherein auf die richtige Bahn bringen können. Doch meist haben sie selbst alle Hände voll mit ihren eigenen Problemen zu tun.

Eines Tages wird Ihnen klar, daß Sie, wie das Küken aus dem Ei oder der Schmetterling aus der Puppe, ausschlüpfen müssen, damit Ihr Leben nicht seinen Sinn verliert oder damit es überhaupt einen bekommt. Das muß nicht immer so dramatisch empfunden sein und zu Zerreißproben führen, sondern kann sich in täglichen kleinen Erkenntnissen und Reaktionen äußern. Sie finden sich in einem Kokon, den die Umwelt in ihrer mannigfachen Beeinflussung gesponnen hat und gegen den Sie sich nicht gewehrt haben. Woher soll nun die Kraft kommen, ihn zu zerreißen? Vielen Menschen gelingt das zwar in einem Gewaltakt, der dann auch tatsächlich allerlei zerreißt, viele jedoch brauchen hierfür eine Hilfe. Mancher Mensch hat Glück und findet sie im Verständnis eines anderen, der ihn fördert und unterstützt, doch es ist ein mühsamer Weg, der sich oft über Jahre erstrecken kann.

Walnut kann Ihnen die nötige Kraft geben. Es läßt Sie in Ihren Überzeugungen sicherer werden und die Notwendigkeit zur Selbstverwirklichung mit der erforderlichen Klarheit erkennen. Es stärkt Ihre Abwehrkraft gegenüber den äußeren Behinderungen, befreit Sie von falschen Skrupeln und läßt Sie den Egoismus oder die Unvernunft der meisten Gegenargumente erkennen.

Wenn Sie fühlen, daß Sie sich aus dem geistigen Einfluß Ihrer Eltern befreien müssen, um ein freier und selbstverantwortlicher Mensch zu werden; wenn Sie erkannt haben, daß Sie Ihre Ehe verlassen müssen, weil Sie sie unter Umständen geschlossen haben, die Sie heute nicht mehr gutheißen können, und weil Sie fühlen, daß sie eine Zwangsverbindung geworden ist; wenn Sie Ihren Beruf wechseln wollen, weil er Sie in seiner Sinnlosigkeit krank macht, oder auch wenn Sie irgendwie das Gefühl haben, Sie müßten Ihr Leben ändern, weil es Sie zerstört, statt Sie aufzubauen, dann nehmen Sie Walnut. Auch wenn es um weniger existentielle Fragen geht, sondern Ihr Körper naturbedingt in eine neue Phase tritt, wie zum Beispiel Pubertät oder Klimakterium, kann Ihnen Walnut helfen.

Gleichzeitig können Sie, wenn Sie sich beobachten, feststellen, wie sich Ihr Blick und Ihr Verständnis erweitern, wie Sie die Worte von Menschen verstehen können, die Ihnen wohlwollen und nicht in den eigenen Egoismen und Unklarheiten befangen sind, oder wie Sie an manches Problem anders herangehen können. Vielleicht bekommen Sie einen Zugang zu Ihrer inneren Stimme, die Ihnen Ihre Aufgabe mitteilt. Sie können dann erkennen, falls Sie es nicht schon längst getan haben, daß unsere üblichen Wertmaßstäbe in der Regel versagen, weil sie an vordergründigen Interessen ausgerichtet sind.

Nicht nur der bedeutende Staatsmann, Philosoph, Held oder Künstler hat seine Mission, sondern jeder von uns in seiner Weise. Warum der eine dazu berufen ist, große Erfindungen zu machen oder aufsehenerregende Leistungen zu erbringen, der andere aber dazu, sein Leben in Unauffälligkeit und Stille, in der Pflege eines Menschen, eines Gartens oder einer privaten Kunst zu verbringen, entzieht sich unserer Kenntnis. Aber eines (und das ist das Wichtigste daran!) können wir wissen: daß keine Aufgabe, kein Leben in der höheren Ordnung, aus der wir alle stammen, einen Vorrang hat, daß keines wertvoller ist als das andere, weil jedes seinen spezifischen Sinn hat.

Solange es uns gelingt, unser Leben so zu leben, wie es aus seinem inneren kosmischen Gesetz angelegt ist, erfüllen wir unsere Aufgabe und haben ihm den höchsten Wert gegeben. Doch auch dieses »Gelingen« ist kein statischer Zustand. Es ist nicht mit einem errungenen Titel zu vergleichen oder einer bestandenen Prüfung, auf der wir uns dann ausruhen oder die wir vorweisen können, sondern es ist eine Leistung, die täglich von neuem erbracht werden muß. Sie ist nicht durch den errungenen Erfolg gekennzeichnet, sondern durch das ernsthafte Bemühen darum.

Unser Leben hat ja kein Ziel. Es gibt keine Station, auf der wir uns ausruhen können, auch wenn wir immer wieder glauben, alles werde anders und besser, wenn wir eine bestimmte Etappe erreicht hätten. Es ist eine Wanderung, deren Ziel in jedem Augenblick erreicht ist, in dem wir unserem inneren Gesetz, unserer inneren Stimme oder unserer Mission folgen.

Das sollten wir bedenken, wenn wir versuchen, andere Menschen in eine Entwicklung oder Lebenssituation zu zwingen oder zu »erziehen«. Je bewußter wir unserer selbst werden, je klarer wir unser eigenes Lebensgesetz erkennen können, desto unmöglicher wird es uns, andere von ihrem Gesetz abzubringen. Walnut läßt uns zu uns selbst finden und verhindert gleichzeitig, daß wir unsere eigene Unfähigkeit zu einem sinnvollen und erfüllten Leben an unseren Mitmenschen ausleben. Erst wenn wir uns selbst das Recht auf Selbstverwirklichung zugestehen, können wir es bei anderen nicht nur dulden, sondern sogar fördern.

Water Violet

Sind Sie ein Mensch, der gern einen gewissen Abstand von seinen Mitmenschen hält, seine Probleme in aller Stille mit sich selbst abmacht und es nicht mag, wenn andere sich in seine

Angelegenheiten einmischen? Lassen Sie Ihre Mitmenschen deswegen ebenfalls in Ruhe und respektieren ihr Recht auf Selbstverwirklichung? Haben Sie dabei oft das Gefühl, ihnen irgendwie überlegen zu sein – in Ihrem Wissen, Ihrer Einsicht in das Leben, Ihrer abgeklärten oder auch vornehm wirkenden Art, Ihrer Herkunft oder Ihrer Weisheit? Lehnen Sie es gleichzeitig aber ab, diese Ihre Überlegenheit auf Kosten anderer auszuleben und sie damit zu beherrschen? Haben Sie bei all diesen Eigenschaften aber doch manchmal das Gefühl, isoliert oder einsam zu sein oder Kontaktschwierigkeiten zu haben?

Water Violet, aus der lila Blüte der *Sumpfwasserfeder,* ist Ihr Mittel. Es kann Sie beweglicher und kontaktfähiger machen, Sie aus Ihrer inneren Isolation befreien und gleichzeitig die daraus entstandenen körperlichen Beschwerden, die oft durch eine gewisse Verkrampftheit hervorgerufen werden, bessern.

Menschen wie Sie sind innerlich unabhängig und führen ihr eigenes Leben. Sie brauchen Distanz, damit ihr inneres Gleichgewicht nicht gestört wird, denn sie befürchten, daß die etwas törichte, instinktlose oder unausgeglichene Art ihrer Mitmenschen es beeinträchtigen könnte. Es würde Ihnen nie einfallen, Einfluß auf andere zu nehmen, und Sie wehren sich entschieden, wenn diese es bei Ihnen versuchen. Ihre ausgeglichene, abgeklärte und selbstbeherrschte Art führt oft dazu, daß man Sie insgeheim bewundert, aber gleichzeitig in Ihrer Gegenwart etwas gehemmt wird.

Sie haben zwei Stärken: Ihre innere Überlegenheit und Lebenseinsicht einerseits und Ihre Toleranz und Selbständigkeit andererseits. Doch, wie immer, besteht die Gefahr, daß diese Eigenschaften ihr rechtes Maß verlieren. Dann entstehen Stolz, Überheblichkeit und falsche Vornehmheit, Kontaktschwäche, Einsamkeit oder sogar Gefühlskälte.

Vielleicht sind Sie wirklich anderen Menschen überlegen, fähiger oder weiser, vielleicht auch nicht. Menschen wie Sie haben jedenfalls das Gefühl, etwas Besonderes zu sein, was sich dann in Ihrem ganzen Gehabe und Ihrer Erscheinung ausdrückt. Ob Sie nun mit außergewöhnlichen Fähigkeiten ausgestattet sind oder ob Sie sich das nur einbilden – die Gefahr ist groß, daß Sie vergessen, daß kein Mensch Grund zum Stolz hat. Was wir haben und können, ist ja nicht unser Verdienst, denn wir sind das Werkzeug einer unbegreiflichen Kraft.

Ob Sie eine vornehme Herkunft, außergewöhnliche Schönheit, einen überragenden Verstand oder sonst eine besondere Fähigkeit haben – wenn Sie sich etwas darauf einbilden, verderben Sie es. »Dummheit und Stolz wachsen auf einem Holz« heißt es mit Recht. Nur aus mangelnder Selbsteinsicht können wir auf uns oder unsere Leistungen stolz sein und uns damit über unsere Mitmenschen zu erheben versuchen.

Stolz ist der Mißbrauch eines göttlichen Geschenkes. Wir wollen damit Macht gewinnen, aus der heraus wir uns andere unterwerfen oder vom Leibe halten können. Stolz benötigt Bewunderer, und er zerstört die unschuldige Selbstverständlichkeit jeder außergewöhnlichen Eigenschaft. Er bedeutet den Versuch, Schöpfer zu sein statt Geschöpf. Er baut Hierarchien auf und trennt uns von unseren Mitmenschen.

Wenn Sie sich in dieser Hinsicht einmal die Frage stellen, werden Sie heute vielleicht doch die Relativität Ihrer Werte besser erkennen können. Sie behaupten vielleicht, daß es Ihre Bewunderer waren, die Sie auf das Podest gehoben oder in die besondere Rolle gedrängt haben, daß sie Ihnen den Heiligenschein verliehen oder Ihre vornehme Stellung aufgebaut hätten. Doch sind Sie wirklich unschuldig daran oder haben nicht auch Sie das Ihre dazu getan – durch Ihre Art, bestimmte Erklärungen oder Verhaltensweisen? Haben Sie sich nicht gerne in Ihre Position drängen lassen? Es würde ja nur an Ihnen liegen, wieder herabzusteigen und die Legende zu zerstören, die sich um Sie gewoben hat. Sie könnten statt dessen Ihren Mitmenschen das Gefühl vermitteln, daß auch sie ihren gleichberechtigten Wert besitzen, statt auf subtile Weise den eigenen zu überhöhen.

Stolz ist eine unmenschliche Eigenschaft. Er zeigt, daß wir unser Mensch-Sein vergessen haben und uns darüber erheben wollen. Er ist eine Täuschung, denn er erweckt den Eindruck, als seien wir die Urheber unserer Eigenschaften oder Leistungen. Er hindert uns daran, freundschaftlich zu denken, reden oder handeln und baut eine Barriere zwischen uns und den anderen auf. Stolz ist eine künstliche und unehrliche Haltung, denn wer aus der Selbstverständlichkeit seines inneren Gesetzes sein, vielleicht außergewöhnliches, Leben lebt, hat es nicht nötig, sich in der Anerkennung seiner Mitmenschen zu spiegeln und erst aus ihren Ovationen ein Gefühl für den eigenen Wert zu bekommen. Stolz ist das Zeichen für ein mangelndes Selbstwertgefühl, denn er versucht, außen etwas zu ersetzen, was innerlich fehlt. Sie können in ihm eine persönliche Schwäche erkennen, und vielleicht ruft das in Ihnen den Wunsch nach Änderung wach.

Wenn wir unser Leben so führen, wie es unserem inneren Gesetz entspricht, haben wir keine Veranlassung, stolz zu sein. Es wird seinen Sinn aus sich selbst, aus dem Wert des uns vom Schicksal vorgeschriebenen Weges beziehen, und das wird uns davon befreien, nach Bewunderung und Anerkennung (und sei es nur durch uns selbst) zu suchen. Stolz schneidet uns von unserem eigenen Wertgefühl ab.

Sie sind von Natur aus in der Lage, das Außergewöhnliche zu repräsentieren. Es könnte sich in Ihrer Unabhängigkeit, Ihrer selbstverständlichen Sicherheit dem Leben gegenüber oder einer gewissen Weisheit äußern. Es ist eine Ihrer Aufgaben, diese Werte zu repräsentieren.

Doch wenn Sie feststellen können, daß Sie sich der Verlokkung von Stolz und Überheblichkeit, Einbildung, Eitelkeit oder Vornehmheit nicht widersetzen konnten, könnte das für Sie jetzt der Anlaß sein, sich noch einmal in Frage zu stellen. »Objektiv« werden Sie sicherlich einiges aufzuweisen haben, doch wird es wirklich nicht von Ihnen zu kleinlichem Eigennutz mißbraucht? Fühlen Sie sich selbst auf diesen Abwegen wohl? Sie können nämlich feststellen, daß Ihre vornehme Reserviertheit ein Glashaus um Sie errichtet hat, das den Kontakt zu Ihren Mitmenschen beeinträchtigt – und Ihre zweite Stärke, die darin liegt, Toleranz und freilassenden Abstand zu wahren, ist dann ebenfalls entartet.

Zwar erscheinen Sie tolerant, weil Sie jeden nach seiner Art leben lassen und anderen nicht Ihre Meinung aufdrängen.

Aber was bedeutet Ihre Toleranz in Wirklichkeit? Ist sie nicht nur ein Spiegelbild Ihrer eigenen Distanz, nur der Ausdruck dafür, daß Sie selber in Ruhe gelassen und nicht persönlich berührt werden wollen? Liegt in ihr nicht auch eine Unfähigkeit, nämlich die, direkten menschlichen Kontakt aufzunehmen? Sie selber finden es angenehm, wenn man Ihr Territorium nicht betritt, und deshalb vermeiden Sie es bei anderen.

Solange Ihre Distanz ihren Sinn erfüllt, das heißt: den Freiraum für Ihre persönliche Entwicklung schafft, hat sie ihren Sinn. Wenn sie aber aus einer Angst vor anderen Menschen gespeist wird, weil Sie zum Beispiel bestimmte unangenehme Erlebnisse noch nicht bewältigt haben, ist sie zu Ihrer Schwäche geworden. Sie leben dann innerhalb der Mauern, die Sie errichtet haben. Zwar werden diese von niemandem überstiegen, aber sie sind gleichzeitig Ihr Gefängnis. Das wird Sie einsam machen.

Leiden Sie manchmal darunter? Vielleicht merken Sie, wie schwer es Ihnen fällt, einem anderen Menschen in brüderlicher Gleichberechtigung die Hand zu reichen, und vielleicht möchten Sie es lernen, weil Sie wissen, daß wir nicht nur als Individuum unser eigenes Gesetz verwirklichen, sondern auch in der menschlichen Gemeinschaft überpersönliche Funktionen haben. Vielleicht vermissen Sie auch das warme Gefühl, das der einfache menschliche Kontakt erzeugt – wie Sie es noch bei Ihrem Hund erleben? Ihre Einsamkeit trägt Kälte in sich.

Water Violet kann Ihnen helfen, wieder zum rechten Maß zurückzufinden. Sie werden natürlich Ihre Eigenart nicht ablegen können und sich jetzt mit allen Menschen wahllos verbrüdern, denn das ist ja nicht Ihre Aufgabe, aber Sie werden doch Ihren eigenen Wert in einem anderen, Sie nicht über andere erhebenden Sinne erkennen können. Sie werden Ihre natürlichen Eigenschaften in einem höheren und dabei unschuldigeren Sinn repräsentieren können. Sie werden erkennen, daß die liebevolle und selbstverständliche Anerkennung Ihrer Mitmenschen mehr wert ist als die distanzierte und unterwürfige Verehrung, die Ihnen Ihre Reserviertheit einbringt. Ihr Weg wird weiterhin der Ihre sein, aber er wird Sie nicht in die Einsamkeit führen, und Ihr Hochmut, der Ihre menschlichen Qualitäten beeinträchtigt hat, wird wie eine schwere Last von Ihnen abfallen.

White Chestnut

Kennen Sie Zustände, in denen Sie nicht mehr Herr Ihrer Gedanken sind, in denen sie sich unaufhörlich in Ihrem Kopf drehen, ohne zu einem Resultat zu führen und Sie unfähig machen, sich auf etwas zu konzentrieren? Sie tauchen immer wieder auf, sogar nachts. Sie rauben Ihnen die Ruhe und beschäftigen Sie unaufhörlich. Ihr Denken führt zu keiner Erkenntnis und keiner Handlung. Sie können sich weder auf Ihre Arbeit konzentrieren noch sich richtig Ihres Lebens erfreuen. Es ist immer wieder das gleiche, ohne Ende.

Meist sind es unerwartete Ereignisse oder Probleme, deren geistige Bewältigung uns nicht gelungen ist und über die wir nachgrübeln. Wir wälzen bestimmte Gedanken, Spekulationen oder Befürchtungen hin und her, grübeln und sinnieren, doch ohne Erfolg. Wir versuchen, Situationen zu rekonstruieren, um sie in Gedanken besser zu lösen, als es uns in der Realität gelungen war. Wir beschäftigen uns mit einer Frage, ohne eine Antwort zu finden, wiederholen innerlich immer wieder bestimmte Worte, Sätze oder Musikstücke. Unser Geist arbeitet pausenlos, so daß ihn von außen kaum noch etwas erreichen kann. Statt einen Fortschritt zu erzielen, treten wir auf der Stelle.

Wenn Sie sich in einem solchen Zustand befinden, nehmen Sie *White Chestnut,* aus der Blüte der *Roßkastanie*. Es kann Sie vom Terror Ihrer unerwünschten Gedanken oder fixen Ideen befreien und Ihnen die Herrschaft über Ihr Denken zurückgeben.

Der White-Chestnut-Zustand ist normalerweise vorübergehend und pflegt dann aufzutreten, wenn es uns nicht gelingt, eine bestimmte Problematik konsequent zu Ende zu denken, wenn wir an einem bestimmten Punkt hängenbleiben und unser Verständnis versagt. In diesem Zustand sind wir dann nicht in der Lage, die Vielfalt unseres Wissens und Denkens so zu koordinieren, daß wir daraus für unser Leben profitieren können. Es ist, als ob alle von außen kommenden Informationen abgeschirmt wären und unser Denken nur aus dem wenigen bestände, das wir da in uns hin- und herwälzen.

In extremen Fällen kann so etwas bis zur Besessenheit führen. Dann kann sich ein Mensch nicht mehr von seiner fixen Idee trennen und verliert seine Lebensfähigkeit. Er vernachlässigt die Notwendigkeiten seines täglichen Lebens, verwahrlost oder verunglückt sogar. Auch die Fanatiker leiden unter diesem Zustand, denn auch sie haben nur noch eines im Kopf, egal, welche Folgen es hat. Sie können die Vielfalt des Lebens nicht mehr wahrnehmen und anderes gelten lassen.

Wenn Sie White Chestnut brauchen, ist Ihr Denken nicht über einen bestimmten Punkt hinausgekommen. Sie stellen Fragen und lassen es dabei bewenden. Der innere Monolog, die Überlegung, wie man etwas hätte anders machen können, oder was sich alles ergeben könnte oder was jemand gemeint hat – dieses Gespräch ohne Partner kann zu nichts führen, denn in Wirklichkeit suchen Sie ja gar nicht nach der Antwort. Sie sind wie ein Kind, das stets dasselbe fragt, ohne auf die Antwort zu hören, weil es Ihnen tatsächlich um etwas anderes geht. Die Antwort jedoch könnten Sie finden, wenn Sie sich bemühen würden, ein Gespräch zu beginnen.

Doch wir vermeiden es ja tunlichst, das Problem mit den Menschen zu besprechen, die uns die Antwort geben könnten, oder weichen vor der eigenen Antwort aus. Wir sperren den Gedanken, der da in uns aufgestiegen ist, ein. Weder treten wir in Kommunikation mit der Außenwelt, um auf diese Weise aus dem Denken Leben werden zu lassen, indem wir es im Gedankenaustausch mit anderen Menschen erweitern und bereichern, ein Problem auch von anderen Seiten sehen lernen und das Gefängnis unserer Ichbezogenheit sprengen, noch suchen wir den Kontakt zu uns selbst. Wir werfen die Frage auf, verzichten aber auf die Beantwortung.

White Chestnut hilft Ihnen, die Blockade zu durchbrechen, so daß Sie erkennen können, daß jeder Gedanke zu Ende gedacht und jede Frage beantwortet werden muß. Ob das nur in der Auseinandersetzung mit der Umwelt gelingt oder ob die Antwort in Ihnen liegt und Sie sich an die schwere Arbeit des Denkens und Erkennens machen müssen, läßt sich nicht grundsätzlich entscheiden. Es hängt von jedem Menschen und jeder Situation ab. Unser Denken ist nun einmal darauf angelegt, auf der Basis unserer Wahrnehmungen Bewußtsein zu entwickeln und unsere jeweilige Lebenssituation irgendwie zu verstehen. Es ist ein ständiger Prozeß, den wir Wachstum nennen. Er hat kein Ziel und kein Ende, solange wir leben.

Wenn Sie sich ihm aber entziehen, die Möglichkeiten Ihres Denkens und der Kommunikation mit Ihrer denkenden Umwelt nicht ausschöpfen, geraten Sie in die Stagnation. Sie können dann höchstens noch die gleiche Frage stellen, die gleichen Gedanken produzieren, aber Sie verlernen, weiterzugehen.

White-Chestnut-Zustände treten nicht von ungefähr auf. Wenn Sie sich gut beobachten, werden Sie feststellen, daß sich in der jetzigen Situation eine grundsätzliche Tendenz verstärkt und Ihnen merkbare Schwierigkeiten bereitet. Es ist Ihre Gewohnheit, auf konsequente Kommunikation mit der Umwelt zu verzichten und Ihre Gedanken und Meinungen zurückzuhalten. Darin liegt zwar die Möglichkeit, daß Sie lernen, Probleme alleine zu lösen, aber auch die Gefahr, daß Ihr Denken einseitig wird und nicht mehr wächst. Zu dieser Gewohnheit ist dann die innere, unbewußte Weigerung getreten, an einem bestimmten Punkt konsequent weiterzudenken, weil Sie unterbewußt wissen oder befürchten, daß dahinter eine unangenehme Wahrheit auf Sie wartet.

Es ist eine Frage der Disziplin und Ihrer Bereitwilligkeit, über diesen Punkt hinauszugehen, damit Sie die gezeugten Gedanken auch gebären können. Versuchen Sie einmal, von dem Punkt aus, an dem die Schallplatte immer wieder in dieselbe Rille springt, weiterzugehen. Versuchen Sie, mit einem Gesprächspartner oder mit sich selber den nächsten sich ergebenden Gedanken zu verfolgen und die nächste Frage zu stellen. Begnügen Sie sich nicht damit, immer das gleiche zu wiederholen, worüber Sie dann obendrein unglücklich sind. Halten Sie den Gedanken fest, zwingen Sie ihn, sich zu erkennen zu geben. Versuchen Sie herauszubekommen, was Sie in Wirklichkeit wissen wollen und welches Ihr Problem ist, denn manche Fragen und Gedanken haben nur die Funktion, von einer wichtigeren Problematik abzulenken.

Fragen Sie zum Beispiel nicht, wie Sie eine Situation hätten besser durchstehen können, welches Argument besser und welche Antwort schlagfertiger gewesen wäre, denn das nützt Ihnen hinterher nichts mehr. In Ihren Gedanken werden Sie dann nur auf der Stelle treten. Wenn Sie aber den Teufelskreis durchbrechen und sich fragen, was Ihnen die Situation über Sie selbst mitgeteilt hat, was Sie daraus erkennen und für Ihre persönliche Entwicklung nützen können, dann können Sie sofort den neuen Gedanken aufnehmen und verfolgen. Wenn Sie auf dem Weg zu sich sind, werden Sie feststellen, daß er Sie an einen Punkt führt, an dem die Peinlichkeit auf Sie wartet, und Sie werden sehen, daß viele Ihrer Gedanken nur der Ablenkung davon dienen.

Oder versuchen Sie einmal, an gar nichts zu denken. Nicht jede Situation läßt sich rational erfassen, für manches fehlt uns das Verständnis oder die Erfahrung. Doch die wichtigen Erkenntnisse pflegen aus der Tiefe des Unbewußten aufzusteigen, um dann vom Verstand in Bewußtsein verwandelt zu werden. Wenn Sie keinen klaren Gedanken fassen können, dann geben Sie das Nachdenken einfach ganz auf. Beobachten Sie nur noch, welche Gefühle oder inneren Bilder dann erscheinen, wie von selbst und ohne Ihr bewußtes Zutun. Gönnen Sie sich eine schöpferische Pause. Sie werden erstaunt sein, was sich dann tut, welche kreative Kraft durch Ihr ständiges logisches und festlegendes Denken unterdrückt wurde. Gedanken, Einfälle, Träume und Erkenntnisse lassen sich durch nichts erzwingen, sie sind Boten und Mitteilungen aus einer Dimension, die sich unserem bewußten Zugriff entzieht. Sie kommen über uns, steigen auf oder fallen uns ein.

Sie sind Ausdruck unserer transzendenten Seite; und sie sind es, die unser Leben in Wirklichkeit steuern und einem unbekannten Ziel entgegenführen. Wenn Ihr Denken wieder in der Tiefe Ihrer Seele wurzeln kann, wird es sich erheben und Sie die eigentlich wichtigen Bereiche Ihres Lebens erkennen lassen.

Wild Oat

Sie sind mit Ihrem Leben nicht zufrieden, weil Sie nicht wissen, was Sie tun sollen. Sie haben Ihre Berufung noch nicht gefunden. Sie würden sich gerne engagieren, etwas beginnen, was Sie sinnvoll finden – aber was? Sie haben viele Fähigkeiten, haben vielleicht schon manches versucht, meistens sogar mit äußerlichem Erfolg, denn Sie sind flexibel. Doch Sie haben nicht das Gefühl, Ihrer Bestimmung gerecht zu werden. Sie brauchen etwas, worin Sie Ihre Kraft, Ihre Begeisterungsfähigkeit und Ihre Begabungen entfalten können. Sie sind auf der Suche nach Selbstverwirklichung, nach dem Sinn Ihres Lebens.

Nehmen Sie *Wild Oat* aus der Blüte der *Waldtrespe*. Es kann Ihnen dabei helfen. Wenn die Unzufriedenheit und die Unschlüssigkeit verschwunden sind, werden sich auch die daraus entstandenen körperlichen Beschwerden bessern, denn unter den jetzigen Umständen kann Ihr Organismus ja nicht aus dem vollen funktionieren.

Sie haben ganz recht, daß Sie sich nicht mit dem Nächstbesten, dem Oberflächlichen oder dem faulen Kompromiß zufriedengeben, denn es geht ja um nichts Geringeres als um Ihr Leben. Wenn Sie in ihm keinen Sinn finden, sich nicht für etwas einsetzen können, das Sie erfüllt und befriedigt, wird Ihre ganze Existenz, Ihr Fühlen, Denken und Handeln von der Frustration verdorben sein. Sie mögen ja vielleicht äußerlich erfolgreich sein, und Ihre Freunde werden Sie wahrscheinlich nicht verstehen. Doch während sie Ihnen die Vorteile Ihres Lebens vor Augen führen – vielleicht das gute Einkommen, die soziale Anerkennung, die Sicherheit oder den geringen Arbeitsaufwand –, drehen sich Ihre Gedanken um die Frage: Wie komme ich aus meinem jetzigen Leben heraus? Welchen Weg soll ich einschlagen? Wie geht es weiter?

Wild Oat wird Ihnen diese Frage natürlich nicht beantworten, aber es kann Sie in die Lage versetzen, zu sich selbst zu finden, denn das ist es ja, was Sie brauchen: ein Gefühl für sich selbst, für das innere Gesetz, dem sich kein Mensch entziehen kann. Es äußert sich in Ihren Begabungen und Vorlieben, Ihren Bedürfnissen und Frustrationen. Es ist Ihre innere Stimme. Unser heutiges Leben ist jedoch so eingerichtet, daß wir ihr kaum Gehör schenken können. Um in der Welt der Maschinen ein funktionierendes Teil sein zu können, müssen wir unsere Individualität weitgehend ablegen und uns der Konformität der Massengesellschaft einordnen, damit sie uns leben läßt.

Sie aber haben erkannt, daß es so nicht weitergehen kann. Sie wollen Ihrem Leben einen Wert geben und fühlen, daß es nicht genügt, etwas zu tun, sondern daß hinter jedem Tun Ihre ganze Existenz steht, daß alles der bewußte Ausdruck Ihres Lebensverständnisses sein muß. Niemand kann sagen, wieso gerade Sie zu den Menschen gehören, die sich der Notwendigkeit eines sinnerfüllten Lebens nicht entziehen können, denn es gibt ja genügend Menschen, die sich mit der Oberflächlichkeit und Leere abgefunden haben oder vielleicht abgestumpft sind.

Wir sind keineswegs so frei, wie es oft behauptet wird. Unser Leben verläuft unter festgelegten Bedingungen, die wir nur wenig ändern können, und wir gestalten es aus unserer inneren Notwendigkeit heraus. Unsere Bedürfnisse, unsere Vorlieben, die Begabungen und Unfähigkeiten – alles liegt ja fest, und aus ihnen ergeben sich unsere meisten Motive. Ebenso können wir unser Bewußtsein nicht beliebig verändern, Gefühle oder Gedanken aus freier Schöpfung entstehen lassen. Wenn wir es genau betrachten, stellen wir fest, daß alles irgendwie miteinander verzahnt und verwoben ist, daß unsere Gedanken »kommen« und unsere Gefühle »entstehen«, und daß es auch nicht unser persönliches Verdienst ist, wenn unser Bewußtsein einen bestimmten Grad erreicht. Sicher, ein wenig liegt schon in unserer Macht, und darin besteht ja unsere Aufgabe. Wir müssen die uns gegebenen Möglichkeiten bis zum Rand ausschöpfen, alles tun, was wir (in unserer menschlichen Beschränktheit) können. Wenn wir uns darum mit allen Kräften bemühen, bekommt unser Leben einen Sinn.

Sie befinden sich an einem Punkt, an dem das Leben etwas von Ihnen fordert: daß Sie zu sich selbst finden, sich Ihrer persönlichen Aufgabe, die in Ihren Fähigkeiten, Interessen und Möglichkeiten umrissen ist, bewußt werden und Ihr Bestes geben. Ob Sie dazu noch besser zu jener übergeordneten Kraft finden müssen, die sich in Ihnen und durch Sie ausdrückt, die Ihr Selbstverständnis bestimmt und in Wirklichkeit auch Ihr inneres Gesetz darstellt, oder ob Sie sich mehr in der menschlichen Dimension verwirklichen müssen, in der Selbstverständlichkeit Ihres praktischen Lebens, kann niemand außer Ihnen wissen.

Wir sind ja nie in der Lage, die innere Situation eines Menschen nachzuvollziehen. Es gibt zwar allgemein-menschliche Anhaltspunkte für eine gewisse Verständigung, doch in der Hauptsache ist alles, was wir von einem anderen zu wissen glauben, die Spiegelung unserer eigenen Vorstellungen. Wir können von unserer Umwelt nur das erkennen, wozu wir aufgrund unserer inneren Struktur eine Resonanz haben, so wie wir auch nur Töne hören können, die in unserem Frequenzbereich liegen. Daher ist es weitgehend unmöglich, jemandem zu sagen, auf welche Weise er sich verwirklichen kann. Die vielen gutgemeinten Ratschläge, die Manipulationen oder Pressionen seitens der Eltern und Erzieher, die groß angelegten sozialen Programme und sonstigen Weltverbesserungen sind weitgehend ungeeignet, der hochspezialisierten Individualität eines Menschen Rechnung zu tragen.

Um Ihren eigenen Weg gehen zu können, müssen Sie zu sich selbst gefunden haben. Ihre Suche bedeutet den ersten Schritt. Sie haben begonnen, sich in Frage zu stellen, vielleicht vorerst nur in Ihrer Tätigkeit, vielleicht aber auch schon in Ihrer ganzen Persönlichkeit. Die äußeren Umstände sind der Ausdruck der inneren Zustände. Beides geht Hand in Hand. Ob Sie von innen nach außen oder von außen nach innen gehen, bleibt sich gleich. Es liegt in Ihrer persönlichen Struktur. Aber jedesmal, wenn Sie einen Schritt in der Bewußtwerdung gemacht haben, verändert sich alles. Eine (für Sie) sinnvolle Tätigkeit wird Ihr Bewußtsein erweitern, und ein erweitertes Bewußtsein wird sich in Ihrer Tätigkeit ausdrücken.

Der Sinn unseres Lebens liegt in jedem noch so kleinen Detail, in jedem Gedanken, jedem Gefühl, jeder Handlung, jedem Augenblick. Wenn es in unbewußter Harmonie mit unserem inneren Gesetz steht oder aus seiner Bewußtheit heraus entstanden ist, erfüllt es seine Aufgabe. Es vermittelt uns das zufriedene Gefühl, auf dem richtigen Weg zu sein. Deshalb können wir auch in jedem kleinen Detail die nötigen Erkenntnisse finden.

»Wer sucht, der findet« heißt es. Sie, der Sie auf der Suche sind, haben schon viel gefunden. Hoffentlich haben Sie es bemerkt, denn unser Leben hat ja kein bestimmtes Ziel, es ist eine Wanderung, ein ewiges Fließen. Wir kommen nie an, und doch sind wir, solange wir unseren Weg gehen, angekommen. Seien Sie deshalb nicht unzufrieden, weil Sie das gewünschte Ziel noch nicht erreicht haben und weil sich noch nicht alles für Sie geklärt hat. Ihre Frustration kostet nur Kraft, sie hilft Ihnen nicht. Dagegen motiviert Sie die Erkenntnis, daß Sie den Rahmen Ihrer Möglichkeiten noch nicht ausgeschöpft, Ihr Terrain noch nicht ganz abgeschritten haben, daß Sie mit halber Kraft laufen oder Zeit mit Nebensächlichkeiten vergeuden, zu echter Leistung.

Wie gesagt, jedes Detail spiegelt sich im Ganzen, jede Nachlässigkeit im Nebensächlichen, jede »Ausnahme« von Ihrer inneren Gesetzmäßigkeit entfernt Sie von sich selbst und findet ihren Niederschlag auch in der großen Linie Ihres Lebens. Wir können uns niemals entrinnen. Unsere Notwendigkeiten, aber auch unsere Verstöße gegen uns selbst verfolgen oder begleiten uns ständig. Sie können nicht sinnlos handeln und dann erwarten, daß Ihr Leben einen Sinn hat.

Solange wir unsere Fehler unbewußt machen, bleiben auch die Folgen außerhalb unseres Bewußtseins. Wenn Ihnen aber die Notwendigkeit einer Änderung oder eines Neuanfangs klar geworden ist, wird sich Ihr ganzer Tagesablauf darin niederschlagen.

Natürlich ist kein Mensch unfehlbar. Die schönen Vorsätze sind größtenteils Theorie, und unsere Erkenntnisse verblassen vor der Macht der Gewohnheit. Daran zeigt sich aber, daß sie eben noch keine wirklichen Erkenntnisse sind. Unser zu allem bereiter Geist hat sie akzeptiert, doch der Rest unserer Persönlichkeit, der Körper, die Gewohnheiten, die psychische Struktur, hinken hinterher. Nur was wir leben, in unserer Ganzheit und Bewußtheit, hat Gewicht und Realität. Es ist ein äußerst mühsamer Prozeß, der von täglichen Rückfällen und Verzögerungen gekennzeichnet ist, denn wir könnten es gar nicht ertragen, wenn sich alle unsere »Erkenntnisse« plötzlich in die Wirklichkeit umsetzen würden. Wir müssen den Wachstumsprozeß des Lebens durchlaufen.

Sie haben sich auf den Weg gemacht. Ihre Unzufriedenheit ist der erste Schritt. Vielleicht ergreifen Sie bald einen Beruf, den Sie »eigentlich« schon immer wollten, vielleicht begeben Sie sich auf einen neuen, sinnvollen Lebensweg oder finden erst jetzt innerlich zu einer Lebenssituation, in der Sie sich schon lange, aber ohne innere Klarheit, befanden. Wild Oat kann Ihnen dabei helfen, den Schleier der Unklarheit zu heben und zu sich selbst zu finden.

Wild Rose

Zu welcher Sorte Mensch gehören Sie: zu denen, die die Schwierigkeiten des Lebens als Herausforderung betrachten und sich darum bemühen, sie zu überwinden, die aktiv und einsatzfreudig, unermüdlich und unternehmungslustig sind, oder zu denen, die leicht resignieren, die kein besonderes Interesse daran haben, zu kämpfen und ihre Probleme zu lösen, die eher dazu neigen, alles so zu nehmen, wie es kommt, und es dabei zu belassen? Sind Sie antriebslos oder leben Sie ohne Ziel und Zweck in den Tag hinein und finden in der aktiven Gestaltung Ihres Lebens keinen rechten Sinn?

Dann nehmen Sie *Wild Rose* aus der rosa Blüte der *Heckenrose*. Denn Sie sind in einem Zustand, der Sie krank machen wird – wenn er es nicht bereits getan hat. Wild Rose kann Ihnen heraushelfen, wenn Sie wollen. Hoffentlich können Sie das noch, denn es besteht die Gefahr, daß Sie sich mit Ihrem Zustand schon »angefreundet« haben.

Es ist eine Ihrer persönlichen Stärken, daß Sie sich mit dem Unabänderlichen ohne Klagen abfinden können. Es kann große Weisheit darin liegen, wenn ein Mensch keine aussichtslosen Kämpfe führt. Aber da wir normalerweise von höheren Einsichten meist weit entfernt sind, kann man annehmen, daß es sich hier nur um die Kehrseite der Medaille handelt. Was im positiven Falle weise Ergebenheit in das unabänderliche Schicksal ist, bedeutet im negativen Falle Resignation, Antriebslosigkeit und Verweigerung gegenüber dem Leben.

Wild Rose kann Sie daraus befreien. Es wird Sie natürlich nicht grundsätzlich ändern können, aber es kann Ihre ungenützten Möglichkeiten erschließen. Es ist wie der Prinz im Märchen, der die verwunschene Prinzessin aus dem Zauberschlaf erweckt, in ihr bleiches Gesicht Farbe und in ihre bewegungslosen Glieder Leben bringt.

Vielleicht befinden Sie sich in einer unerfreulichen Lebenssituation und treiben nun einfach so durch den Tag, resigniert und ohne Klagen. Vielleicht haben Sie eine langdauernde Krankheit innerlich akzeptiert und sich mit der Erklärung getröstet, daß sie zum Beispiel erblich sei und man nichts gegen sie unternehmen könne. Sie klagen ja nicht, Sie sind nicht verbittert, Sie nehmen es einfach wie eine Selbstverständlichkeit hin.

Aber erinnern Sie sich einmal an Zeiten, in denen Sie eine andere Lebenseinstellung hatten. Wissen Sie noch, wie es ist, wenn man aktiv am Leben teilnimmt und in der Auseinandersetzung mit ihm wächst? Irgendwann müssen Sie ja in Ihren jetzigen Zustand gekommen sein. Unter irgendwelchen Umständen muß die Resignation Sie überfallen haben. Wild Rose wird Sie auf der Suche nach der Antwort unterstützen.

Sie haben recht, es hat keinen Sinn zu klagen, denn dadurch ändert sich nichts. Aber sich einfach allen Einflüssen willenlos zu überlassen, bringt Sie auch nicht weiter. Das Leben muß ein Aufbauprozeß sein, es muß Sie wachsen lassen. Resignation dagegen ist der erste Schritt zu Verfall und Tod. Jede Pflanze sucht mit allen ihr zur Verfügung stehenden Mitteln den Weg zum Licht, alles hat eine Richtung oder Tendenz, alles Lebendige ist Bewegung und Entfaltung. Wenn wir den in uns liegenden Kräften keine Chance geben, sich zu verwirklichen, verliert unser Leben seinen Sinn, und wir beginnen, uns aufzulösen.

Das widerstandslose Hinnehmen aller Widrigkeiten kann eine sehr hohe menschliche Qualität darstellen, aber auch nur Resignation, das heißt Zerfall, bedeuten. Wir können zwar versuchen, alle Widerstände aufzugeben und auf alles zu verzichten, um in eine andere Dimension menschlicher Erkenntnis vorzustoßen. Doch bevor wir daran denken können, unsere menschliche Beschränktheit hinter uns zu lassen, müssen wir zuerst einmal unsere »normalen« Möglichkeiten ausgelotet und ausgelebt haben. Sonst ist alles reiner Wahn.

Das bedeutet auch, daß wir in der Lage sein müssen, auf die täglichen Forderungen unseres Lebens lebendig und konstruktiv zu reagieren. Es bedeutet, daß wir wach und aufmerksam unsere Fähigkeiten und Erkenntnisse erweitern müssen. Jedes Problem muß darauf untersucht werden, ob es (jetzt oder später) lösbar ist, und nur vor dem Unmöglichen dürfen wir kapitulieren. Erst wenn wir alle unsere Möglichkeiten ausgeschöpft haben, dürfen wir die Hände in den Schoß legen und das weitere den höheren Kräften überlassen.

Es ist richtig, sich nicht über die Wirklichkeit zu beklagen, denn das kostet nur Kraft – doch auch hier kommt es auf die Motivation an. Nur wer aus höherer Einsicht auf das Klagen verzichtet, hat die Wahrheit, nicht aber, wer sich nur deshalb alles wortlos gefallen läßt, weil er zu antriebslos und desinteressiert ist.

Warum sind Sie in die Resignation geraten, warum »hängen Sie herum«? Wahrscheinlich wissen Sie es nicht. Denn sich darüber klar zu werden und die innere Spur aufzunehmen, ist eine schwere Aufgabe, die Kraft und Einsatz erfordert. Und gerade das fehlt Ihnen. Vielleicht aber ist doch noch nicht alles in der trüben Flut falscher Schicksalsergebenheit versunken, sondern das Gefühl, sich in einem Abbauprozeß zu befinden, noch einigermaßen klar. Fühlen Sie sich wohl in Ihrer Rolle? Haben Sie nicht doch noch ein bißchen den Wunsch nach aktiver, selbstverantwortlicher Lebensgestaltung, nach Aufbau?

Wild Rose kann ihn wieder wecken, Ihnen wieder Appetit auf das Leben machen und die irgendwann verlorengegangene Fähigkeit, es aktiv zu gestalten, zurückgeben.

Solange wir unbewußte und unentwickelte Menschen sind, ziehen wir es vor, den scheinbar leichten und bequemen Weg zu gehen. Doch er führt uns nicht aufwärts. Wir verbrauchen auf ihm unsere Kraft, statt sie in der bewußten Anstrengung wachsen zu lassen. Es ist im Moment bequem, alles laufen zu lassen, und jeder von uns hat sich schon in diesem Zustand befunden. Aber das Leben geht weiter und an uns vorbei. Aus der kleinen Nachlässigkeit ist dann am Ende vielleicht ein Berg geworden, den wir eines Tages wieder abtragen müssen.

Wenn Sie resignieren, stecken Sie den Kopf in den Sand. Sie leiten einen Zersetzungsprozeß ein, der Ihre ganze Existenz betrifft: Ihr Körper verliert seine Abwehrkraft, seine Beweglichkeit und Leistungsfähigkeit, Sie sinken in Ihrem sozialen Leben ab und geraten ins Abseits, und Ihr menschliches Wachstum, das Sie eines Tages über den Tod hinausführen soll, findet nicht statt. Wir alle erliegen immer wieder der Versuchung, uns treiben zu lassen, »abzuschalten« und zu resignieren. Doch wir sollten uns bereits gegen die Anfänge wehren. Wenn wir ausspannen oder uns unserem Schicksal hingeben, darf es nicht ins willenlose Sich-Hängen-Lassen ausarten. Schicksalsergebenheit muß der Ausdruck einer tiefen Einsicht in die menschliche Existenz sein. Dann macht sie nicht unfähig, das Leben zu bewältigen.

Wenn Sie ein Mensch sind, der Wild Rose braucht, sind Sie bereits ein Stück von sich selbst entfernt. Ihre Nachgiebigkeit und Fähigkeit, sich ins Unvermeidliche zu fügen, hat sich gegen Sie gekehrt und Ihnen die Lebensfreude und -kraft geraubt. Lassen Sie sich zurückführen.

Willow

Sind Sie verbittert? Fühlen Sie sich benachteiligt oder schlecht behandelt? Haben Sie Grund, sich über einen Menschen oder bestimmte Lebensumstände zu beklagen? Sind Sie mit Ihrem Leben unzufrieden, weil es Ihnen einen wichtigen Wunsch nicht erfüllt? Haben sich die Dinge nicht so entwickelt, wie Sie es gerne gehabt hätten? Können oder wollen Sie etwas, was das Leben Ihnen gebracht hat, nicht akzeptieren?

Sie sollten *Willow* nehmen, aus der Blüte der *Weide*. Sie kann Ihren Zustand ändern. Zwar kann sie nichts ungeschehen machen oder Ihre Situation manipulieren, aber sie kann Sie in die Lage versetzen, sie anders zu sehen. Denn es sind ja nicht die äußeren Umstände, unter denen Sie zu leiden haben, sondern es ist die Haltung, die Sie dazu einnehmen. Ihre Depression, Ihre Verbitterung und Ihr Haß sind aus Ihnen selbst entsprungen. Die äußeren Umstände sind in Wirklichkeit nur die Auslöser dafür, denn falls Sie sich überwinden könnten und einen anderen Standpunkt einnähmen, würde Ihnen alles in einem anderen Lichte erscheinen. Wir leiden stets unter uns selbst, unter unseren eigenen negativen Gefühlen, dem Haß, der Unzufriedenheit, der Verbitterung, der Trauer, der Eifersucht, dem Neid, der Habgier, der Ablehnung, und daran werden wir auch krank. Wir selbst produzieren das Gift, an dem wir dann ersticken.

Versuchen Sie einmal, wenn wieder ein negatives Gefühl kommt (vielleicht ist es auch ständig in Ihnen), ehrlich zu erkennen, was es bedeutet. Sie werden feststellen, daß es Ihnen deswegen schlecht geht, weil Sie nicht bereit sind, sich mit etwas abzufinden. Sie stehen innerlich auf dem Standpunkt, daß

Sie eigentlich einen Anspruch auf etwas Besseres hätten und daß es Ihnen vorenthalten wird. Sie beklagen sich darüber, daß man Ihnen eine Ungerechtigkeit angetan oder einen Wunsch nicht erfüllt hat. Ihre Verbitterung ist stets dadurch gekennzeichnet, daß Sie das Recht auf Ihrer Seite zu haben glauben. Mit sicherem Blick erkennen Sie sofort, wo ein Mensch oder das Schicksal Ihnen unrecht getan hat und wo Sie zu kurz gekommen sind. Ihre Fähigkeit, Ungerechtigkeiten zu erkennen, hat nur einen Schönheitsfehler: Sie sehen den sogenannten Balken im eigenen Auge nicht. Denn die Grundlage Ihres Urteils haben Sie selbst geschaffen.

Das Leben jedoch läßt sich nicht davon beirren; es nimmt seinen Lauf, ob es uns paßt oder nicht. Es zwingt uns, sowohl hinsichtlich unserer Person als auch unseren Ansprüchen realistisch zu sein. Nichts ist stärker als die von ihm geschaffene Wirklichkeit. Ihr müssen wir uns unterordnen, denn was jetzt, in diesem Moment ist, läßt sich nicht mehr ungeschehen machen.

Wenn Sie deswegen aber verbittert oder beleidigt sind, hilft Ihnen das überhaupt nicht weiter. Weder können Sie auf diese Weise etwas rückgängig machen, noch die Qualität Ihres Lebens verbessern. Der einzige Effekt besteht darin, daß Sie zu leiden haben, und zwar unter Ihrem eigenen negativen Gefühl. Wenn Sie Ihre natürliche Fähigkeit zu kritischer Beurteilung anders einsetzen würden, ginge es Ihnen besser. Willow hilft Ihnen, Ihr Leben mit anderen Maßstäben zu beurteilen. Es kann Sie aus der Fessel Ihrer menschlichen (darf man sagen: kleinlichen?) Vorstellungen befreien. Wenn man die Gerechtigkeit am eigenen Nutzen mißt, ist die Haltung natürlich recht einfach, denn dann ist alles, was uns nicht paßt, ein schreiendes Unrecht.

Doch hier müßte die Frage auftauchen, wer denn der Missetäter ist. Daß man das Schicksal, die unbestimmbaren Umstände nicht persönlich haftbar machen kann, ist klar, und dennoch tun wir es oft genug, denn wir brauchen einen Prügelknaben, mit dessen Hilfe wir von uns ablenken können. Das ist ja der Vorteil, wenn wir jemanden beschuldigen können: Die Frage danach, wieweit wir die unangenehme Situation selbst verursacht haben, taucht gar nicht erst auf. Deswegen nehmen wir jede Gelegenheit wahr, andere zu beschuldigen, wenn wir in Schwierigkeiten geraten sind. Von ihnen verlangen wir, daß sie sich ändern, Abbitte leisten oder zu Kreuze kriechen. Eigenes Verschulden jedoch scheidet aus.

Wir gefallen uns in der Rolle des ungerecht Behandelten und machen es uns leicht. Wir hadern mit dem Schicksal oder Gott und merken gar nicht mehr, wie schlecht uns das bekommt. Wenn sich das Blatt aber tatsächlich zu unseren Gunsten wendet, dauert es nicht lange, bis wir wieder einen Grund gefunden haben, uns zu beschweren.

Willow kann Ihnen helfen, sich aus diesem Zustand zu befreien und sich gleichzeitig einzugestehen, daß in Ihrer Haltung etwas grundsätzlich Falsches liegt. Ihr Gerechtigkeitssinn, Ihre Fähigkeit zu kritischem Urteil bekommt dann einen anderen, realistischeren Maßstab. Sie können erkennen, daß es eine höhere Macht gibt, die darüber entscheidet, was richtig oder falsch, gerecht oder ungerecht ist, und die uns unwissende Menschen auf oft seltsamen Wegen durchs Leben führt. Wir können nur schwer die Erkenntnis akzeptieren, daß wir stets das bekommen, was uns zusteht. Aber oft genug haben wir es nachträglich dann doch eingesehen. Unser Leben verläuft nach einem geheimnisvollen, aber nicht sinnlosen Gesetz. Alles was uns widerfährt, ist ihm untergeordnet.

Auch unser ungerechter Mitmensch hat in Wirklichkeit nicht frei gehandelt, sondern mußte seinem inneren Gesetz folgen. Wir beschuldigen ihn zwar, wenn er nicht unserem Vorteil gedient hat, aber wenn wir uns zu fragen beginnen, wie es dazu kommen konnte, werden wir unweigerlich auch unsere eigene Rolle untersuchen müssen. Und wenn wir ganz ehrlich sind, müssen wir uns doch eingestehen, daß auch dieses Unrecht, unter dem wir so leiden, nicht ohne unser Zutun entstanden ist.

Der Zustand, in dem wir Willow brauchen, bedeutet, daß wir in eine Sackgasse geraten sind. Sie können das besonders gut fühlen, wenn Sie mit Ihrem Schicksal hadern. Merken Sie nicht, daß Sie in einer solchen Haltung keinen Schritt vorwärts machen können? Es bleibt Ihnen nur eines, wenn Sie sich besser fühlen wollen: den eigenen Standpunkt zu ändern und die Situation so zu akzeptieren, wie sie nun einmal ist.

Das heißt ja nicht, daß alles auch in Zukunft so bleiben muß, wie es ist – aber der erste Schritt zu einer Änderung muß von Ihnen ausgehen, denn die Realität wird Ihnen diesen Gefallen nicht tun. Wenn Sie wieder klar zu sehen und frei zu fühlen gelernt haben, können Sie versuchen, bestimmte Fehler nicht mehr zu machen, woraus sich automatisch eine Änderung Ihres Lebens ergibt. Ihre Erkenntnis muß aber bis in die Tiefe Ihrer Lebenseinstellung gehen, denn dort ist das Übel ja entstanden.

Vielleicht können Sie dann besser verstehen, warum alles so kommen oder warum jemand Ihnen unrecht tun mußte. Vielleicht können Sie sogar erkennen, daß sich Ihnen damit Wege und Möglichkeiten aufgetan haben, auf die Sie sonst nie gekommen wären. Vielleicht gibt Ihnen Willow (abgesehen von einer Besserung Ihrer körperlichen Verfassung) ein Gefühl für jene höhere Gerechtigkeit, nach der unser Leben abläuft. Dann könnten Sie anders urteilen und Ihren Scharfblick dazu einsetzen, größere Zusammenhänge zu erkennen und sich über die Kleinlichkeit der menschlichen Vorstellungen und Wünsche, die sich ohnehin ständig ändern, zu erheben.

Willow will Sie mit Ihrem Schicksal aussöhnen, wie auch immer es aussehen mag. Solange Sie sich beklagen, sind Sie unglücklich. Wollen Sie die Welt nicht positiv sehen können, egal wie die Situation ist? Können Sie sich nicht von der seltsam schmerzhaften Lust Ihrer Verbitterung trennen?

Vielleicht gelingt es Ihnen dann auch, Gott (falls dieser Begriff eine Bedeutung für Sie hat) vom Anspruch freizusprechen, daß er Ihre Wünsche, Forderungen oder Gebete erfüllen solle. Vielleicht, oder besser: hoffentlich, können Sie dann erkennen, daß alles auch seine gute Seite hat und daß es nur bei uns liegt, sie zu sehen. Falls Sie sie aber jetzt nicht erkennen können, hätten Sie schon viel gewonnen, wenn Sie sich mit Ihrem Schicksal zufrieden geben könnten, im Vertrauen darauf, daß alles in höheren Händen liegt, und im Wissen, daß unser Urteilsvermögen die kleine menschliche Dimension nie wird übersteigen können.

Fragebogen

zur schnellen Ermittlung der in Frage kommenden Mittel

Welche der folgenden Eigenschaften trifft auf Sie zu oder welche Eigenschaft möchten Sie gerne loswerden?

Wählen Sie etwa zehn Fragen aus, die Ihnen am wichtigsten erscheinen. Anhand der Kennziffer können Sie das entsprechende Mittel feststellen (am Ende des Fragebogens). Für jedes Mittel sind zwei Fragen angeführt. Die doppelt gefundenen sind die momentan wichtigsten (vorne nachlesen). Bedenken Sie aber bitte, daß dies nur eine erste, oberflächliche Auswahl sein und keineswegs das genaue Studium aller Mittel (siehe vorn) ersetzen kann. Mit der Zeit pflegen dann Eigenschaften ins Blickfeld zu treten, die man anfänglich für sich abgelehnt hat.

Ich halte mich genau an meine Prinzipien. (27)
Ich habe oft furchtbare Angst bei bestimmten Vorstellungen. (26)
Ich kann nicht mehr weiter, bin total überfordert. (11)
Ich tue viel für meine Lieben und möchte, daß sie bei mir sind. (8)
Ich bin ein ängstlicher Mensch. (29)
Ich bilde mir oft etwas ein, was nicht zutrifft. (2)
Ich mache mir ständig Sorgen um andere. (25)
Ich bin oft künstlich und verkrampft. (1)
Ich habe kein Vertrauen in meine eigene Meinung. (5)
Ich kann mich oft schwer zwischen zwei Alternativen entscheiden. (28)
Ich bin schnell verzagt und gebe bei Schwierigkeiten auf. (12)
Ich habe etwas erlebt, was ich innerlich noch nicht verkraftet habe. (29)
Ich muß toleranter werden. (3)

Ich habe keine Hoffnung mehr. (13)
Ich bin verbittert, weil man mich schlecht behandelt hat. (38)
Ich neige zu Perfektionismus und Übertreibung. (31)
Ich fange oft mehrere Sachen gleichzeitig an, habe zuviele Interessen. (28)
Der Tag oder eine Arbeit steht oft wie ein Berg vor mir. (17)
Ich bin auf der Suche nach meiner Berufung. (36)
Ich bin nicht geistesgegenwärtig genug und neige deshalb zu Panik. (26)
Ich gebe nie auf, wie groß die Schwierigkeiten auch sein mögen. (22)
Ich belehre andere gern. (32)
Mein Leben interessiert mich wenig, weil es mir zu wenig bietet. (9)
Meine Gedanken schweifen oft in die Vergangenheit. (16)
Mein Leben hat keinen Sinn, es frustriert mich. (36)
Ich gehe jedem Streit aus dem Wege. (1)
Ich brauche immer Gesellschaft, um mich aussprechen zu können. (14)
Ich habe die Tendenz, mich hängenzulassen. (37)
Ich bin kurz davor, durchzudrehen oder verrückt zu werden. (6)
Ich brauche innere Reinigung. (10)
Ich bin total erschöpft und schleppe mich so durchs Leben. (23)
Ich kann mich oft nicht von bestimmten Gedanken lösen. (35)
Ich werde oft aus heiterem Himmel von Traurigkeit überfallen. (21)
Meine Gedanken verlieren sich oft in Träumereien und Spekulationen. (9)
Ich gerate immer wieder in die gleichen Schwierigkeiten. (7)
Ich werde von bestimmten Gedanken oder Vorstellungen tyrannisiert. (35)
Ich gehe gerne meine eigenen Wege. (34)
Ich bin oft apathisch und antriebslos. (37)
Langsame Menschen gehen mir auf die Nerven. (18)

Meine Verzweiflung ist unerträglich. (30)
Ich werde oft von unerklärlichen Ahnungen oder Ängsten überfallen. (2)
Ich stehe gern im Mittelpunkt. (14)
Ich halte gern Distanz zu anderen Menschen. (34)
Ich kann mich nicht durchsetzen. (4)
Ich brauche ein dickeres Fell gegen äußere Einflüsse. (33)
Ich bin oft ohne eigentlichen Anlaß verstimmt und frustriert. (21)
Ich lasse mich zu leicht von meinem eigenen Weg abbringen. (33)
Ich bin oft gereizt oder wütend. (15)
Ich mache immer wieder die gleichen Fehler. (7)
Ich werde oft von anderen Menschen ausgenützt. (4)
Ich halte mich für weniger fähig als andere Menschen. (19)
Ich neige dazu, leicht ein schlechtes Gewissen zu bekommen. (24)
Bei mir muß immer alles so schnell wie möglich gehen. (18)
Ich habe kein Selbstvertrauen. (19)
Ich habe das Gefühl, daß meine Aufgabe übermenschlich ist. (11)
Ich ärgere mich oft über Kleinigkeiten. (15)
Ich lebe unter Umständen, die ich innerlich nicht verkraften kann. (29)
Ich habe immer das Gefühl, jemandem etwas schuldig zu sein. (24)
Ich sehe keinen Ausweg mehr; es ist zuviel! (30)
Es befriedigt mich, Schwierigkeiten zu überwinden. (22)
Ich bin kein Problemlöser. (12)
Ich habe ein sehr starkes Sauberkeitsbedürfnis. (10)
Ich fühle den Drang in mir, Dinge zu tun, die ich nicht gutheißen kann. (6)
Ich fürchte mich vor bestimmten Dingen oder Situationen. (20)
Meine schlechten Erfahrungen haben mich zum Pessimisten gemacht. (13)
Ich hadere mit meinem schweren Schicksal. (38)

Ich habe etwas verloren, was ich noch heute schmerzlich vermisse. (16)

Ich mag es nicht, wenn man undankbar zu mir ist. (8)

Ich fühle mich oft überfordert. (17)

Ich möchte gern auch anderen meine Erkenntnisse zugute kommen lassen. (31)

Ich weiß immer genau, was richtig oder zu tun ist. (32)

Ich weiß oft nicht, was ich tun soll, so daß ich andere um Rat frage. (5)

Nur eiserne Selbstdisziplin bringt mich voran. (27)

Ich möchte ein besserer Mensch werden und das Gute in der Welt fördern. (3)

Ich benötige dringend körperliche oder seelische Kraft. (23)

Ich neige dazu, mich selbstlos für andere aufzuopfern. (25)

Kennziffern der Mittel

1 Agrimony
2 Aspen
3 Beech
4 Centaury
5 Cerato
6 Cherry Plum
7 Chestnut Bud
8 Chicory
9 Clematis
10 Crab Apple
11 Elm
12 Gentian
13 Gorse
14 Heather
15 Holly
16 Honeysuckle
17 Hornbeam
18 Impatiens
19 Larch
20 Mimulus
21 Mustard
22 Oak
23 Olive
24 Pine
25 Red Chestnut
26 Rock Rose
27 Rock Water
28 Scleranthus
29 Star of Bethlehem
30 Sweet Chestnut
31 Vervain
32 Vine
33 Walnut
34 Water Violet
35 White Chestnut
36 Wild Oat
37 Wild Rose
38 Willow

II. Die Blütentherapie in der Praxis

Die praktische Anwendung der Blütentherapie

Interview mit der Zeitschrift *Das Neue Zeitalter*

Wie sind Sie als schulmedizinisch ausgebildeter Arzt zur Bachschen Blütentherapie gekommen?

Die Unzufriedenheit mit der allopathischen »Schulmedizin«, die sich meistens damit begnügt, Krankheitssymptome zu unterdrücken, zu manipulieren oder wegzuschneiden, die die Seele des Menschen vernachlässigt und nicht erkennt, daß eine Krankheit ein sinnvolles und letztlich heilsames Ereignis ist, hat mich auf die Suche nach menschenwürdigeren Therapien getrieben. Dabei stieß ich auf die natürliche Medizin, insbesondere die Homöopathie, die den kranken Organismus in die Lage versetzt, sich selbst zu heilen und dabei der seelischen Verfassung des Kranken besondere Aufmerksamkeit schenkt. Zur Bachschen Blütentherapie war es dann nur noch ein kleiner Schritt.

Ihr Konzept: *Nicht das Negative bekämpfen, sondern das Positive stärken!* faszinierte mich, und so setzte ich die Mittel zunächst in jenen Fällen ein, in denen ich mit anderen Therapien nicht weiterkam. Die Erfolge waren überzeugend: Da wurden zum Beispiel langjährig Depressive wieder zufrieden mit ihrem Leben; da konnten Patienten endlich ihre krankmachenden Konflikte lösen und ihr Leben ändern; da wurden stotternde, verhaltensgestörte oder überängstliche Kinder wieder normal.

Besonders erstaunt hat mich immer wieder das Notfallmittel *(Rescue Remedy),* das in manch gefährlicher Situation geradezu Wunder vollbrachte. Ich erinnere mich an einen durch einen rätselhaften Virusinfekt total gelähmten Kranken, der, künstlich beatmet, in der Intensivstation der Universitätsklinik lag. Die Ärzte hatten ihn aufgegeben. Die Angehörigen aber erreichten, daß man ihm stündlich einen Tropfen Notfallmittel gab, worauf er sich zum Erstaunen aller Beteiligten innerhalb weniger Wochen völlig erholte. Auch ich habe einmal die wohltätige Wirkung dieses Mittels am eigenen Leib erfahren, als ich mir bei einem Unfall einen Finger zerquetschte. Das *Rescue Remedy,* das ich stets bei mir habe, nahm mir nicht nur innerhalb weniger Sekunden die starken Schmerzen, sondern bewirkte auch, daß der Finger vollkommen verheilte; nicht einmal der Nagel ging verloren.

Für wen ist die Bachsche Blütentherapie geeignet? Braucht man einen besonderen geistigen oder spirituellen Hintergrund dafür?

Nein, das einzige, was man braucht, ist der unbedingte Wunsch, gesund zu werden. Das klingt so einfach und ist doch so schwer, denn es bedeutet unter anderem, daß man bereit sein muß, seine Krankheit aufzugeben und auf ihre Vorteile zu verzichten. Diese bestehen zum Beispiel darin, Mitleid und Selbstmitleid zu erregen, Zuwendung und Hilfe zu erzwingen, andere oder sich selbst zu quälen, sich zu rächen oder oft auch darin, sich »auf elegante Weise« seines Lebens zu entledigen, das einem oft so ungeheuer schwere Wahrheiten abverlangt. Man sollte sich darüber klar sein: Wer krank ist, will aus der mehr oder weniger unbewußten Tiefe seiner Seele heraus krank sein. Und nur der kann gesund werden, der kompromißlos bereit ist, das, was ihn krank macht, nämlich seine selbstverneinenden, lebensfeindlichen, unwahrhaftigen und zerstörerischen Einstellungen und Gewohnheiten, aufzugeben. Die Bachsche Blütentherapie ist hierfür hervorragend geeignet, weil sie die Selbsterkenntnis fördert und Kraft für die innere Wandlung gibt. Kinder sprechen darauf besonders gut an, weil sie noch nicht so tief in die Lebenslüge verstrickt sind wie die Erwachsenen und weil sie normalerweise noch einen starken Lebenswillen besitzen.

Wie finden Sie für jemanden die zur Zeit richtigen Blüten? Gehen Sie nach Ihrer Intuition oder der des Patienten vor, pendeln Sie, lassen Sie ihn die Stock-Bottles ziehen oder legen Sie Karten?

Ich richte mich nach dem Zustand und der Persönlichkeitsstruktur des Patienten, seinem körperlichen und vor allem dem psychischen Zustand. Dabei halte ich mich im wesentlichen an die von Bach gegebenen Beschreibungen der Mittel, die so klar sind, daß man kaum Fehler machen kann. Dieses Verfahren empfehle ich allen Selbstbehandlern. Natürlich spielt auch die Intuition eine große Rolle; doch das tut sie überall im Leben.

Eine besondere Stärke der Bachschen Blütentherapie ist die Förderung von Selbsterkenntnis und Bewußtheit. Diese spielen nur beim relativ unbewußten Kleinkind eine untergeordnete Rolle, bei Erwachsenen dagegen sind sie lebensentscheidend. Wer die Wahrheit über sich selbst nicht wissen will, kann nicht wirklich gesund werden; er kann höchstens seine Krankheit verdrängen und unerkennbar machen, bis sie eines Tages um so vehementer im Körper, der Seele oder den Lebensumständen hervorbricht.

Bei der Bestimmung eines Bachschen Mittels beginnt man immer mit dem, worunter man oder der Patient gerade leidet. Zum Beispiel: Trauer oder Wut. Dafür sind *Holly* oder *Mustard* passend. Dann fährt man fort mit der Frage: Warum ist das so? und findet vielleicht, daß man deshalb wütend geworden ist, weil man zu intolerant war, oder traurig ist, weil man wieder einmal Schuldgefühle entwickelt hat. Dann kann man *Beech, Vine* oder *Pine* nehmen. Wenn man in dieser Weise fortfährt, gerät man auf einen Weg ins Innere seiner psychischen Struktur und arbeitet mit der Zeit den größten Teil der achtunddreißig Mittel, in denen ja fast alle menschlichen Schwächen erfaßt sind, durch.

Anfangs ist man oft verwirrt, weil man nicht weiß, womit man anfangen soll, weil man feststellt, daß alle Mittel mehr oder weniger auf einen zutreffen. Dann sollte man sich überlegen, welcher Problemkomplex in diesem Augenblick im Vordergrund steht. Er ist es ja, der einen veranlaßt hat, nach einer Therapie zu suchen. Für diesen Komplex findet man meistens zwei bis vier Mittel. Mit ihnen beginnt man die Therapie und nimmt sie solange, bis sich die betreffende

Problematik aufgelöst hat und die nächste in den Vordergrund tritt.

Pendeln, Kartenlegen, Stock-Bottle-Ziehen oder ähnliche Verfahren, die die Bewußtwerdung umgehen, sind sicherlich nicht im Sinne von Dr. Bach. Ich rate ausdrücklich davon ab, auf diese Weise die Mittel zu bestimmen. Es geht darum, sich klarzuwerden, worin das eigene Problem – oder das des Patienten – besteht. Man muß wissen, wo man sich zu ändern hat, und natürlich muß man auch die einzelnen Mittel genau kennen und verstehen. Es ist hier wie überall im Leben: Ohne vollen persönlichen Einsatz ist nicht viel zu erreichen. Abgesehen davon, daß meistens dann gependelt wird, wenn man zu bequem ist, sich auf die mühsame Suche nach Bewußtheit zu machen, haben auch die allerwenigsten Menschen die Gabe hierzu.

Benützen Sie die Astrologie bei der Mittelsuche?

In meinem Buch ist auf diese Möglichkeit in einem speziellen Kapitel hingewiesen. Denn die Astrologie ist eine jederzeit überprüfbare, klare Wissenschaft (wenn auch unser Wissen darüber noch lückenhaft ist). Die astrologischen Gegebenheiten sind Gesetzmäßigkeiten unseres Lebens, wie Winter und Sommer, Vollmond und Neumond. Sie drücken sich sogar in der Erbmasse aus, so daß man sagen könnte, die Tierkreiszeichen »mendeln« sich durch die Familien. Aus langjähriger Erfahrung weiß ich auch, daß die meisten Krankheiten mit bestimmten astrologischen Phasen (Transiten) zusammenfallen, so daß man oft schon lange vorher entsprechende Krisenzeiten und ihre Dauer vorhersagen kann. Es heißt zwar, die Sterne übten einen gewissen Einfluß auf uns aus, ich meine aber, daß die astrologische Konstellation uns nicht beeinflußt, sondern eine Art Indikator, ein Parallelphänomen zur Gesetzmäßigkeit unseres Lebens darstellt und uns, ähnlich wie das EKG in die Funktion des Herzens, in die Zusammenhänge unseres Schicksals blicken läßt.

Das astrologische Bild ermöglicht es uns, die Persönlichkeit und das Schicksal eines bestimmten Menschen bis zu einem gewissen Grade zu entschlüsseln und innerhalb weniger Stunden Einsichten zu gewinnen, für die die Psychoanalyse Wochen und Monate braucht. Man muß dabei allerdings bedenken, daß der Mensch aus vielen Schichten besteht, die sich widersprechen können. Da es auffallende Parallelen zwischen den Bachschen Persönlichkeitstypen und den Tierkreisbildern gibt, kann man aus dem Horoskop recht gut die wichtigsten konstitutionellen Mittel erkennen.

Gibt es Anfangsschwierigkeiten bei der Therapie, zum Beispiel Verstärkung der Symptome oder Reaktionen? Und falls ja, was empfehlen Sie dann? Soll man die Mittel absetzen, die Zusammensetzung ändern oder einfach weitermachen?

Gelegentlich kommen, wenn die Mittel gut gewählt sind und stark wirken, gewisse Reaktionen vor, die jedoch ungefährlich sind. Erstverschlimmerungen wie bei der Homöopathie habe ich nicht gesehen, was nicht verwunderlich ist, denn die Bachschen Mittel sind keine homöopathischen Mittel. Sie sind eine Spezies für sich. Wenn sich etwas nach der Einnahme tut, so ist das ein Zeichen, daß die Gesundung einsetzt.

Man sollte aber, bevor man die Mittel deswegen verdächtigt, genau beobachten, was vor sich geht. Sehr häufig wehrt sich nämlich der Kranke – genauer gesagt: jener Teil seines Unterbewußten, der die Krankheit hervorrief und sie natürlich aufrechterhalten will – gegen ein gut wirkendes Medikament. Dazu bedient er sich allerlei triftiger Vorwände oder Scheinsymptome. Dieses Phänomen kennt jeder Therapeut. Man kann daraus erkennen, wie gering die Bereitschaft zur Gesundung tatsächlich ist. Andererseits gibt es auch Kranke, die – unabhängig von irgendwelchen Medikamenten – wieder gesund werden, und zwar allein deshalb, weil sie gesund werden wollen. In der Bibel heißt es dazu: »Dein Glaube hat dir geholfen.«

Eine besonders auffällige Reaktion habe ich immer wieder bei *Agrimony* beobachtet. Es ist das Mittel, das dem Menschen ermöglicht, seine Maske fallen zu lassen und das Theater zu beenden, mit dem er seine Umwelt – und natürlich auch sich selbst – täuscht. Unter dem Einfluß von *Agrimony* schmilzt ein Teil dieser Abwehr zusammen, und die eigentliche innere Problematik wird deutlich. Mancher fühlt sich dann so schwach, schutzlos und wehrlos, daß er die Behandlung abbricht. Ich pflege aufgrund dieser Erfahrung *Agrimony* mit *Walnut* zu kombinieren, denn dieses Mittel ermöglicht es dem Menschen, die verlorengegangene Künstlichkeit durch etwas Eigenes, nämlich seine wahre Persönlichkeit, zu ersetzen. Bei sehr ängstlichen Menschen kann man noch *Mimulus* hinzufügen.

Wieviele Mittel kann man gleichzeitig nehmen und über welchen Zeitraum?

Normalerweise nimmt man nicht mehr als sechs Mittel, weil man sonst den Überblick verliert. Ich empfehle, sich immer nur demjenigen Problem oder Persönlichkeitsmerkmal zuzuwenden, das sich spontan in den Vordergrund schiebt. Nur dieses kann bewußt verarbeitet werden. Was in den tieferen Schichten ruht, sollte man dort lassen, bis es so weit gereift ist, daß es in Form von Schwierigkeiten oder Krankheitssymptomen ins Bewußtsein tritt. Dann muß es beachtet und verarbeitet werden, damit es sich nicht zur schweren Krankheit oder Katastrophe steigert.

Die Bachschen Mittel unterstützen diesen Bewußtwerdungs- und Reifungsprozeß wie sonst keine andere medikamentöse Therapie. Dabei ist zwischen den Situationsmitteln und Konstitutionsmitteln zu unterscheiden: Die ersten sind eher für relativ oberflächliche Probleme geeignet und werden nur vorübergehend benötigt, wogegen die zweiten, die die eigentlichen Grundlagen des Erlebens und Reagierens sanieren, über Monate, teilweise sogar Jahre hinweg genommen werden sollten. Meistens kombiniert man bis zu drei Situationsmittel mit einem bis zwei Konstitutionsmitteln.

Gibt es Situationen, in denen die Bachschen Mittel keine Heilung bewirken?

Natürlich. Es wäre ja schlimm, wenn es eine Medizin gäbe, die alles und jeden heilen kann. Dann würde unsere ganze Welt aus dem Gleichgewicht kommen und entscheidende Entwicklungsschritte in unserem Leben ausfallen. Die Bachschen Mittel helfen, wie übrigens alle anderen Medikamente und Therapien auch, dann nicht, wenn der Gesundungswille zu schwach ist. Dieser läßt sich allerdings nicht aus dem üblichen Lippenbekenntnis des Kranken, daß er gesund werden wolle, erkennen, sondern aus der Gesamtbilanz seines Lebens. Was auch immer wir behaupten oder vortäuschen – unser tatsächliches Leben zeigt, ob es die Wahrheit ist oder nicht.

Wo liegen die Grenzen der Bachschen Therapie?

Juristisch gesehen ist die Grenze einer Therapie dann erreicht, wenn sie nicht mehr in der Lage ist, jenen Zustand, den man als krankhaft definiert hat, aufzuheben. Menschlich gesehen liegt sie dort, wo der Kranke sie selbst für sich zieht. Jeder muß und darf selbst entscheiden, ob er gesund werden, krank bleiben oder gar sterben will. Diesen mit oder ohne Worte ausgedrückten Wunsch sollte man respektieren. Dem einen erscheint es richtig, sein Leiden zu verdrängen oder sein Leben um jeden Preis zu verlängern; für den anderen ist seine schwere Krankheit eine Möglichkeit, zu sich selbst zu finden und seelisch zu wachsen; für einen dritten ist der Tod eine große Heilreaktion, die ihn von seinem hoffnungslos kranken Leben befreit und ihm eine neue Chance gibt.

Wenn auch das Bachsche Notfallmittel oft erstaunliche Wirkungen zeigt und in vielen Notsituationen, wie Herzinfarkt, Schlaganfall, Unfall, Verletzung, Selbstmordgefahr, Kreislaufversagen usw. mit Erfolg eingesetzt wurde, so ist doch der Therapeut gesetzlich dazu verpflichtet, Patienten mit schweren, akuten oder auf Dauer gefährlichen Krankheitszuständen die offizielle, schulmedizinische Behandlung zukommen zu lassen – wenn sie dies wünschen. Dabei hat es sich aber bewährt, die Bachschen Mittel parallel weiterzugeben.

Ist es einfach, die Mittel selbst herzustellen?

Zwar scheint die Herstellung der Bachschen Mittel sehr einfach zu sein, in Wirklichkeit aber gehört viel Fingerspitzengefühl und Sachkenntnis dazu, um eine gute Qualität zu erreichen. Es genügt nicht, einfach ein paar Blüten abzureißen, in eine Schale mit Wasser zu werfen und diese in die Sonne zu stellen. Der Zeitpunkt des Pflückens, die Wetterlage und die kosmische Konstellation spielen zum Beispiel eine große Rolle. Weiterhin kommt es darauf an, wie die Blüten gepflückt, arrangiert und später präpariert werden. Sicherlich wird es hier oder da jemanden geben, der es intuitiv richtig macht. Am besten jedoch nimmt man die auf dem Markt befindlichen bewährten Mittel.

Allgemeine Anregungen für Therapeuten

Die Bachschen Mittel sind zwar hervorragend für die Selbstbehandlung geeignet, doch erfordern sie eine relativ große Selbsterkenntnis und Ehrlichkeit, die bei den meisten Menschen an ihrem empfindlichen Punkt aufzuhören pflegen. Hier können dann professionelle Behandler (Ärzte, Heilpraktiker oder sonstige Heiler) neutral und hilfreich eingreifen. Durch ihre berufsmäßige Beschäftigung mit der Krankheit haben sie sich einen gewissen Überblick und Erfahrungen erworben, aus denen sie oft besser urteilen können als der Laie.

Grundsätzlich sollte sich jedoch jeder Behandler darüber im klaren sein, daß er in seinem Patienten auch sich selbst behandelt. In ihm kann er sich erkennen, auf seine Reaktionen muß er reagieren. Er muß die Resonanzen aufspüren, die der Patient mit seiner Krankheit bei ihm auslöst, und besonders selbstkritisch sein, wenn er seine Diagnosen stellt, denn in der Regel verfolgen wir die Eigenschaften, die wir an uns selbst am wenigsten mögen, gerade bei unseren Mitmenschen am meisten. So sehen wir dann oft nur unsere eigene Problematik im Patienten und können dessen individueller Struktur nicht genügend gerecht werden.

Man sollte sich auch überlegen, warum man überhaupt andere Menschen behandelt. Es gibt hier die unterschiedlichsten Motivationen, von denen viele eine neurotische Komponente aufweisen. Ob das nun unbewußte Schuldgefühle, Machtbedürfnisse, die Unfähigkeit, sich mit der eigenen krankhaften Störung auseinanderzusetzen oder kalt interessierte »Wissenschaftlichkeit« ist – die Beschäftigung mit dem Kranken ist zugleich die Auseinandersetzung mit der eigenen Krankheit. Jeder wird hier seinen persönlichen Sinn finden, doch sollte er nicht übersehen, daß diese Rolle auch und in erster Linie eine solche Arbeit von ihm verlangt.

Die Bachsche Heilweise ist damit für jeden Behandler gleichzeitig eine Selbstbehandlung. Mancher Therapeut wird sich nach erfolgreicher Eigentherapie einen anderen, seinem eigentlichen Wesen besser entsprechenden Beruf suchen, denn wer nur durch den finanziellen Vorteil, die gesellschaftliche Anerkennung oder die Flucht vor sich selbst motiviert ist, wird weder sich noch dem Patienten wesentlich nützen können.

Die Bachschen Mittel können nach verschiedenen Kriterien ausgewählt werden. Es ist wichtig zu wissen, welchen Weg man einschlagen und welchen Effekt man erreichen möchte. Es gibt tiefwirkende Mittel, die sich auf die Konstitution des Patienten beziehen und über lange Zeit hinweg gegeben werden müssen (Monate bis Jahre). (Hier bietet die astrologische Konstellation sehr gute Ansatzmöglichkeiten, weil sie objektiv ist und die Verschleierungstaktik seitens des Patienten entfällt.) Und es gibt die oberflächlichen Situationsmittel, die nur vorübergehend benötigt werden und dem Patienten helfen, bestimmte Lebensphasen besser zu durchstehen.

Die Bachschen Mittel lassen sich gut mit anderen, möglichst natürlich wirkenden Medikamenten kombinieren, durch die eine gezielte Organtherapie betrieben wird, denn die psychische, nicht verarbeitete Belastung sucht sich ihren Ausweg über den Körper und wählt dazu den organisch schwächsten Punkt. Das läßt sich auch diagnostisch verwerten und sollte therapeutisch berücksichtigt werden, indem das bestimmte »von oben« her belastete Organ gestärkt oder regeneriert wird. Entscheidend ist jedoch immer die gleichzeitige Ausschaltung der eigentlichen Noxe, das heißt der psychischen Störung.

Es empfiehlt sich, bei jedem gefundenen Mittel nach der tiefen Ursache zu fragen, um möglichst jedesmal auch ein Konstitutionsmittel einsetzen zu können. So kann zum Beispiel der immer wieder auftretende Gedankenkomplex eines White-Chestnut-Zustandes seine Ursache in unbewältigten Schuldgefühlen haben, so daß man entweder nur *Pine* gibt oder mit *White Chestnut* kombiniert. Oder die gereizte Aggressivität eines Holly-Zustandes kann in einer grundsätzlich intoleranten und tyrannischen Haltung begründet sein, was auf jeden Fall *Vine* (mit oder ohne *Holly*) erfordert, oder in zu großer Ungeduld, die mit *Impatiens* zu behandeln ist.

Die oberflächlichen Mittel haben in der Regel, wenn sie hoch genug dosiert sind, eine relativ schnelle Wirkung. Doch können sie auf die Dauer natürlich nicht die gleiche tiefgreifende Wirkung wie das jeweilige Konstitutionsmittel hervorrufen. Deshalb empfiehlt es sich, das Situationsmittel immer mit dem passenden Konstitutionsmittel zu kombinieren.

Es gibt zwar bestimmte Richtlinien für die Dosierung, die unter den praktischen Hinweisen im ersten Teil erwähnt wurden, doch ist es grundsätzlich erforderlich, sich den jeweiligen Gegebenheiten anzupassen. In akuten Schwierigkeiten kann die Dosis erheblich (übrigens ohne jede Gefahr) erhöht werden, wobei häufige kleine Gaben besser wirken als wenige große. Wie überall in der Medizin (Heilkunst!) kommt es auch hier auf das Fingerspitzengefühl an.

Bestimmte Mittel werden hier als gegensinnige oder gleichsinnige Partnermittel bezeichnet. Das bedeutet, daß sich die damit behandelten Zustände auf das gestörte Zusammenwirken zweier Menschen beziehen, die in ihrer Störung zu Partnern werden. Die *gleichsinnigen Partnermittel* betreffen Zustände, in denen beide Beteiligte die gleiche Haltung beziehen: Die Aggression von *Holly* ist in der Regel bei beiden Partnern vorhanden und wird gegenseitig geschürt. Ähnliches gilt für *Vine* und *Beech* in bezug auf Toleranz. *Agrimony* wirkt sich auf die Künstlichkeit in der Beziehung zweier Menschen aus, die nur dann funktioniert, wenn sie von beiden Partnern in dieser Form stillschweigend akzeptiert wird.

Die *gegensinnigen Partnermittel* beziehen sich auf das Zusammenspiel masochistischer und sadistischer Tendenzen. Bei ihnen gibt es einen schwachen und einen starken Partner, einen dominierenden und erpressenden und einen, der sich unterordnet und sich erpressen läßt. Damit die krankhafte Störung ausgelebt werden kann, wird jeweils der Gegenpartner benötigt. Der Starke braucht den Schwachen und umgekehrt. Hierzu gehören *Centaury, Cerato, Pine, Mimulus* und *Walnut* auf der einen Seite und *Vervain, Chicory* und *Vine* auf der anderen. Es empfiehlt sich, falls möglich, beide Partner mit ihrem Mittel zu behandeln. Besonders in der Familientherapie ist das angebracht, denn hier pflegt man alte, eingefahrene Verhältnisse zu finden, die zu einem krankhaften, aber relativ stabilen Gleichgewicht im Familienleben geführt haben. Sobald einer sich in seiner Haltung ändert und auszuscheren versucht, reagiert der andere entsprechend darauf und versucht, den alten Zustand (oft unter starken Repressalien) wiederherzustellen.

Die Partnermittel werden oft auch von Behandlern benötigt, denn es besteht immer die Gefahr, daß sie im Patienten ihre eigenen Unarten ausleben, wobei dieser meistens die schwächere Rolle bekommt. Es wird für manchen Behandler interessant sein festzustellen, wie er selbst in psychische Schwierigkeiten gerät, wenn im Rahmen einer erfolgreichen Therapie der Patient aus dem eingefahrenen Arzt-Patient-Verhältnis ausschert, weil er selbständiger und freier geworden ist. Der Behandler wird sich notgedrungen darauf einstellen und sich fragen müssen, wo seine eigene Haltung eventuell revisionsbedürftig ist.

Charakteristik der Bachschen Mittel bei akuten Erkrankungen

Unter dem Einfluß akuter Krankheiten treten oft Symptome in den Vordergrund, die normalerweise nur angedeutet oder gar nicht vorhanden sind. Sie sollten dann in erster Linie bei der Auswahl des Bachschen Mittels berücksichtigt werden, das dann so lange gegeben wird, wie die betreffende Symptomatik besteht. Sobald diese sich ändert, wechselt man das Mittel entsprechend. Achten Sie bei der Bestimmung immer genau auf die psychische Verfassung des oder der Kranken; sie ist in der Blütentherapie wichtiger als der körperliche Zustand.

Die folgenden Hinweise zur Behandlung akuter Krankheiten werden unter dem Vorbehalt gegeben, daß der Behandelnde die Situation einschätzen kann und weiß, wann ärztliche Hilfe oder eine schulmedizinische Therapie erforderlich sind. *Lassen Sie sich auf keine Experimente ein, wenn es gefährlich wird und Sie keine Erfahrung haben.* Sie können die Bachschen Mittel aber immer parallel zu jeder anderen Therapie geben. Dadurch wird der Effekt anderer Medikamente verbessert und werden eventuelle Giftwirkungen teilweise neutralisiert. Wenn Sie in Not sind und keine ärztliche Hilfe bekommen können, haben Sie mit den Bachschen Mitteln immerhin einen Notanker, der schon oft gute Hilfe geleistet hat.

Folgende Mittel sollte man routinemäßig bei jeder beginnenden Krankheit auf Eignung überprüfen: *Olive* bei Schwäche oder Erschöpfung; *Water Violet* bei Kranken, die sich zurückziehen und ihre Ruhe wollen; *Chicory* und *Heather* bei Kranken, die Mitleid, Trost und Zuwendung suchen; *Holly* bei aggressiven, gereizten Kranken; *Mustard* bei niedergeschlagenen, schwermütigen Kranken. Allein oder kombiniert gegeben, genügen sie oft schon, um ein Fortschreiten der Krankheit zu verhindern.

Hornbeam
Der Patient fühlt sich überfordert, braucht eine Erholungspause. Ist krank geworden, weil ihm eine Prüfung oder Belastung bevorsteht; Flucht in die Krankheit.
Bei Beginn jeder akuten Krankheit.

Clematis
Der Patient ist geistesabwesend oder bewußtlos.
Äußert den Wunsch oder die Erwartung zu sterben.
Ohnmacht.
Mangelnder Lebenswille.

Olive
Der Patient ist erschöpft, abgekämpft.
Schwächezustand nach schwerer oder langer Krankheit.
Herzschwäche.
Krankheit infolge von Schwäche.

Mustard
Der Patient ist niedergeschlagen oder griesgrämig, traurig oder weinerlich, ohne richtig sagen zu können, warum.
Schwächezustand oder Krankheit ohne erkennbaren Grund.
»Endogene Depression«.

Water Violet
Der Patient ist schweigsam, unzugänglich; er will seine Ruhe haben, zieht sich zurück, will nicht nach seinem Befinden gefragt werden.
Kontaktstörungen oder Schüchternheit.

Impatiens
Der Patient ist unruhig.
Große Ungeduld, alles muß schnell gehen, auch die Genesung.
Nervöse Krankheiten.
Juckreiz.

Rock Rose
Der Patient ist wie von Sinnen.
Panikartige Angst.
Auch der Behandler gerät in Panik.
Akuter Schock bei Unfällen.
Panikartige Unruhezustände.

Mimulus
Der Patient ist ängstlich oder verschüchtert.
Er ist aus Angst vor etwas Bestimmtem (zum Beispiel Prüfung, Mißerfolg, Verlust, Krankheit) krank geworden.
Fürchtet, daß alles noch schlimmer werden oder er nicht mehr gesund werden könnte.

Holly
Der Patient ist gereizt oder aggressiv.
Fieberhafte oder plötzlich aufgetretene, akute Krankheit.
Krankheit infolge von Ärger.
Starke allergische Reaktion.

Star of Bethlehem
Schockzustände. Schreckfolgen.
Krankheit infolge eines unverarbeiteten schrecklichen Erlebnisses oder einer unerträglichen Situation.
Bei Unfällen.

Elm
Der Patient ist deprimiert; fühlt sich seiner Aufgabe nicht mehr gewachsen.
Plötzlicher Zusammenbruch bei sonst hoher Leistungsfähigkeit.
Krankheiten, die aus heiterem Himmel auftreten.

Cherry Plum
Der Patient fürchtet, verrückt zu werden.
Man hat den Eindruck, daß er demnächst durchdrehen könnte.
Besessenheit, Psychose. Selbstmordgefahr.

Aspen
Der Patient leidet unter unbestimmten Ängsten.
Angsterfüllte Bewußtseinstrübung.
Ahnungen, Einbildungen, Halluzinationen oder Wahnideen.

Chicory
Der Patient ist wehleidig, will Trost, Mitleid, Liebe; tyrannisiert seine Umwelt mit seiner Krankheit.
Selbstmitleid.
Krankheit infolge von ungenügender Zuwendung oder schlechter Behandlung, oft zu chronischer Pflegebedürftigkeit führend.

Gentian
Der Patient neigt dazu, sich aufzugeben; er hat kein Durchhaltevermögen.
Die Heilung schreitet nicht recht voran; es kommt immer wieder zu Rückfällen.
»Reaktive Depression«.

Crab Apple
Der Patient fühlt sich unrein oder ekelt sich vor sich selbst.
Sauberkeitszwang; Zwangscharakter; Hautkrankheiten.
Bei allen Krankheiten als Zusatzmittel zur Blutreinigung.

Gorse
Der Patient ist pessimistisch, er hat die Hoffnung auf Heilung aufgegeben.
Man muß ihm die Medizin aufdrängen, weil er sich nichts von der Behandlung verspricht.
Für hoffnungslose Fälle, bei Resignation.

Wild Rose
Der Patient wirkt apathisch und resigniert, läßt sich gehen.
Schwächezustand.
Der Körper mobilisiert keine Abwehrkraft, reagiert nicht auf die Medizin.

White Chestnut
Der Patient kann nicht mehr klar denken.
Fixe Ideen.
Krankheit infolge von geistiger Überanstrengung.
Kopfschmerzen.

Heather
Der Patient kann nicht allein sein.
Er übertreibt seine Krankheit, um im Mittelpunkt zu stehen.
Redseligkeit oder Geschwätzigkeit.
Krankheit infolge von Demütigung oder Blamage.

Sweet Chestnut
Der Patient ist völlig verzweifelt.
Äußerste Pein, kurz vor einem totalen seelischen oder körperlichen Zusammenbruch.

Willow
Der Patient jammert und klagt oder ist verbittert und unversöhnlich.
Schmollende Kinder.
Krankheit infolge einer Beleidigung oder eines erlittenen Unrechts.

Agrimony
Der Patient tut so, als sei seine Krankheit nicht schlimm, obwohl man ihm das Gegenteil ansieht.
Lenkt von sich und seiner Krankheit ab.
Lächelt oder scherzt, obwohl er Schmerzen hat.
Qualvolle Schmerzen, auch Krämpfe.

Scleranthus
Der Patient weiß nicht, was er will, ist launisch.
Der Krankheitszustand ist sehr wechselhaft, mal besser, mal schlechter.
Wechselfieber.

Red Chestnut
Der Patient macht sich trotz seiner Krankheit Sorgen um andere.
Ist aus Mitleid oder Sorge krank geworden.

Cerato
Der Patient ist ratlos und weiß nicht, wie ihm geschieht. Fragt ständig: »Was habe ich denn? Warum bin ich krank?«

Wild Oat
Der Patient ist krank, weil sein Leben ihm sinnlos oder verfehlt erscheint.
Depressionen oder Schwächezustände durch fehlenden Lebensinhalt.

Pine
Der Patient ist deprimiert; er macht sich Vorwürfe.
Will niemandem zur Last fallen.
Krankheit infolge von schlechtem Gewissen oder Schuldgefühlen.

Honeysuckle
Der Patient spricht sehnsuchtsvoll oder traurig von der Vergangenheit.
Krankheit infolge eines nicht verkrafteten Verlustes.

Chestnut Bud
Immer wieder von neuem auftretende Krankheiten.
Der Patient ist uneinsichtig oder unvernünftig.

Centaury
Der Patient ist gefügig bis willenlos, er läßt gehorsam alles mit sich machen.
Versucht, sogar in seinen Krankheiten niemandem lästig zu fallen.
Krankheit infolge von Selbstaufopferung.

Walnut
Krankheit infolge einer Lebenskrise.
Verminderte Willenskraft und Abwehrkraft.

Larch
Der Patient ist pessimistisch, unternimmt wenig, um wieder gesund zu werden.
Krankheit infolge von Minderwertigkeitsgefühlen.

Oak
Der Patient kämpft um seine Heilung, gibt nicht auf.
Trotz Krankheit optimistisch.
Krankheit infolge von Überforderung.

Vervain
Der Patient ist optimistisch und gibt sich nicht geschlagen.
Fixe Ideen zum Wohle anderer.
Krankheiten infolge von Überarbeitung.
Spannungszustände.

Vine
Der Patient nörgelt herum, weiß alles besser, macht den Pflegepersonen Vorschriften.
Hartnäckige Krankheiten, die auf nichts ansprechen.

Rock Water
Der Patient spielt den Heiligen, gönnt sich nichts, lehnt hilfreiche Medikamente oder Therapien ab.
Zwangscharakter.
Allergische Krankheiten. Spannungszustände.

Spezielle Mittelkombination

Die Bachschen Mittel können einzeln oder in Kombination gegeben werden. Grundsätzlich sollten nicht zu viele kombiniert werden, um einen Überblick über die einzelnen Tendenzen zu behalten. Das Notfallmittel *Rescue Remedy* wurde bereits unter den praktischen Hinweisen erläutert. Anschließend sollen weitere Kombinationen angegeben werden, die weder einen Anspruch auf Allgemeingültigkeit noch auf Vollständigkeit erheben, vielmehr als Anregungen zu eigenen Gedanken und Versuchen gedacht sind. Bei diesen Kombinationen, die nicht nach der von Bach angegebenen psychischen Charakteristik zusammengestellt werden, sondern nach gängigen körperlichen Krankheitsbildern, ist es besonders wichtig und fruchtbar, sich mit der Psychologie der jeweiligen Krankheit auseinanderzusetzen.

Dabei ist es interessant zu sehen, wie sich bestimmte Prinzipien sowohl im Geistigen als auch im Körperlich-Materiellen manifestieren. So sollte jeder Behandler mit der Zeit ein Gefühl dafür bekommen, welche symbolische Aussage in den einzelnen Mitteln liegt.

Zum Beispiel hat *Holly* die Hitzigkeit und Reizbarkeit des Gemütes, durch die auch bestimmte Krankheitserscheinungen charakterisiert sind, zum Beispiel akutes Fieber oder explosionsartige allergische Reaktionen (Heuschnupfen). *Beech* und *Vine* als Mittel für eine intolerante Geisteshaltung bedeuten im körperlichen Bereich die mangelnde Bereitschaft, gewisse Substanzen reaktionslos zu tolerieren, wie sich das bei der Allergie zeigt. *Crab Apple* entspricht dem Gefühl, vergiftet oder verunreinigt zu sein und ist daher auch als allgemeines Blutreinigungsmittel einsetzbar. Die Interesselosigkeit am gegenwärtigen Geschehen bei *Clematis* bedeutet im körperlichen Bereich die Neigung zu Ohnmacht und die leichte Beeinflußbarkeit von *Walnut* Anfälligkeit gegen Infektionen, weshalb es als Prophylaktikum bei Epidemien verwendet werden kann. Aus einem solchen Verständnis der Mittel wird jeder Behandler seine eigene Behandlungsweise entwickeln können.

Die folgenden Hinweise geben Ihnen Anregungen zum praktischen Einsatz oder tieferen Verständnis der Bachschen Mittel. Sie werden sie aber nur dann richtig anwenden können, wenn Sie sich jeweils auch über den geistigen Hintergrund der Krankheit und die seelische Verfassung des Kranken klargeworden sind. Übrigens: *Schwere Krankheitszustände gehören in fachkundige Behandlung.*

Gereiztheit oder Aggressionen
Holly als Grundmittel. Dazu: *Impatiens* bei G. durch Ungeduld; *Cerato* bei G. durch Ratlosigkeit; *Cherry Plum* bei G. durch inneren Druck; *Chestnut Bud* bei G. infolge von wiederholten Mißerfolgen; *Crab Apple* oder *Pine* bei G. infolge von Zwangsvorstellungen und Selbstablehnung; *Hornbeam* oder *Elm* bei G. infolge von Überforderung; *Heather* bei G. infolge unbefriedigter Eitelkeit; *Willow* bei G. infolge von Beleidigung oder Unrecht; *Mimulus* oder *Rock Rose* bei G. infolge von Angst; *Oak* bei G. infolge der Unfähigkeit, eine Absicht oder einen Plan aufzugeben; *Olive* bei G. infolge Erschöpfung; *Red Chestnut* bei G. infolge von Sorgen; *Scleranthus* bei G. infolge von Unschlüssigkeit oder innerer Unklarheit; *Star of Bethlehem* bei G. infolge von unverarbeitetem psychischem Trauma; *Vervain* und *Vine* bei G. infolge von Intoleranz, Widerspruch oder Behinderungen; *White Chestnut* bei G. infolge von geistiger Überbeanspruchung; *Wild Oat* bei G. infolge von fehlendem Lebenssinn.

Allergie
Beech und *Vine* für innere und äußere Unverträglichkeit; *Crab Apple* zur Blutreinigung; *Holly* bei aggressiver, starker Reaktion.

Anämie, Blutschwäche
Olive für Kraft; *Larch, Gentian* und *Wild Rose* für den mangelnden Blutaufbau-Impuls.

Asthma
Zu den Allergie-Mitteln (siehe oben): *Rock Rose* bei Panikzuständen; *Mimulus* bei Angst; *Olive* für die erforderliche Herzkraft; *Agrimony* zur Entspannung; *Rescue Remedy* wenn es bedrohlich wird.

Bettnässen
Chicory bei Kindern, die sich vernachlässigt fühlen könnten, auch bei Eifersucht; *Mimulus* gegen die Erwartungsangst; *Pine* gegen das schlechte Gewissen; *Wild Rose* gegen das Sich-Gehen-Lassen.

Blutdruck
Hoch (durch innere Spannung): *Holly* bei Ärger oder Gereiztheit; *Vervain* und *Agrimony* bei zu viel »Umtrieb« und Streß; *Willow* mit *Star of Bethlehem* bei Verbitterung durch Beleidigung oder Unrecht; *Elm* bei starken Belastungen; *Mimulus* oder *Rock Rose* bei Angst oder Panik.
Niedrig (mangelnde Vitalität und Lebenszuwendung): *Wild Rose, Larch, Clematis* und *Olive*.

Darmerkrankungen
sind sehr oft psychisch bedingt: Durchfall, Verstopfung, Krämpfe, Entzündungen.
Mimulus oder *Rock Rose* bei Durchfall oder Verstopfung durch Angst; *Agrimony* bei schmerzhaften Verkrampfungen (oft Durchfall oder Verstopfung); *Chicory* bei unbefriedigtem Liebesbedürfnis oder Selbstmitleid; *Willow* und *Holly* bei Verbitterung, Schicksalshader, negativen Gefühlen; *Crab Apple* zur Reinigung; *Impatiens* bei Durchfall durch Ungeduld oder Unruhe (evtl. mit *Mimulus*).

Depression oder Niedergeschlagenheit
bedeutet Vitalitätsmangel und Lebensverneinung; diese treten meistens als Folge einer zu starken Unterdrückung von lebensbejahenden, oft aggressiven Impulsen auf. Depression = un-

terdrückte Aggression; Aggression = Reaktion auf Behinderung der Selbstverwirklichung.
Gentian bei »reaktiver«, d. h. begründbarer Depression, besonders bei Mißerfolgen; *Mustard* bei »endogener«, d. h. unbegründbarer Depression; *Wild Oat* bei D. infolge von Sinnlosigkeit im Leben; *Larch* bei D. infolge von Minderwertigkeitsgefühl; *Pine* bei D. infolge von Schuldgefühlen; *Olive* bei D. infolge von Schwächezuständen; *Mimulus* oder *Aspen* bei D. infolge von Angst; *Honeysuckle* und *Star of Bethlehem* bei D. infolge eines Verlustes; *White Chestnut* bei D. infolge von quälenden Gedanken; *Water Violet* bei D. infolge von Kontaktschwierigkeit und Einsamkeit; *Heather* bei D. infolge von unterdrücktem Ärger; *Red Chestnut* bei D. infolge von Sorge; *Willow* bei D. infolge erlittener Beleidigungen oder Ungerechtigkeiten; *Hornbeam* oder *Elm* bei D. infolge von Überforderung oder zu großem Leistungsdruck; *Clematis* bei D. in Verbindung mit Todeswünschen; *Walnut* bei D. infolge mangelnder Durchsetzungskraft; *Star of Bethlehem* bei D. infolge eines nicht verkrafteten schrecklichen Erlebnisses oder anhaltend unglücklicher Lebensumstände; *Crab Apple* und *Pine* bei D. infolge von Selbstverachtung; *Chicory* bei D. infolge mangelnder Liebe oder Zuwendung.

Hauterkrankungen
zeigen oft den inneren Zustand an und haben den Zweck, psychische Probleme abzureagieren oder Stoffwechselgifte auszuscheiden.
Impatiens bei Juckreiz und Unruhe (s. auch Allergie); *Crab Apple* zur Blutreinigung; *Water Violet* bei Kontaktschwierigkeiten.

Heimweh
Honeysuckle und *Walnut* zum besseren Einleben in die neue Lebenssituation und *Clematis* für mehr Interesse an ihr; *Water Violet* gegen Kontaktschwierigkeiten; *Mimulus* gegen Ängste; *Larch* für mehr Selbstvertrauen.

Grippe
tritt meistens im Anschluß an großen Streß auf, währenddessen die Entgiftung zu kurz zu kommen pflegt, und ist eine Heilreaktion.
Walnut für mehr Abwehrkraft; *Clematis* und *Wild Oat* zur Stärkung des Gesundungswillens; *Star of Bethlehem,* falls ein unverarbeitetes, unangenehmes Erlebnis der Auslöser ist; *Mustard* bei depressiver Verstimmung; *Water Violet,* falls die Tendenz besteht, sich zurückzuziehen; *Chicory* bei Trostbedürftigkeit oder Selbstmitleid; *Olive* bei Schwäche; *Hornbeam* bei Überforderung oder Flucht in die Krankheit; *Crab Apple* zur Blutreinigung.

Herzbeschwerden
sind oft die Folge von zu wenig (unherzlich) oder zu viel Mitgefühl (Mitleid), von Dauerstreß durch Konkurrenzkampf, von Demütigung, Niederlage, Verlust oder Existenzangst.
Olive generell zur Herzstärkung; *Holly, Star of Bethlehem, Agrimony* und *Elm* bei Verkrampfung, Schmerzen oder drohendem Herzinfarkt durch Ärger, Wut, Streß; *Rock Rose* bei akuter Herzangst; *Rescue Remedy* bei akutem Herzinfarkt (als Zusatztherapie oder Erste Hilfe, falls kein Arzt erreichbar); *Willow* zusätzlich zur Nachbehandlung nach Herzinfarkt.

Hormonelle Störungen
sind oft die Antwort auf schwierige, niederdrückende oder überfordernde Lebensbedingungen.
Larch, Centaury, Wild Rose und *Olive* bei Unterfunktion von Hormondrüsen. *Vervain, Impatiens, Holly* und *Scleranthus* bei Überfunktion.

Konzentrationsschwäche
Scleranthus bei geistiger Sprunghaftigkeit; *White Chestnut* bei Unfähigkeit, sich von bestimmten Gedanken zu lösen; *Clematis* oder *Honeysuckle* bei Träumereien; *Impatiens* bei Ungeduld.

Kopfschmerzen
White Chestnut nach zu angestrengtem Denken; *Holly* bei Wut oder Ärger; *Agrimony* bei Spannungszuständen; *Star of Bethlehem* nach Schockerlebnis; *Hornbeam* oder *Elm* bei Überforderung; *Rescue Remedy* (mit *White Chestnut* und *Agrimony*) bei sehr starkem Schmerz.

Krebs
siehe nächsten Abschnitt ab Seite 261.

Lebensbewältigung
Larch für Selbstvertrauen; *Gentian* für Durchhaltekraft und Optimismus; *Wild Rose* gegen Apathie; *Wild Oat,* um den persönlichen Lebenssinn zu finden; *Hornbeam* und *Olive* für Kraft; *Clematis* und *Honeysuckle* für eine lebensoffene, realistische Einstellung; *Willow* gegen Schicksalshader; *Star of Bethlehem* gegen nicht überwundene psychische Traumata; *Agrimony* für den Mut zu Ehrlichkeit und Offenheit; *Mimulus* und *Aspen* gegen Ängste; *Pine* für Selbstverantwortung und Befreiung aus dem Schulddenken; *Walnut* für die Kraft, den eigenen Weg zu gehen; *Wild Oat* für Kontaktfreudigkeit.

Leber- und Gallenbeschwerden
kommen oft bei Ärger, Streß, Neid, Eifersucht und materiellen Existenzängsten vor.
Holly, wenn »die Laus über die Leber gelaufen« ist, gegen Ärger jeder Art (»Choleriker«); *Mustard* gegen depressive Verstimmungen, die häufig mit Leberstörungen einhergehen (»Melancholie«); *Chicory* bei Neid und Eifersucht; *Impatiens, Hornbeam, Elm* oder *Vervain* bei Streß oder Hetze; *Mimulus* bei Existenzängsten; *Heather* bei Demütigung.

Lungenkrankheiten
entstehen oft bei Demütigung, Kummer, Heimweh, Sorge oder Angst.
Heather bei verletzter Eitelkeit; *Willow* bei Verbitterung, Rachsucht, nach einer unverkrafteten Demütigung; *Red Chestnut*

bei Sorge und Kummer; *Centaury* und *Larch* bei Unfähigkeit, sich durchzusetzen und sich selbst zu verwirklichen; *Mimulus* oder *Aspen* bei Ängsten.

Magenkrankheiten
sind oft die Folge von dauerndem, heruntergeschlucktem Ärger (meist in der Familie) oder von Leistungsstreß.
Holly gegen Ärger und Wut; *Willow* gegen Groll und Verbitterung; *Larch* und *Gentian, Hornbeam* und *Mimulus* für bessere Durchsetzungskraft und mehr Mut im Lebenskampf; *Agrimony* gegen das heuchlerische »Keep-Smiling« und Magenkrämpfe; *Vervain* gegen die Tendenz, sich zu viel vorzunehmen.

Nervosität
Impatiens gegen Unruhe und Zappeligkeit; *Hornbeam* und *Larch* für innere Ruhe und Sicherheit; *Mustard* gegen depressive Nervosität; *Vervain* und *Agrimony* gegen innere Spannungen; *Mimulus* und *Aspen* gegen Ängste; *Holly* gegen Gereiztheit.

Nierenkrankheiten
sind oft die Folge innerer Spannungszustände, Ängste oder Schocks, die zu einer Zusammenziehung der Nierengefäße und damit Verminderung der Entgiftungsleistung führen (»das geht mir an die Nieren«) oder andauernder Machtkämpfe.
Holly bei dauerndem Ärger; *Willow* oder *Heather* bei Demütigungen oder Niederlagen; *Crab Apple* zur Förderung der Entgiftung; *Olive* bei Schwächezuständen, die durch zu niedrigen Blutdruck die Nierenfunktion beeinträchtigen; *Agrimony* bei ängstlichen Spannungszuständen; *Mimulus* oder *Aspen* bei Ängsten; *Hornbeam* oder *Elm* bei Überforderung; *Mustard* bei depressiver Verstimmung; *Oak* oder *Vine* bei ungenügender Flexibilität gegenüber hinderlichen Lebensumständen; *Pine* bei Selbstverurteilung; *Star of Bethlehem* bei unverarbeitetem psychischem Trauma; *Wild Rose* bei mangelndem Gesundungswillen.

Prüfungsangst

Larch und *Hornbeam* geben innere Sicherheit; *Impatiens* beruhigt; *Olive* gibt Kraft; *Scleranthus* verbessert die Konzentration; *Mimulus* vertreibt die Angst; *White Chestnut* verbessert das Denkvermögen; *Heather* macht innerlich unabhängig.

Schmerzen

Rescue Remedy und *Agrimony* allgemein bei starken Schmerzen; *Chicory* bei Selbstmitleid oder Trostbedürfnis; *Water Violet* bei Tendenz, sich zurückzuziehen; *Elm* oder *Sweet Chestnut* geben Kraft zum Ertragen.

Schlaf

Impatiens bei allgemeiner Unruhe; *White Chestnut,* wenn die Gedanken nicht zur Ruhe kommen; *Mimulus* und *Aspen* bei Ängsten; *Mustard* bei Niedergeschlagenheit oder Depression; *Olive* bei schlafloser Erschöpfung; *Vervain* bei körperlicher Überspanntheit.

Schlaganfall

Rescue Remedy als Notmaßnahme (zusätzlich zur ärztlichen Therapie). Rehabilitation: *Gentian* gegen Rückschläge und zum Durchhalten; *Clematis* bei Bewußtseinstrübungen; *Wild Rose* bei ungenügendem Lebensinteresse; *Wild Oat* für eine Neuorientierung im Leben; *Scleranthus* zur Konzentrationsverbesserung; *Star of Bethlehem* zur Nachbehandlung des auslösenden Schocks; *Chestnut Bud* zur Verbesserung der Lernfähigkeit.

Schwangerschaft und Geburt

Walnut für innere Stabilität und zur Selbstfindung; *Agrimony* zur Entspannung; *Mimulus* und *Hornbeam* gegen Ängste; *Olive* für Kraft; *Mustard* und *Holly* für eine ausgewogene Stimmungslage; *Chicory* zum »Loslassen«; *Water Violet* und *Willow* bei möglicher Ablehnung des Kindes.

Schwächezustände
Olive allgemeines Grundmittel, bei körperlicher Erschöpfung, auch nach Krankheiten; *Hornbeam* oder *Elm* bei S. infolge von Überforderung; *Mimulus* oder *Aspen* bei S. infolge von Angst; *Larch* und *Gentian* bei S. infolge mangelnden Selbstvertrauens bzw. Durchhaltevermögens; *Wild Rose* bei S. infolge von mangelndem Lebensinteresse; *Gorse* bei S. infolge von Resignation; *Mustard* bei S. im Rahmen von Depressionen; *Centaury* bei S. infolge von schwachem Willen; *Clematis* und *Honeysuckle* bei S. infolge von Realitätsflucht; *Pine* bei S. infolge starker Selbstablehnung; *Red Chestnut* bei S. infolge von Sorgen um andere; *Star of Bethlehem* bei S. infolge eines erlittenen Schocks; *Wild Oat* bei S. infolge von mangelnder Lebensmotivation.

Sehstörungen
sind oft die Folge von Angst (man traut sich nicht hinzusehen) oder ungenügendem Interesse am Leben.
Mimulus oder *Aspen* bei Ängsten; *Clematis, Honeysuckle* oder *Wild Rose* bei mangelndem Interesse am Gesehenen.

Selbstmordgefahr
Rescue Remedy als erste Notmaßnahme, häufig wiederholt; *Cherry Plum* gegen die Gefahr einer Kurzschlußhandlung; *Pine* bei vernichtenden Schuldgefühlen; *Willow* bei Verbitterung; *Mustard* oder *Gentian* bei Depressionen; *White Chestnut* bei Zwangsgedanken; *Sweet Chestnut* beim Gefühl absoluter Ausweglosigkeit; *Elm* bei Überforderung; *Honeysuckle* oder *Clematis* bei Todessehnsucht; *Wild Oat* bei Verlust des Lebenssinnes; *Olive* bei Erschöpfung.

Sexualstörungen
Mimulus gegen Ängste und *Hornbeam* bei Versagensangst; *Water Violet* bei Kontaktangst oder Gefühlskälte; *Pine* bei Schuldgefühlen; *Crab Apple* bei Ekel; *Agrimony* bei Verkrampfung; *Star of Bethlehem* bei Störungen durch schlechte Erlebnisse; *Olive* bei Schwäche; *Impatiens* bei Überreiztheit; *Larch*

bei Minderwertigkeitsgefühlen oder mangelndem Selbstvertrauen; *Scleranthus* bei mangelnder Konzentration.

Sterben
Rock Rose bei Panik; *Aspen* und *Mimulus* bei Ängsten; *Rescue Remedy* zur Linderung aller Leiden.

Stottern
Heather gegen Geltungsbedürfnisse und Eitelkeit, für Unabhängigkeit von der allgemeinen Meinung; *Larch* gibt mehr Selbstvertrauen; *Gentian* gegen Rückfälle und zu frühes Aufgeben; *Impatiens* und *Scleranthus* gegen unkoordinierte Stimmbildung; *Mimulus* gegen die Erwartungsangst; *Star of Bethlehem* bei einem evtl. auslösenden, unverarbeiteten Schockerlebnis.

Umstimmung bei langwierigen Krankheiten
Gorse bei Resignation und Hoffnungslosigkeit; *Olive* gibt Gesundungskraft; *Gentian* bei Rückfallneigung, gibt Kraft zum Durchhalten; *Chicory* bei starkem Selbstmitleid und Trostbedürfnis; *Water Violet* bei Tendenz, sich zurückzuziehen; *Crab Apple* zur allgemeinen Blutreinigung; *Wild Oat* für neuen Lebenssinn; *Wild Rose* gegen mangelnden Gesundungswillen; *Clematis* gegen Todessehnsucht; *Willow* gegen Schicksalshader; *Mustard* allgemein gegen schlechte Stimmung; *Mimulus* gegen Angst vor dem Gesundwerden.

Zähneknirschen
Holly bei andauernden Aggressionen; *Hornbeam* und *Elm* bei Überforderungsgefühlen; *Vervain* und *Impatiens* bei Dauerstreß.

Krebsbehandlung

Grundsätzlich sind alle Krankheiten – auch der sogenannte Krebs! – Heilreaktionen, mit denen der Organismus Verletzungen oder Beeinträchtigungen abzufangen und das Beste aus der Situation zu machen versucht. So ist es für alle Krebskranken eine tröstliche Tatsache, daß auch ihre Krankheit eine sinnvolle Reaktion ist und nach denselben Gesetzmäßigkeiten wie alle anderen Krankheiten verläuft, also *grundsätzlich heilbar* ist. Übrigens verschwinden die allermeisten Krebserkrankungen wieder von allein, ohne je diagnostiziert worden zu sein.

Aufgrund der Beobachtungen von *Dr. R. G. Hamer* an weit über 10 000 Fällen ist jede Krebserkrankung Ausdruck und Folge *eines schweren seelischen Konfliktes,* wobei man sich momentan total isoliert und hochgradig seelisch-körperlich erschöpft fühlt.

Im Augenblick der Krebsentstehung wird man zutiefst und unvorbereitet in seinem »Lebensnerv« getroffen, ohne sich dagegen wehren oder darüber sprechen zu können. Dabei geht es in der Regel um existenzielle, lebenswichtige Bedürfnisse oder Instinkte (wie Mutterinstinkt, Revierinstinkt, Überlebenstrieb, Sexualtrieb, Machttrieb usw.), weshalb man auch von biologischen Konflikten spricht. Meist besteht in dieser Hinsicht aufgrund der persönlichen, seelisch-geistigen Verfassung eine besondere Verletzlichkeit.

Diese Verletzung versucht der Organismus sofort wieder zu heilen und reagiert zu diesem Zweck in besonderer Weise: einerseits mit röntgenologisch nachweisbaren Veränderungen im Gehirn (und zwar genau an jenen Stellen, die für den psychischen Inhalt des Konfliktes zuständig sind) und andererseits mit speziellen Gewebeveränderungen in jenen Organen, die mit dem betroffenen Gehirnbereich in Verbindung stehen. So reagiert zum Beispiel eine rechtshändige Frau auf eine schwere Verletzung ihrer Kind- oder Mutter-Beziehung – instinktiv und unbewußt – mit einer Wucherung an der linken Brust (sogenannter Brustkrebs) oder ein Mensch, der unter Todesangst leidet, mit einer Gewebevermehrung in der Lunge (sogenannter Lungenkrebs). Diese Gewebeveränderungen können sich, wenn der Konflikt oder die seelische Verletzung mehrere Aspekte besitzt, an mehreren Stellen im Gehirn und im Körper bilden (gleichzeitig oder nacheinander). Sie werden dann irrtümlicherweise als Metastasen, d. h. Ausstreuungen des »Primärkrebses«, bezeichnet, obwohl sie jeweils eigenständige »Krebse« darstellen. (Aus dieser Erkenntnis ergeben sich weitreichende therapeutische Konsequenzen, weil die teilweise sehr zerstörerischen Maßnahmen der offiziellen Medizin vor allem mit der vermeintlichen Metastasen-Gefahr begründet werden.) Es ist bekannt, daß viele »Krebse« nur örtliche Erscheinungen sind und den Gesamtorganismus kaum krankmachen.

Die erwähnten Gewebeveränderungen halten an, solange der Konflikt (oder das Verletzungsgefühl) andauert; sie kommen aber zum Stillstand, sobald der Konflikt gelöst wird und man seinen inneren Frieden zurückfindet. Je nach der Art des betroffenen Gewebes kapselt sich dann die Veränderung ein, bildet sich zurück, wird von Bakterien aufgelöst oder durch vermehrtes Wachstum ausgeglichen.

Obwohl diese revolutionären Erkenntnisse *Dr. Hamers* von der offiziellen Medizin abgelehnt werden, da sie der Psyche des Menschen immer noch hilflos gegenübersteht, sind sie doch inzwischen in der Praxis durch so viele Beobachtungen bestätigt worden, daß man sie ernst nehmen muß. Nähere Informationen hierüber erhalten Sie beim *Amici di Dirk-Verlag in Köln (Sülzburgstraße 29, 50937 Köln, Telefon 02 21/41 30 47, Fax 42 19 62).* Weitere Forschungen müssen noch die Bedeutung der übrigen, heute bekannten krebs*fördernden* Faktoren klären.

Angesichts der entscheidenden Rolle der Psyche beim Krebs sollte man auch hier – jedenfalls als Zusatztherapie – an die Bach-Blüten-Therapie denken, da sie seelische Konflikte verhindern oder wieder auflösen kann.

Die folgende Kombination ist als *Basis-Behandlung* zu empfehlen. Sie hilft, die äußerst belastende Situation besser zu ertragen und zusätzliche Erkrankungen durch – die oft unverantwortlich brutal präsentierte – Diagnose und die – meist unberechtigt – negative Prognose durch Ärzte, die die oben erläuterten Zusammenhänge nicht kennen, zu verhindern.

Star of Bethlehem gegen den Diagnose-Schock; *Rock Rose* und *Mimulus* gegen die Todesangst und Panik; *Sweet Chestnut* gegen die Verzweiflung; *Gorse* gegen die Hoffnungslosigkeit; *Mustard* gegen die Depression; *Elm* gegen die Gefahr, zusammenzubrechen; *Cherry Plum* gegen die Gefühlsqual; *White Chestnut* gegen den Gedankenterror. Man gibt von diesen Mitteln aus der Originalflasche täglich je 2 Tropfen in ein kleines Glas Wasser und trinkt es dann im Laufe des Tages schluckweise aus.

Zusätzlich sollten – in einer zweiten Mischung – jene Mittel genommen oder gegeben werden, die sich gegen die Ursache der Krankheit richten:

Chicory bei Liebesverlust (oft mit *Heather* zu kombinieren), Undankbarkeit oder Verlust von etwas, woran man sehr gehangen hat (evtl. zusammen mit *Honeysuckle*).

Crab Apple bei quälendem Beschmutzungsgefühl (auch moralisch).

Heather zur Überwindung einer schweren Demütigung (evtl. mit *Larch,* wenn starke Minderwertigkeitsgefühle vorherrschen).

Holly und *Willow* bei Groll, Verbitterung oder schwerer Enttäuschung.

Honeysuckle bei einem Verlust, den man nicht überwinden kann; bei starker Trauer.

Oak, wenn man durch ein persönliches Versagen oder eine Niederlage krank geworden ist.

Pine, wenn man unter starken Schuldgefühlen leidet und/oder dadurch krank geworden ist.

Red Chestnut, wenn man sehr unter Mitleid oder Sorge um einen anderen Menschen leidet und/oder deswegen krank geworden ist.

Vine, wenn man durch den Verlust von Macht oder Einfluß krank geworden ist (evtl. *Oak* und/oder *Chicory* dazu).

Diese Mittel können nach Bedarf miteinander kombiniert werden. Falls die obengenannte Basis-Mischung nicht benötigt wird, sollte *Star of Bethlehem* (gegen die immer vorliegende Verletzung), *Cherry Plum* (gegen die quälenden Gefühle),

White Chestnut (gegen die quälenden Gedanken), *Rock Rose* (gegen starke Ängste) und *Gorse* (gegen die negativen Erwartungen) dazugegeben werden.

Hilfreich ist oft auch *Agrimony,* da es hilft, sich mutig der schrecklich erscheinenden Lebenswahrheit und seinem Schicksal zu stellen.

Wenn man an Krebs erkrankt ist, sollte man bedenken, *daß dies keineswegs das Ende bedeutet,* und den Weg zur Heilung dadurch freimachen, daß man sich alle unheilvollen Umstände in seinem Leben, seinem Denken und Fühlen eingesteht und überwindet. Besonders wichtig ist es, die eigentlichen Ursachen des krankmachenden Konfliktes oder der Verletzung herauszufinden, damit man sie aus der Welt schaffen kann. Manchmal sind diese für Außenstehende nicht verständlich, weil sie sehr subjektiv zu sein pflegen.

Oft ist auch eine neue Art, das Leben zu sehen, erforderlich. Man sollte nach höheren Werten und Zielen als bisher Ausschau halten, nach etwas, das dem Leben mehr Sinn gibt; dabei wird man vielleicht auch finden, wie wohltuend es ist, das kleine, selbstsüchtige Ich mit seinen Ängsten und Problemen nicht mehr so ernstzunehmen, sich in den Dienst einer guten Sache zu stellen und dadurch die Dinge aus einer überlegenen, uneigennützigen Warte zu sehen.

Je bewußter man auf *Freude, Liebe und Frieden* achtet und sie in seinem Leben zuläßt, desto schneller wird man auch gesund.

Die Zubereitung der Mittel

Bach wollte ausdrücklich eine Heilweise schaffen, mit der sich jedermann ohne Gefahr und große Kosten selbst behandeln könnte. Er veröffentlichte deshalb das Verfahren, nach dem er seine Mittel herstellte. Es soll auch hier mitgeteilt werden für den Fall, daß man auf eigene Herstellung angewiesen sein sollte. Grundsätzlich ist es jedoch zu empfehlen, die vom

Dr. Edward Bach Centre
Mount Vernon, Sotwell, Wallingford, Oxon, OX10 OPZ, England

hergestellten Mittel zu verwenden. Die Erfahrung, die man dort als Treuhänder des Bachschen Lebenswerkes gewonnen hat, bietet Gewähr für eine einwandfreie Qualität. (Auslieferung für Deutschland: Dr.-Bach-Center, Eppendorfer Landstraße 32, 20249 Hamburg.) Die Mittel sind in Deutschland apothekenpflichtig und können über jede Apotheke ohne Rezept bezogen werden.

Die Zubereitungsmethode erscheint zwar sehr einfach, doch sind grundsätzlich (wie bei jedem anderen Medikament) Fingerspitzengefühl und eine gewisse Intuition erforderlich, um eine optimale Wirksamkeit zu erreichen. Dabei spielen nicht nur die praktischen Handgriffe, sondern auch klimatische und planetarische Einflüsse eine Rolle. (Zum Beispiel weiß man, daß die Mondstellung die Qualität der Pflanzen sehr beeinflußt.) Ursprünglich wurden die Mittel, die durch ihre starke Heilkraft berühmt wurden, von Bach persönlich hergestellt, und es ist anzunehmen, daß manche Einzelheit des Herstellungsprozesses von ihm intuitiv gestaltet wurde. Die heute vom Bach-Center hergestellten Medikamente kommen diesem Ideal am nächsten, und ihre Wirksamkeit ist weltweit erprobt.

Bach stellte die meisten Mittel nach der sogenannten Sonnenmethode her: Dazu werden die Blüten der betreffenden Pflanze an ihrem Ursprungsort und an einem wolkenlosen sonnigen Tag in reinem, unbehandeltem, aus der unmittelbaren Umgebung stammendem Quellwasser mehrere Stunden in die Sonne gestellt. Die Blüten müssen mit äußerster Sorgfalt und Schonung behandelt werden und dürfen nicht mit bloßen Fingern angefaßt werden. Das Wasser übernimmt unter der Sonneneinwirkung bestimmte Kräfte aus der Blüte und wird damit zum Heilmittel. Dieses kann dann tropfenweise als Medikament verwendet werden. Es empfiehlt sich, es zur Hälfte (oder einem Drittel) mit erstklassigem, aus einwandfreien Früchten hergestelltem Alkohol zu versetzen, um Fäulnis zu verhindern. Bach verwendete Brandy dazu. Die so zubereitete Flüssigkeit ist die Grundlage der eingangs erwähnten Verdünnungen.

Einen Teil seiner Mittel stellte Bach durch einstündiges Kochen in Wasser (Quellwasser!) her, weil die Sonnenkraft zur Zeit der Blüte nicht ausreichte. Es sind *Elm, Pine, Larch, Willow, Aspen, Hornbeam, Sweet Chestnut, Beech, Crab Apple, Walnut, Chestnut Bud, Red Chestnut, Holly, Honeysuckle, Wild Rose, Star of Bethlehem* und *Mustard.*

Hinter der Herstellung der Bachschen Mittel (wie auch zum Beispiel der homöopathischen Mittel) steckt ein Geheimnis, das bis heute noch nicht zufriedenstellend aufgeklärt ist. Das Denken unserer Zeit löst sich jedoch zunehmend aus dem Bereich des Mechanischen und Materiellen und erschließt sich die Welt funktioneller und energetischer Phänomene, so daß damit zu rechnen ist, daß man bald auch das Wirkungsprinzip dieser subtilen Medikamente verstehen wird.

Praktische Erläuterung der Mittel

Agrimony (Odermennig, Agrimonia eupatoria)

Agrimony-Menschen pflegen ihre inneren Probleme vor ihrer Umwelt zu verbergen. Sie geben sich unbeschwert und sorglos, sind die Spaßmacher und Lebenskünstler. Man könnte sie um die lockere Art, das Leben zu nehmen, beneiden (und viele tun es auch), wenn dies nicht nur ein Theater wäre, hinter dem sie ihre vielfältige seelische Pein verstecken. Sie gleichen dem Clown in der Manege mit seinen unterhaltsamen Späßen und seinem todtraurigen Gesicht. Während diesem aber die Tränen deutlich sichtbar aufgeschminkt sind, ist es beim Agrimony-Menschen schwerer, hinter der unbeschwerten und fröhlichen Maske die Traurigkeit, Sorge, Angst oder Unruhe zu erkennen, von denen er gequält zu sein pflegt. Seine äußeres Leben dient zum großen Teil der Kompensation seines inneren Zustandes: Er ist gesellig, um sich von sich selbst abzulenken; fröhlich, um seine innere Traurigkeit zu vergessen; beherrscht und ruhig, um seine innere Rastlosigkeit zu bezwingen; draufgängerisch, um seine Ängste zu überwinden; oberflächlich, um der eigenen Tiefe zu entgehen. Natürlich sind diese Eigenschaften nicht immer so ausgeprägt, aber wenn man gut beobachtet und sich nicht in Oberflächlichkeiten verstricken läßt, ahnt man, daß es hinter dieser Fassade ganz anders aussieht.

Wenn Agrimony-Menschen von ihren Problemen oder Beschwerden berichten, erwecken sie den Eindruck, als sei alles nicht so schlimm, und machen womöglich noch einen Scherz darüber. Es gelingt ihnen nur schwer, sich anderen Menschen zu öffnen, weil sie eine – meist unbewußte – Angst vor der Reaktion ihrer Umwelt haben und Verlust von Sympathie, Aufmerksamkeit oder Achtung befürchten. Auch ihrem Therapeuten gewähren sie – zumindest anfangs – keinen Einblick in ihr Innerstes, sondern »gestehen« nur relativ oberflächliche Probleme. Wenn man einen empfindlichen Punkt bei ihnen berührt, wird ihre Stimme lauter, reden sie schneller, lachen, machen Witze und lenken in irgendeiner Weise von sich ab. Sie haben eine ausgesprochene Abneigung dagegen, persönlich oder intim angesprochen zu werden.

Solange der Agrimony-Mensch noch in der Lage ist, sich selbst seine Probleme und Nöte einzugestehen und im geheimen daran zu arbeiten, macht er es sich nur schwer, weil er auf die Hilfe anderer Menschen verzichtet, wird aber dadurch nicht krank. Wenn ihm seine Verhaltensweise aber nicht mehr bewußt ist, so daß er selbst keinen Zugang mehr dazu hat, wird er zum notorischen Verdränger und gerät in eine frustrierende, krankmachende Selbstentfremdung. Dies kann ihm jeden Sinn im Leben rauben und ihn im Extremfall dazu treiben, sich selbst aus heiterem Himmel und für die Umwelt unverständlich, das Leben zu nehmen. Normalerweise allerdings bestehen seine körperlichen Beschwerden in Unruhezuständen, Schlaflosigkeit, vegetativen Störungen, Bluthochdruck, Migräne, Krampfzuständen jeder Art (Magen, Galle, Niere, Darm), Verdauungsstörungen, unharmonischen Bewegungen mit nachfolgenden Schmerzen an Wirbelsäule und Gelenken. Manchmal reagiert sich die innere, nicht ausgelebte Gereiztheit auch über die Haut ab (Neurodermitis und ähnliches). Oft kann man auch am ausgesprochen nervösen Fingerspiel die innerliche Unruhe erkennen.

Agrimony ist ein Mittel für »Lügner« und »Feiglinge«. Man darf dieses Verhalten aber – vor allem bei Kindern – nicht moralisieren, weil man sie dann noch tiefer in ihre Problematik treibt, sondern sollte es zu verstehen suchen: Der Agrimony-Mensch »lügt« aus Selbstschutz, weil er niemandem Einblick in sein verletztes oder gequältes Inneres gewähren will – sei es aus Angst vor Sympathieverlust, sei es aus Unfähigkeit, mit seinen Schwierigkeiten klarzukommen (die er verdrängt und auf die er dann nicht angesprochen werden will), sei es aus dem Wunsch nach Unabhängigkeit (er will seine Probleme aus eigener Kraft lösen, was jede Einmischung oder guten Rat von außen verbietet). Und seine »Feigheit« resultiert aus einer sehr empfindlichen Psyche, die ihn zwingt, nicht nur vor seinen eigenen Problemen zu fliehen, sondern auch äußerlich jedem Streit aus dem Wege zu gehen. »Mut« ist ja meistens nur mangelnde Einsicht in eine Gefahr oder der Ausdruck eines dikken, unempfindlichen Felles. Der anscheinend so furchtsame Agrimony-Mensch vollbringt in Wirklichkeit oft größere persönliche Heldentaten als der geborene und gefeierte Draufgänger; allerdings finden seine Leistungen im geheimen statt und bestehen in der ständigen Überwindung seiner zarten Natur. Oft verbirgt der Agrimony-Mensch auch seine Ängstlichkeit und spielt den Mutigen; dabei fehlt es ihm aber meistens an Selbstverständlichkeit und Ausgeglichenheit, so daß sein Verhalten übertrieben und künstlich wirkt.

Solange der Agrimony-Mensch nicht irgendwie zu erkennen gibt, daß er sein Herz öffnen will, sollte man nicht in ihn dringen, sondern ihm das Mittel ohne weiteren Kommentar oder mit einer sehr äußerlich orientierten Begründung geben, zum Beispiel mit Hinweis auf Verspannungen, Schlafstörungen oder vegetative Unregelmäßigkeiten. Grundsätzlich neigt er ja dazu, seine Beschwerden und Nöte zu bagatellisieren. »Das macht gar nichts« oder »Es wird schon gehen« sagt er und findet sogar noch ein aufmunterndes Wort für andere. Doch die Diskrepanz zu seiner tatsächlichen Situation ist oft erheblich. Man kann sich nur wundern, mit welcher Fassung er seine Schwierigkeiten erträgt.

Agrimony gehört zu den gleichsinnigen Partnermitteln, denn dieser Typ kann nur ausgelebt werden, wenn die jeweilige Bezugsperson sich ähnlich verhält. Die Künstlichkeit des Agrimony-Menschen wird nur von seinesgleichen akzeptiert, denn wer selbst an der Oberfläche lebt oder sich nicht ins Innere blicken lassen will, empfindet es als angenehm, wenn sein Gegenüber auch an der Peripherie bleibt. Es ist wie auf der Bühne. Man trägt seine Maske – was hinter ihr steckt, geht niemanden etwas an. Es gibt hier sehr routinierte Schauspieler, wie zum Beispiel Geschäftsleute, die niemals persönliche Gefühle zeigen, oder die notorischen Spaßmacher, die jede gefühlsintensive Situation sogleich mit einem Kalauer zerstören müssen.

Der Agrimony-Mensch neigt zu Drogen- und Alkoholmißbrauch, weil ja der innere Druck um so größer wird, je weniger er ausgelebt wird. Alkohol oder Drogen können ihm vorübergehend eine Entlastung verschaffen, weil sie die innere Wirklichkeit vernebeln oder sogar eine Unwirklichkeit an ihre Stelle setzen. Sucht bedeutet eigentlich Suche: Man sucht etwas, was das Leben lebenswert macht und ihm einen Sinn gibt. Diesen aber kann man nur in seiner inneren Gesetzmäßigkeit, seiner persönlichen Bestimmung finden, und so ist die Sucht letztlich eine Suche nach sich selbst. Sie besteht in der Bewußtwerdung, das heißt der ehrlichen und unbestechlichen Auseinandersetzung mit allem, was man (auch von sich selbst) wahrnimmt, fühlt und erkennt. Die Flucht des Süchtigen in die Illusionen ist das Gegenteil hiervon. Daher erfahren viele Süchtige mit der Zeit statt der erhofften Befreiung aus psychischen Konditionierungen oder der vielbeschworenen Bewußtseinserweiterung nur eine Bewußtseinszerrüttung. Agrimony kann hier helfen, denn es ist ja gerade eine Schwäche des Agrimony-Menschen, vor der bewußten, ehrlichen und schonungslosen Auseinandersetzung mit sich selbst zurückzuschrecken.

Agrimony wird oft spontan abgelehnt, weil es die innere Schranke hebt und das Verdrängte wieder freisetzt. Für die dann auftretende Angst, seine schützende Maske zu verlieren, kommt *Mimulus* oder *Aspen* in Frage. Vor allem aber wird fast immer *Walnut* benötigt, das die Kraft für die jetzt einsetzende Persönlichkeitsentwicklung gibt. *Impatiens* und *Scleranthus* können zusätzlich die oft vorherrschenden Unruhezustände günstig beeinflussen. *Larch* bestärkt das Selbstvertrauen und kann mit *Mimulus* und *Gentian* die Bereitschaft zur Selbstbehauptung fördern. An *Rock Rose* sollte man denken, wenn man innere Panikzustände vermutet, an *Mustard* bei latenter, überspielter Depression, an *Water Violet* bei einzelgängerischen Naturen, die vor allem, wenn es ihnen schlecht geht, ihre Ruhe haben wollen.

Aspen (Zitterpappel, Populus tremula)

Der Aspen-Mensch wird von Ängsten und Ahnungen gequält, die er weder benennen noch begründen kann. Alles ist vage oder ungewiß und entzieht sich logischen Erörterungen oder Beweisen: das bange Gefühl ums Herz, das Unglück, das er kommen fühlt oder die allgemeine Schwarzseherei. Solche Zustände können ihn aus heiterem Himmel überfallen und sich bis zur Panik steigern, sie können auch die Form von Alpträumen haben. Ihre Ursachen sind teils körperlicher, teils psychischer Natur und bedingen, beziehungsweise verstärken sich gegenseitig, was bei der Behandlung berücksichtigt werden sollte.

Der Aspen-Zustand entsteht – psychisch gesehen – dadurch, daß der Betreffende einen Teil seiner Gefühle und Wahrnehmungen nicht seiner bewußten Welt eingliedern kann – meistens deshalb, weil in ihnen Erkenntnisse liegen, denen er psychisch oder geistig nicht gewachsen ist. Es handelt sich hierbei um hochsensible Menschen, die »das Gras wachsen hören«. Ihre Ahnungen und Ängste haben zwar einen realen Hintergrund, jedoch erlauben sich Aspen-Menschen nicht, diesen genau zu betrachten. Sie koppeln die Wahrnehmung oder den Gefühlsimpuls von der sie bedingenden Tatsache unbewußt und automatisch ab, so daß sich das darin liegende Energiepotential (das in eine Reaktion umgesetzt werden soll) in ihnen staut und Enge = Angst erzeugt. Oft entwickeln sie, um die emotionale Energie irgendwie zu fixieren und »unschädlich« zu machen, einen Beziehungswahn: Sie unterstellen dann »in freier Dichtung« anderen Menschen üble Absichten oder Taten und verfolgen sie deswegen. Oder sie leben sich in Aberglauben und Okkultismus aus, die den Vorteil haben, unwiderlegbar und unabweisbar zu sein.

Auch der heute so verbreitete Wunsch nach einer »genauen« medizinischen Diagnose (die es gar nicht gibt) entspringt letztlich einem Aspen-Zustand. Angesichts des grundsätzlichen und irrationalen Lebensrisikos, das ein notwendiger Bestandteil des menschlichen Bewußtseins ist, flieht man in die illusionäre Sicherheit einer wissenschaftlich orientierten Medizin, von der man den Sieg über den Tod erhofft. Lieber eine schlimme Diagnose als gar keine ist die Devise, denn dann weiß man wenigstens, woran man ist und leidet nicht unter der Ungewißheit der Zukunft. Man kann sich mit pseudo-therapeutischen Aktivitäten ablenken und braucht sich nicht mit seiner Sterblichkeit und der Unentrinnbarkeit des Schicksals auseinanderzusetzen. Dieser Wunsch nach Pseudo-Klarheit zeigt, wie groß das Ausmaß der irrationalen Ängste ist.

Der Aspen-Mensch macht oft einen leicht »irren« Eindruck, denn er hat sich ja tatsächlich in einer Welt der Nebel und Schatten verirrt. Was ihm fehlt, ist ein solider Realismus, der sich aber nicht nur auf die praktische Lebensbewältigung, sondern auch auf die spirituelle, transzendente Seite der menschlichen Existenz bezieht. Man sollte versuchen, ihn einerseits besser im normalen Alltagsleben, vor allem mit praktischer Arbeit, zu verankern, »damit er nicht auf dumme Gedanken kommt«, und sollte ihm die Möglichkeit zu Erfolgserlebnissen verschaffen, um seine Motivation zu beleben.

Andererseits aber ist es für ihn wichtig, (wieder) zu einer tragfähigen und »soliden« Weltanschauung oder Religion zu finden, die ihm eine geistige Grundlage gibt und seine Sinnfragen in einer positiven Weise beantwortet. So kann er zum Urvertrauen zurückfinden, dessen Verlust ja die wesentliche Ursache seiner Ängste ist. Für manchen Aspen-Menschen ist es heilsam, wenn er gezeigt bekommt, daß er weder Glauben noch Gottvertrauen besitzt (obwohl er sich vielleicht religiös oder spirituell gibt). Dann werden seine Ängste zu Kristallisationspunkten, um die herum – unter dem bewußt erlebten Druck seines Leidens – sich eine Lebenssicht bildet, die auch Schicksalsprüfungen standhält.

Der Aspen-Mensch muß erkennen, daß er vor sich selbst davonläuft. Er sollte seine Ahnungen in Bewußtsein umsetzen, indem er sie auf ihre Bedeutung überprüft, statt vor ihnen zu fliehen. Sonst können sie schließlich sogar die Form eines Verfolgungswahnes annehmen – wie ja überhaupt der Aspen-Zustand oft an eine Besessenheit oder Psychose (teilweise mit schizophrenem Charakter) erinnert. Der Besessene ist bekanntlich unfähig, Eindrücke oder Informationen rational zu verabreiten.

Psychotische Zustände sind der Ausdruck einer Störung der normalen körperlichen und psychischen Funktionsabläufe. Sie treten – wie *R. G. Hamer* erstmalig nachgewiesen hat – meistens als Folge schwerer, psychischer Konflikte auf, die organische Hirnveränderungen hervorrufen. Die Lösung dieser Konflikte ist zugleich die Behandlung der Psychose und der Weg zur Heilung. Gelegentlich gelingt es, in der Vorgeschichte ein bestimmtes, traumatisierendes Erlebnis aufzuspüren, das nie verarbeitet, sondern verdrängt wurde und wird. Die ständig aufrechterhaltene Tendenz zur Verdrängung führt dazu, daß der betreffende Mensch auch allgemein die Fähigkeit verliert, Problematisches genau ins Auge zu fassen. Das ruft natürlich, wenn auch weitgehend unterbewußt, laufend neue Konflikte und Aspen-Zustände hervor. Aspen kann hier (vielleicht zusammen mit *Cherry Plum* und *Agrimony*) wertvolle Dienste leisten.

Körperlich gesehen, können Aspen-Zustände auch die Folge von Vergiftungen sein oder zumindest durch sie begünstigt werden (Alkohol, Drogen, Genußgifte, Umweltgifte, organische Lösungsmittel, Farben, Medikamente etc.). Daher sollte man sie meiden, ebenfalls alles, was das vegetative Nervensystem irritiert und den Organismus labil macht (ungünstige klimatische Bedingungen, »Erdstrahlungen« und Wasseradern, elektrische Felder etc.). Auch innerliche »Vergiftungszustände«, vor allem seitens des endokrinen Systems (Schilddrüse, Ovarien), der Leber und der Niere sind von Bedeutung, so daß man sie überprüfen und gegebenenfalls zusätzlich behandeln sollte. Ebenso Herzrhythmusstörungen und Herzschwäche die (besonders nachts) Aspen-Angst auslösen können. Für all diese körperlichen Beschwerden kommt Aspen in Frage.

Der Aspen-Mensch neigt dazu, sein inneres Unbehagen auch auf seinen Therapeuten zu übertragen und ihm Fehler und Versäumnisse zu unterstellen. Solche Menschen eröffnen oft die Behandlung bei einem neuen Therapeuten damit, daß sie über alle vorgehenden Schlechtes berichten. Man sollte sich klar sein, daß man wahrscheinlich eines Tages ebenfalls in diese Reihe eingeordnet wird, und daher alles vermeiden, was mißverständlich erscheinen könnte. Man muß – soweit möglich – den Aspen-Menschen immer behutsam dazu anhalten, grundsätzlich nicht Ungeklärtes im Raum stehenzulassen.

Agrimony, Cherry-Plum siehe dort. *Mimulus*-Menschen leiden unter Ängsten, die sie benennen können. *Rock Rose* ist für akute *Panikzustände*. Kombination ist oft erforderlich, weil sich die verschiedenen Formen der Angst vermischen können. *Mustard* ist gut für die meistens vorhandene depressive Grundstimmung. *Olive* empfiehlt sich, wenn Schwächezustände (Herz) eine Rolle spielen. *Red-Chestnut*-Menschen haben Angst um andere. *Sweet Chestnut* ist für inneren Terror, Verzweiflung und *Ausweglosigkeit*. Der *Cherry-Plum*-Zustand bedeutet Angst vor einer *Kurzschlußhandlung* oder Wahnsinn.

Beech (Rotbuche, Fagus sylvatica)

Beech-Menschen sind immer auf das Gute bedacht; sie geben sich betont tolerant, nachsichtig und verständnisvoll. Sie bemühen sich, alles positiv zu sehen, selbst wenn die Tatsachen dagegen sprechen, und kommen ihren Mitmenschen oft mehr entgegen, als es dem unbeteiligten Beobachter angemessen erscheint.

Bach hat sie in die Gruppe jener Menschen eingeordnet, die »um das Wohl anderer allzu besorgt« sind. »Allzu« bedeutet aber, daß das rechte Maß nicht eingehalten wird, daß etwas daran nicht stimmt, und in der Tat wirkt die Haltung des Beech-Menschen – seine stets positive Meinung, sein Wohlwollen, seine Duldsamkeit – irgendwie künstlich oder übertrieben (manchmal auch scheinheilig). Das kann auch nicht anders sein, denn seine im Äußeren demonstrierte Toleranz ist nur die Überkompensation einer ebenso großen inneren Intoleranz und Selbstablehnung, und seine einseitige Hinwendung zum »Guten« bedeutet zugleich eine Verurteilung des

»Schlechten«. Der Beech-Mensch gehört zum Typ des introvertierten Intoleranten, der nicht (wie der extravertierte) seine Umwelt, sondern sich selbst unter Druck setzt und in seinem äußeren Leben das Gegenteil von dem praktiziert, was seiner Natur entsprechen würde und er an sich nicht ausstehen kann.

Da dies im Grunde nur ein – wenn auch gutgemeintes – Ablenkungsmanöver von einem Konflikt mit sich selbst darstellt, hat es auf Dauer unheilvolle Folgen für ihn. Sein Selbstablehnungskomplex wird dadurch ja nicht aufgelöst, sondern ständig aktiviert. Der Beech-Mensch, der eine sehr komplizierte psychische Struktur besitzt, kennt zwar seine *vermeintlich* schlechten Eigenschaften, versteht aber nicht ihre Berechtigung und ihren Sinn. So kommt es, daß er sie, und damit auch sich selbst, unter dem Druck anerzogener Moral ablehnt und sie durch übertrieben praktizierte Toleranz und »Gutheit« zu überwinden versucht.

Um dem Sog der sich hieraus ergebenden Lebenslüge zu entrinnen, müßte er Frieden mit sich schließen. Er müßte sich klarmachen, daß die Wertskala, nach der er sich selbst beurteilt und verurteilt, keineswegs einer allgemeingültigen Wahrheit entspricht, sondern immer nur den gerade herrschenden, moralischen Zeitgeist ausdrückt. Es wäre wichtig für ihn, sich auch zu jenen Eigenschaften zu bekennen, die er an sich ablehnt, damit er sinnvoll damit umgehen kann und nicht in innere Konflikte gerät. Und er müßte erkennen, daß er *von Natur aus* kein »Allesfresser«, sondern empfindlicher und verletzlicher als andere Menschen ist und deshalb besondere Ansprüche an seine Lebensbedingungen stellen muß. Seine labile psychische Struktur zwingt ihn, sehr genau zu prüfen, was er an sich heran bzw. in sich hinein läßt und schränkt seine natürlichen Toleranzgrenzen erheblich ein. Seine »Intoleranz« ist also eine natürliche und legitime Schutzmaßnahme, ohne die er sich nicht entfalten und überleben könnte. Seine große Empfindlichkeit bringt noch einen weiteren »Nachteil« mit sich: eine eingeschränkte Durchsetzungsfähigkeit, die ihn in besonderem Maße vom Wohlwollen seiner Umwelt abhängig macht und ihn zwingt, Konfrontationen mit Andersdenkenden zu vermeiden. Dafür würde es eigentlich schon genügen, sie in Ruhe gewähren zu lassen. Da der Beech-Mensch aber nicht nur sehr empfindsam und ängstlich, sondern auch ausgesprochen entgegenkommend ist, übertreibt er oft seine Toleranz durch eine betont positive, seine Mitmenschen verpflichtende Haltung, was zudem sein Selbstwertgefühl hebt.

So spielt er zum Ausgleich dafür, daß er so viele vermeintlich schlechte Eigenschaften in sich trägt, den »Edlen« und »Guten«; widmet sein Leben hohen Idealen, weil er in sich so viel Unvollkommenheit vermutet; übt überall Toleranz, weil er selbst so wenig vertragen kann; sichert sich das Wohlwollen seiner Umwelt aus Angst vor Verletzung seiner empfindsamen Natur, läßt sich bewundern und verehren, weil er sich selbst verachtet.

Wenn er sich dabei wohl fühlen und angenehm wirken würde, wäre ja alles in Ordnung. Tatsächlich aber macht der typische Beech-Mensch, obwohl er sich so abgeklärt und entspannt gibt, einen irgendwie verkrampften, unnatürlichen oder wirklichkeitsfremden Eindruck. Auch die verschiedenartigen psychosomatischen Störungen, unter denen er zu leiden hat, zeigen, daß etwas nicht stimmt, daß seine Seele rebelliert, denn es ist ihre wesentlichste Eigenschaft, sich gegen jede Unwahrheit zu wehren.

In Abwandlung des Wortes: »Die Sonne bringt es an den Tag« könnte man von ihr sagen: »Die Seele bringt es an den Tag«, und zwar in Form von Frustration, Schmerz und Leiden. Die Wahrheit liegt in der Wirklichkeit unseres Lebens, mag sie uns nun »gut« oder »schlecht« erscheinen; sie ist das, was tatsächlich ist, und entspricht keineswegs immer unseren Idealvorstellungen. Nur in der unverfälschten Realität können wir eine Beziehung zum Geheimnis unserer Existenz und den inneren Frieden finden. Wer vor seiner Lebenswirklichkeit flieht, wird krank, weil er damit seine innere Einheit zerstört.

Durch seine zwar gutgemeinte, im Grunde aber unwahre Haltung kompliziert der Beech-Mensch die Behandlung sehr.

Normalerweise verbirgt er sich hinter seiner Rolle und geht auf indirekte, persönliche Andeutungen nicht ein. Er fürchtet die Bloßstellung seiner Schwächen und vermeintlich schlechten Eigenschaften, aber auch seiner Versuche, sich bewußt und offen zu seiner natürlichen Intoleranz und seinen angeblich schlechten Eigenschaften zu bekennen. Er müßte sich mit jenen Eigenschaften, die er an sich ablehnt, aussöhnen und seiner anerzogenen Moral gegenüber eine selbstverantwortliche, kritische Haltung beziehen. Er sollte die Ursache seines Verhaltens kennenlernen und sich klarmachen, daß wahre Toleranz immer bei einem selbst beginnt. Wenn er sich selbst nicht tolerieren und akzeptieren kann, wird er dies auch bei anderen nicht können. Sein großzügiges, entgegenkommendes Gehabe wird nur Theater, Politik oder ein psychologisches Manöver sein und überall seelisches Unbehagen auslösen.

Auch der Behandler, der schon von seinem Berufsethos dazu neigt, seinem Patienten in besonders nachsichtiger, wohlwollender Weise entgegenzukommen, sollte gelegentlich überprüfen, ob er in seiner Therapie nur eigene Schwächen überspielt und auf Kosten seines Patienten einen Beech-Zustand auslebt.

Beech ist zusammen mit *Vine* eines der wesentlichen Bachschen Mittel gegen Allergien. Hier kann man besonders gut erkennen, wie sich ein geistiges Prinzip in der Materie ausdrückt und verwirklicht. Die Unverträglichkeit, die ein Mensch in seiner seelischen und psychischen Struktur trägt, erstreckt sich natürlich bis in den Bereich seiner physiologischen, biochemischen und zellulären Reaktionen. Die Beech-Intoleranz ist introvertiert und weitgehend unbewußt; daher reagiert sie sich gern über den Körper ab. (Wenn wir einen seelischen Konflikt ins Unterbewußte verdrängen, greift er auf den Körper über, um einerseits durch Schmerzen auf sich aufmerksam zu machen und andererseits einen Abfluß über die physischen Entgiftungsmechanismen zu suchen.) In diesem Falle ist ein Versuch mit Beech angebracht. Man kann dabei natürlich keine Blitzerfolge erwarten, genauso wenig, wie sich ein Mensch im Handumdrehen ändert.

Beech läßt sich oft mit folgenden Mitteln kombinieren: *Holly* bei hitzigen Abwehrreaktionen (zum Beispiel Allergie); *Rock Water,* wenn jemand zu verkrampft am »Richtigen« festhält; *Star of Bethlehem,* wenn die übertriebene Toleranz eine Angstreaktion auf ein Schockerlebnis ist; *Crab Apple* zu besserer Selbstakzeptanz und zur allgemeinen Blutreinigung bei Allergien; *White Chestnut,* um das Denken flexibler und offener zu machen; *Pine,* wenn die Toleranz durch Schuldgefühle ausgelöst wird; *Mimulus,* wenn sie nur eine Schutzreaktion bei großer Ängstlichkeit darstellt; *Agrimony,* wenn sie zu künstlich wirkt.

Centaury
(Tausendgüldenkraut, Centaurium umbellatum)

Centaury-Menschen sind nachgiebig, gutmütig und hilfsbereit. Sie neigen dazu, sich unterzuordnen und zu dienen. Ihr Wille und ihre Durchsetzungskraft sind unterentwickelt.

Für einen Behandler, der Wert darauf legt, daß seine Anweisungen genau und widerspruchslos ausgeführt werden, sind sie angenehme Partner. In ihrer Unfähigkeit, sich einer dominanten Persönlichkeit zu widersetzen, und aus Angst, das Wohlwollen ihrer Mitmenschen zu verlieren, sind sie ausgesprochen höflich und wohlerzogen. Wenn der Behandler sich aber auf dieses Spiel einläßt und sich in seiner Autorität geschmeichelt fühlt, ist der Erfolg einer tiefergehenden Therapie von vornherein in Frage gestellt, denn die Persönlichkeitsstörung des Centaury-Menschen bekommt dadurch ja gerade Nahrung.

Centaury gehört zu den gegensinnigen Partnermitteln. Hierbei übernimmt der eine Partner die schwache und der andere die starke Rolle. Der Masochist benötigt den Sadisten, und umgekehrt, wie dieser es ihm ermöglicht, sich in seiner Unart auszuleben. So findet man in der Nähe des Centaury-Menschen, meist in der Familie, stets jemanden, der ihm gegenüber autoritär auftritt (zum Beispiel *Chicory* oder *Vine*).

Am besten wäre es, beide Partner gleichzeitig in der ihnen entsprechenden Weise zu behandeln, im Sinne einer Familientherapie. Doch auch wenn sich nur einer von beiden mit Erfolg behandeln läßt, kann sich der andere dieser Wirkung nicht entziehen, denn stets wird das subtile Gleichgewicht in der »Partnerschaft« gestört, wenn einer sich ändert. Der andere muß dann, wohl oder übel, darauf reagieren. Das bedeutet entweder, daß er sich ebenfalls ändert, weil er nun das Krankhafte an der bisherigen Konstellation einsehen kann, oder daß er sich einen anderen Partner sucht, der die freigewordene Rolle übernimmt. Das muß man natürlich ihm selbst überlassen. Viele Behandler befinden sich in solchen Verhältnissen mit ihren Patienten und geraten in Schwierigkeiten, wenn eine solche Therapie anschlägt und der Patient auf einmal aufhört, den Servilen oder Dankbaren zu spielen und auf dem Recht auf eigene Meinung und Persönlichkeitsentfaltung besteht. So kann der Behandler sich auf dem Umweg über den Patienten selbst behandeln und zu größerer Selbsterkenntnis kommen.

Der Centaury-Mensch hat wenig Widerstandskraft gegen Übergriffe von außen, das heißt auch gegen Infektionen etc. Das kann sich in häufigen Krankheiten, Schwächezuständen usw. äußern. Bei entsprechender Persönlichkeitsstruktur ist demnach ein Versuch mit Centaury angezeigt, verbunden mit aktivierenden Übungen, die eine Willensanstrengung verlangen. Gerade bei Kindern sollte mit entsprechenden Spielen die eigene Durchsetzungskraft gestärkt werden.

Eine *gestörte Lebensentfaltung* haben *Cerato*-Menschen wegen ihres mangelnden Vertrauens in die eigene Meinung, *Larch*-Menschen wegen mangelnden Vertrauens in die eigenen Fähigkeiten und *Mimulus*-Menschen wegen ihrer großen Ängstlichkeit. Kombinationen können angezeigt sein. *Walnut*-Menschen sind ebenfalls empfindlich gegenüber Einflüssen und *Übergriffen von außen.* Sie befinden sich aber im Rahmen einer Entwicklungsphase in einem labilen Zustand, während Centaury-Menschen allgemein und immer gutmütig und nachsichtig sind.

Cerato (Bleiwurz, Ceratostigma willmottiana)

Cerato-Menschen haben kein Vertrauen in ihre eigene Meinung oder Intuition, so daß sie ständig andere um Rat fragen (und dabei oft »falsch beraten« sind).

Sie können eine Belastung für den Behandler sein. Denn sie kommen ständig mit irgendwelchen Fragen. Oft haben sie regelrechte Listen, die sie Punkt für Punkt durchgehen – von der kleinsten alltäglichen Verrichtung bis hin zur lebenswichtigen Entscheidung. Besonders bezieht sich das auf gesundheitliche Probleme (und Scheinprobleme). Meist haben sie schon eine ganze Reihe von (erfolglosen) Therapien hinter sich, denen sie sich aufgrund von Illustrierten-Hinweisen oder auf Rat ihrer Bekannten unterzogen haben. Sie probieren alle Diätformen durch, ohne daß sie ihnen bekommen, und wechseln häufig den Behandler, worauf sich auch der momentane Therapeut schon einmal einstellen kann.

So sind sie oft eine große Geduldsprobe für ihn, es sei denn, er gefällt sich in der Rolle des Alleswissers und legt Wert darauf, andere Menschen zu beraten. Dadurch aber wird er seinem Patienten gerade nicht helfen, sondern das Problem vertiefen. Cerato gehört zu den gegensinnigen Partnermitteln. Der Behandler kann sich bei dieser Gelegenheit fragen, ob er vielleicht selbst eine Behandlung benötigt (zum Beispiel mit *Vine, Vervain* oder *Chicory*).

Um dem Cerato-Menschen weiterzuhelfen, darf man sein Bedürfnis nach Rückversicherung oder Konsens nicht noch fördern, sondern sollte ihn immer wieder auf die Notwendigkeit hinweisen, seine Probleme selbst zu lösen. Dabei ist der Hinweis auf seine vielen untauglichen Versuche, sich nach fremdem Rat zu richten, oft sehr anschaulich. Der Cerato-Mensch muß immer wieder erfahren, daß niemand seine Schwierigkeit besser lösen kann als er selbst.

Doch gerade die heutige Medizin schafft durch ihre Pseudo-Aufklärung viele unmündige Cerato-Menschen, die sich dann zum Beispiel einer Diagnostik oder Therapie unterziehen, die ihnen gegen den Strich geht. Das baut Abhängigkeiten auf. Wenn damit auch ein vordergründig angelegtes Programm durchgezogen und manche Prophylaxe betrieben wird (deren Berechtigung nur statistisch und theoretisch, nie aber am lebendigen Fall belegt werden kann), verliert der Mensch seine Fähigkeit zu eigenverantwortlicher Lebensgestaltung. Je mehr Regeln aufgestellt werden, desto mehr verkümmern die natürlichen Instinkte. Der Cerato-Mensch sollte, wo immer das möglich ist, zur Selbstbehandlung angehalten werden, damit er Vertrauen in seine Intuitionen, Gefühle und Überlegungen bekommt.

Aber auch jeder Behandler sollte lernen, seine Therapie auf den Boden seiner Intuition zu stellen, statt sich ständig bei wissenschaftlichen Kapazitäten die (oft widersprüchlichsten) Ratschläge einzuholen. Denn einerseits ändern sich bekanntlich die Aussagen der Wissenschaft häufig, und andererseits ist die Therapie im Grunde immer der Selbstausdruck des Behandlers und sein Weg der Selbstverwirklichung. Daraus ergeben sich ja unter anderem die vielen unterschiedlichen Behandlungsweisen. Er muß ohnehin den Verlauf der Behandlung in all ihren unvorhersehbaren Einzelheiten aus seinem eigenen Können und Wissen steuern, das er sich im Laufe seiner Auseinandersetzung mit Krankheit und Heilung erworben hat. Nur so kann er ein Vertrauensverhältnis zu seinen Patienten aufbauen und jeder Situation gerecht werden – ohne ihm allerdings seine persönliche Arbeit abzunehmen.

Cerato-Menschen machen oft einen kindlichen Eindruck, und in ihrer ewigen Fragerei ähneln sie ja auch den Kindern. Sie neigen zu Entwicklungsstörungen aller Art und Funktionsschwächen trotz vorhandener Organpotenz. Die innere Unfähigkeit zu sicherer und spontaner Reaktion überträgt sich auf das Vegetativum und kann die verschiedenartigsten psychosomatischen Störungen hervorrufen.

Unschlüssigkeit und mangelnde Realisationsfähigkeit finden sich auch beim *Larch*-Menschen, der zwar eine klare Meinung hat, aber sie nicht realisiert, beim *Gentian*-Menschen, der zu schnell aufgibt, beim *Scleranthus*-Menschen, der sich nicht entscheiden kann, beim *Wild-Oat*-Menschen, der nicht weiß, was er mit seinem Leben anfangen soll.

Cherry Plum (Kirschpflaume, Prunus cerasifera)

Ein Mensch im Cherry-Plum-Zustand hat Angst davor, verrückt zu werden oder durchzudrehen. Es ist der innere Konflikt zwischen Gefühlsimpuls oder unbewußtem Trieb und verneinendem Verstand, der ihn an den Rand des Wahnsinns getrieben hat.

Der ausgeprägte Cherry-Plum-Zustand bedeutet akute Not. Man darf seine Verfassung nicht auf die leichte Schulter nehmen und muß gegebenenfalls für die erforderliche psychiatrische Behandlung sorgen, denn es liegt die Gefahr eines Suizids oder einer Kurzschlußhandlung in ihr. Die im Unterbewußten unter Verschluß gehaltenen Gefühlsenergien haben eine Spannung erreicht, die vom Bewußten kaum noch zu kontrollieren ist, denn der Cherry-Plum-Mensch hat viele psychische Schmerzen, die sich aus dem Konflikt zwischen seinen vitalen Antrieben und der verneinenden Umwelt ergeben haben, in die Tiefe verdrängt, und er tut das weiterhin. Damit hat er ein großes destruktives Potential angehäuft.

Man kann oft erkennen, daß es sich hier um ursprünglich vitale und lebensfreudige Menschen handelt, die sich eben nur nicht ausleben konnten oder können. Doch eines Tages droht ihre nicht bewußte, eigentliche Seite die Macht an sich zu reißen, wie ein unterdrücktes Volk in der Revolution, und sich in großer Zerstörungswut zu entladen. Die Unfähigkeit und Angst davor, sein gestautes Gefühlspotential auszuleben, kann den inneren Druck so unerträglich werden lassen, daß sie manchmal die Erlösung durch den Tod erhoffen.

Menschen in diesem Zustand sind wie Besessene. Sie scheinen in die Gewalt außerirdischer Kräfte gekommen zu sein, so daß wir ratlos vor ihnen stehen und feststellen müssen, daß unsere Erklärungen oft nicht ausreichen, um der Situation gerecht zu werden. Es gibt auch planetarische Einflüsse, die hier eine Rolle spielen, ebenso wie besondere klimatische Bedingungen.

Besonders kritisch sind Zeiten hormoneller Umstellung. Hier ist zum Beispiel das Auftreten der juvenilen Schizophrenie bekannt, bei der die stark anschwellende Vitalität (= Sexualität) nicht in koordinierter und natürlicher Form ausgelebt werden und sich als Psychose entladen kann. Grundsätzlich ist bei allen psychotischen Zuständen ein Versuch mit Cherry Plum, und sei es nur als Zusatzmedikation, angezeigt. Cherry Plum gehört in jede psychiatrische Praxis.

Schwächer entwickelte Zustände kann man bei Kindern sehen, wenn plötzliche ungeregelte Gefühlsausbrüche über sie kommen (zum Beispiel destruktive Wutanfälle) oder wenn sie nachts in Form des Bettnässens die Fessel ihrer Moralkontrolle lösen. Das sind Zeichen, die aufhorchen lassen sollten, denn sie bedeuten, daß die Umwelt diesem Menschen einen zu großen Selbstverzicht (zum Beispiel auch in Form religiöser Moral) abverlangt.

Cherry-Plum-Menschen müssen dazu angehalten werden, ihre Gefühle so oft wie möglich auszuleben. Dafür sind viele der heute gebräuchlichen Körpertherapien geeignet, bei denen die im Körper fixierten, zurückgehaltenen Emotionen wieder gelöst und bewußt gemacht werden. Auch Psychotherapie mit dem Ziel, die innere Moralschranke zu öffnen und die Angst vor dem Verdrängten abzubauen, ist geeignet.

Man sollte diese Menschen, solange sie nicht in der Lage sind, sich normal auszuleben, vor Gefühlsbelastungen jeder Art bewahren. Wenn sie Gefühlsausbrüche haben, dürfen sie, solange diese nicht destruktiv sind, nicht behindert werden. Was der Cherry-Plum-Mensch am meisten braucht, ist eine liebevolle Umgebung, die ihm Vertrauen gibt, seine Gefühlsnot auszudrücken. Doch solange sie nicht selbst einen Gesinnungswandel durchgemacht haben, sind die nächsten Angehörigen hierzu meistens nicht in der Lage, denn normalerweise waren sie es, die mit »liebevoller« Nachdrücklichkeit das Kind im Sinne ihrer eigenen (religiösen oder gesellschaftlichen) Moral beschnitten und erzogen haben.

Sweet Chestnut betrifft auch einen Zustand *extremer* psychischer Not und *Ausweglosigkeit,* hat aber keine Suizidtendenzen, und der *Rock-Rose*-Zustand repräsentiert Angst und *Panik* durch äußere Einflüsse.

Chestnut Bud
(Kastanienknospe, Aesculus hippocastanum)

Chestnut-Bud-Menschen lernen schlecht, vor allem aus den Erfahrungen ihres Lebens. So begegnen sie immer wieder den gleichen Problemen. Es fehlt ihnen an Aufmerksamkeit und der Bereitschaft, ihr Handeln kritisch zu durchleuchten und daraus die richtigen Konsequenzen zu ziehen. Daher treten sie in ihrer persönlichen Entwicklung auf der Stelle.

Die »Stärke« der Chestnut-Bud-Menschen ist das Verdrängen und Vergessen. Immer wieder kommen sie mit den gleichen Beschwerden, Feststellungen und Fragen, doch immer wieder scheinen die Erklärungen und Hinweise »zum einen Ohr hinein und zum anderen hinaus« gegangen zu sein. Wenn ein Behandler das Gefühl hat, es gehe gar nicht voran mit der Therapie, sollte er an Chestnut Bud denken – nicht nur für den Patienten, sondern vielleicht auch für sich selbst. Denn auch er könnte ja bestimmte Fehler immer wieder machen und so die Behandlung blockieren.

Chestnut Bud kommt in Frage bei Kindern mit Lernschwierigkeiten oder Entwicklungsstörungen, denn Fortschritt und Wachstum finden nur statt, wenn das Gegenwärtige assimiliert und damit die Basis für den nächsten Schritt geschaffen wird. Viele körperliche Beschwerden, die immer wieder unter den gleichen Umständen auftreten, wie zum Beispiel Migräne, Magenbeschwerden, oder die durch das notorische Fehlverhalten des Patienten, zum Beispiel schlechte Gewohnheiten in der Ernährung, hervorgerufen werden, lassen an Chestnut Bud denken. Auch wenn man den Eindruck hat, der Körper reagiere nicht, kann man einen Versuch mit Chestnut Bud machen. Es ist ein Katalysator für Wachstumsvorgänge jeder Art, vielleicht, weil es die Kraft der Knospe in sich trägt.

Auch in der Rekonvaleszenz der Apoplexie, in der bestimmte Körperfunktionen wieder erlernt werden müssen, kann es eingesetzt werden.

Beim *Gentian*-Menschen *geht es nicht voran,* weil er die Flinte zu früh ins Korn wirft. Der *Larch*-Mensch *tritt auf der Stelle,* weil er aus mangelndem Selbstvertrauen von vornherein auf einen Versuch verzichtet. Der *Clematis*-Mensch *lernt schlecht,* weil er sich Tagträumereien hingibt, und der *Honeysuckle*-Mensch, weil seine Gedanken in der Vergangenheit hängen. Im *White-Chestnut*-Zustand *lernt* man *schlecht,* weil man nicht Herr seiner Gedanken ist, und im *Scleranthus*-Zustand, weil man zu sprunghaft ist und sich nicht auf eine Sache konzentrieren kann.

Chicory (Wegwarte, Cichorium intybus)

Chicory ist für Menschen, die durch Überfürsorge ihre »Lieben« an sich binden wollen. Hinter ihrem scheinbar aufopfernden Einsatz verbergen sich (unbewußte) egoistische Absichten, der Wunsch nach Gefühlsabhängigkeit und Einfluß. Sie erwarten deshalb Dank für ihren Einsatz.

Chicory gehört zu den gegensinnigen Partnermitteln, mit einem fordernden und einem gebenden Partner. Allerdings werden hier die Rollen je nach Situation gewechselt. In unserem medizinischen System ist die Gefahr, daß auch der Behandler in einen Chicory-Zustand gerät, besonders groß, denn er opfert sich für seine Patienten auf, kümmert sich »rührend« um sie, baut darauf aber eine Position auf, die ihm entweder finanzielle Vorteile oder/und die Gefühlszuwendung oder Macht über die Patienten einbringt. Man findet es ja selbstverständlich, daß er sich unentbehrlich macht und Dankbarkeit erwartet. Doch er bekommt auch die Kehrseite der Medaille zu spüren: Wenn er die mehr oder weniger deutlich ausgesprochenen Forderungen seiner Patienten nicht erfüllen kann oder will, wird er unter Gefühls- oder Moraldruck gesetzt oder mit Haß überzogen.

Dies spätestens ist der Moment, wo er erkennen sollte, daß etwas schiefgelaufen ist und daß er seine Funktion mißbraucht hat. Statt sich über die Undankbarkeit und Rücksichtslosigkeit seiner Patienten zu beschweren, könnte er seinen Fehler einsehen. Denn es hat ihm ja gefallen, Abhängigkeiten aufzubauen. Er sollte beginnen, sie abzubauen und in seinem Interesse und dem seiner Patienten Chicory nehmen.

Kinder, die (unbewußt) in die Gefühlsabhängigkeit zu ihren Eltern gekommen sind, klammern sich an sie und tyrannisieren sie, wenn die Zuwendung nachläßt. Sie suchen allerlei Vorwände, um das enge Verhältnis wiederherzustellen und weigern sich zum Beispiel, allein in ihrem Bett zu schlafen. Sie rächen sich unbewußt dafür, daß ihre Eltern sie gefühlsmäßig mißbraucht und abhängig gemacht haben, indem sie sie ebenfalls nicht aus dem Gefühlsanspruch entlassen. Oft verfallen sie dabei in Selbstmitleid oder Krankheit, um die Bezugsperson an sich zu binden. Bei jedem Kind, das häufig und meist mit psychosomatischem Einschlag erkrankt, muß an Chicory gedacht werden.

Im Chicory-Zustand kann praktisch jede Krankheit auftreten (das heißt unbewußt provoziert werden), besonders aber jene, die den Patienten hilflos und pflegebedürftig machen. Dabei kann man oft feststellen, daß er sie schlimmer darstellt, als sie objektiv ist, oder sich in besonders jämmerliche Zustände hineinsteigert.

Multiple Sklerose und ähnliche Krankheiten haben häufig diese unbewußte »Motivation«, weil sie es dem Betreffenden ermöglichen, die ganze Familie in seiner Hilflosigkeit an sich zu binden, zum Beispiel den Ehepartner, der sich trennen, oder das Kind, das sein eigenes Leben aufnehmen will.

Für jeden Chicory-Kranken ist es ausgesprochen schädlich, wenn man auf seinen unausgesprochenen Terror eingeht (und sich dann obendrein für seine Hilfe selbst auf die Schulter klopft). Er muß ja gerade von seiner krankhaften Gefühlsunselbständigkeit und dem dauernden Bedürfnis, die Zuwendung bewiesen zu bekommen, erlöst werden. Wenn ein solches Verhältnis bereits besteht, wird das nicht ohne – meist aber heilsame – Krisen ablaufen. Es kommt darauf an, mit dem nötigen Fingerspitzengefühl immer soweit zu gehen, wie es der Partner gerade noch ertragen kann, ohne in Destruktivität oder Haß zu verfallen.

In Chicory ist das Festhalten und Besitzen symbolisiert. Das äußert sich entsprechend auch im Körper, zum Beispiel Stauungen des Lymph- und Venensystems, Schwellung der Leber, Obstipation, eventuell auch Tumoren. Grundsätzlich kommen alle körperlichen Krankheiten für Chicory in Frage, wenn damit Aufmerksamkeit, Mitleid, Selbstmitleid oder Gefühlsdruck erzeugt wird.

Vine-Menschen *tyrannisieren* ihre Umgebung ebenfalls, doch geht es ihnen um die Durchsetzung ihrer intoleranten und zu festen Überzeugungen, wogegen Chicory-Menschen darin die Bestätigung einer Gefühlsbeziehung suchen. *Red-Chestnut*-Menschen *sorgen sich* auch zu viel um ihre Lieben, sind dabei aber selbstlos und erwarten keinen Dank.

Clematis (Weiße Waldrebe, Clematis vitalba)

Der Clematis-Mensch ist an der Gegenwart nicht besonders interessiert. Er gibt sich Tagträumereien und Spekulationen hin und findet in ihnen die Erfüllung seiner Wünsche.

Er ist einerseits ein angenehmer Patient, weil er den Behandler nicht mit unerfüllbaren Forderungen unter Druck setzt oder sich dauernd über seine Leiden beklagt. Er ist relativ indolent und hat für seine körperliche Verfassung, wie überhaupt für sein Leben, kein besonderes Interesse. Dafür besteht bei ihm aber immer die Gefahr, daß er die Krankheit als Fluchtmöglichkeit aus der Realität benützt und sich wie in ein Kloster zurückzieht, um seine Ruhe zu haben. Er ist deswegen auch in seinen Krankheiten leise und unauffällig.

Aber er unternimmt meist auch keine besonderen Anstrengungen, um wieder gesund zu werden und läßt das vermissen, was man die Mitarbeit des Patienten nennt. Man spürt bei ihm immer eine gewisse Affinität zum Tod, was für ihn allerdings lediglich den Wechsel in eine andere Welt bedeutet. So befindet er sich immer »mit einem Bein« im Jenseits. Alkohol und Drogen haben eine große Anziehungskraft auf ihn.

Clematis kann deshalb bei Neigung zu Ohnmacht, Kollaps oder Koma eingesetzt werden, in Trancezuständen und bei Gedächtnisstörungen. Es symbolisiert die Fähigkeit, den Menschen aus dem Jenseits ins Diesseits zu führen, das heißt Lebenskraft im irdischen Körper zu binden. Deshalb ist sie auch geeignet in der Rehabilitation und bei chronischen zehrenden Krankheiten. Hör- und Sehstörungen als Ausdruck geringen Interesses am weltlichen Geschehen fallen ebenso in seinen Wirkungsbereich wie Schlafsucht und verzögerte Entwicklung. Clematis wirkt Auflösungs- und Unordnungstendenzen entgegen. Auch bei Unfruchtbarkeit kann man es versuchen, denn die Zeugung bedeutet ja, daß ein kosmisches Wesen in einem menschlichen Körper materialisiert wird. Die Samen der Clematis erinnern übrigens in verblüffender Weise an menschliche Samenfäden.

Clematis gibt dem Menschen seinen Lebenswillen zurück und ist deshalb besonders im Anfangsstadium jeder Krankheit geeignet, in dem die unbewußte Frage entschieden werden muß: Will ich krank werden oder nicht? Wegen seiner vitalisierenden Wirkung ist es im Notfallmittel *(Rescue Remedy)* enthalten.

Honeysuckle-Menschen neigen auch zu Träumereien und gedanklicher *Abwesenheit*. Bei ihnen beziehen sie sich aber auf die Vergangenheit, wogegen Clematis künftige Luftschlösser baut. *Wild-Rose*-Menschen haben *kein* besonderes *Interesse* am realen Leben, weil sie alles teilnahmslos und apathisch über sich ergehen lassen. *White-Chestnut*-Zustände bedeuten *Konzentrationsschwäche,* weil sich bestimmte Gedanken nicht abschalten lassen und das Denken beherrschen. Bei *Clematis*-Menschen sind das oft die *Wunschträume,* so daß Kombination eventuell zu empfehlen ist. *Mustard* ist gegen *Interesselosigkeit* wegen depressiver Stimmung, und

Larch gegen *Initiativlosigkeit* wegen mangelnden Selbstvertrauens.

Crab Apple (Holzapfel, Malus pumila)

Crab Apple ist für Menschen, die sich verunreinigt oder vergiftet fühlen. Das kann sich auf Einflüsse jeder Art beziehen (materiell oder geistig). Dieses Gefühl hat meist auch eine reale Grundlage.

Bei Crab Apple ist die seelische und körperliche Wirkung besonders deutlich erkennbar. Einerseits hilft es, den Sauberkeitszwang (und andere Zwänge) abzubauen, andererseits fördert es die bei jeder Krankheit erforderliche Blutreinigung.

Der Organismus versucht ja stets, das Blut, als sein größtes und lebendigstes Organ, intakt zu halten und es von Toxinen und Stoffwechselabfallprodukten zu befreien. Hierzu wählt er, wenn die natürlichen Entgiftungs- und Ausscheidungswege behindert sind, jeden ihm zur Verfügung stehenden Weg, wozu auch die Haut gehört. Daher läßt sich auch aus der Lokalisation von Hautstörungen (egal welcher Art) eine gewisse Diagnostik des Körperinneren durchführen (Headsche Zonen, Akupunkturpunkte und -meridiane, Reflexzonen).

Crab Apple ist deswegen grundsätzlich bei jeder Art von Hautkrankheit angezeigt, nicht nur innerlich, sondern auch äußerlich als Waschung, Salbe oder Auflage.

Die seelische Überempfindlichkeit des Crab-Apple-Typs gegenüber jeder Art von Gift, Toxin oder Fremdstoff, die oft allerdings auch auf kritiklos übernommenen Vorstellungen beruht, manifestiert sich entsprechend auch im Körper. So wie dieser Typ seelisch schon auf geringste Abweichungen von seinem Sauberkeitsideal (das auch seine Moral betrifft), reagiert, so tut er es auch im Körper. Deswegen ist Crab Apple eines der wichtigsten Mittel bei Allergien jeder Art.

Da der Darm ein großes Reinigungsorgan darstellt, kann Crab Apple auch bei chronischen Darmerkrankungen, sei es nun Durchfall oder Obstipation, eingesetzt werden. Im ersten

Fall wird der Körper in die Lage versetzt, die schon seit längerem ablaufende Reinigungsaktion endlich abzuschließen, und sie im zweiten Fall überhaupt einmal einzuleiten. Auch bei chronischen Herdbelastungen, die ja eine Art Dauerverunreinigungen darstellen, kann Crab Apple eingesetzt werden.

Auf jede Infektion reagiert der Körper mit einer Ausleitung. Nur wenn es ihm nicht gelingt, das toxische Agens auf natürlichem Wege schnell wieder loszuwerden, erkrankt er. Deshalb ist Crab Apple bei jeder Infektion, auch der beginnenden, unentbehrlich, aber auch zur Prophylaxe gegen Ansteckung (zusammen mit *Walnut* und *Olive*). Dadurch ist es auch für Behandler geeignet. Mit seiner Hilfe kann er sich von krankmachenden Einflüssen aller Art, seien sie nun körperlich oder seelisch, befreien.

Zur *Reinigung* von »Psycho-Toxinen« kann es zusammen mit *Holly* bei negativen Gedanken, *Willow* bei Groll, *Pine* bei Selbstvorwürfen, *Chicory* bei Selbstmitleid gegeben werden.

Elm (Ulme, Ulmus procera)

Der Elm-Zustand bedeutet ein momentanes Versagen der Kräfte und des Selbstvertrauens bei Menschen mit Verantwortungsgefühl angesichts einer großen Aufgabe. Er ist meistens nur vorübergehend.

Elm-Menschen tauchen selten in der Praxis eines Arztes auf. Normalerweise sind sie leistungsfähig und in guter Verfassung. Sie haben ihre Probleme im Griff und folgen ihrer Berufung, die sie oft in verantwortungsvolle Positionen geführt hat. Für Krankheiten haben sie eigentlich »keine Zeit«.

Ihr Zustand äußert sich körperlich meistens in Schlaflosigkeit, großer Nervosität, Herzschwäche, Hypertonie oder Nervenzusammenbruch. Elm symbolisiert das plötzliche Versagen eines leistungsfähigen Organismus und kann unter diesem Gesichtspunkt eingesetzt werden. Es hilft ihm über ein momentanes Tief hinweg und hält die Kontinuität eines Gesundungsprozesses aufrecht. Elm kommt daher auch in Frage, wenn einem Körper, zum Beispiel nach Unfällen oder schweren Operationen, eine große Heilleistung abverlangt wird (weshalb es auch ein Mittel für die Intensivstation ist), sowie bei akuten hormonellen Insuffizienzen oder sonstigen Funktionszusammenbrüchen, die quasi aus voller Leistung heraus auftreten (zum Beispiel bei Sportlern). Elm kann grundsätzlich als Basismittel eingesetzt werden, wenn der Organismus ein hohes Ziel erreichen muß. Es ist kein besonders häufig benötigtes Mittel; aber wenn es gebraucht wird, ist die Situation kritisch.

Hornbeam-Menschen glauben, ihrer Aufgabe oder Tagesarbeit *nicht gewachsen* zu sein, obwohl sie die Kraft dazu hätten. Der Elm-Zustand ist ähnlich, aber grundsätzlicher und existenzieller. Bei Elm geht es um große Verantwortungen und Ziele. *Olive* ist auch für *Schwächezustände*. Sie betreffen aber Körper und Seele und sind nicht wie bei Elm auf eine bestimmte zu erbringende Leistung ausgerichtet. Kombination ist oft zu empfehlen. *Gentian*-Menschen neigen ebenfalls dazu, *aufzugeben.* Bei ihnen ist es aber eine grundsätzliche Haltung, die sich auch auf Kleinigkeiten bezieht.

Gentian (Herbstenzian, Gentiana amarella)

Gentian-Menschen haben keine Durchhaltekraft. Die innere Lebensverneinung, die latent pessimistische Einstellung, die Bereitschaft, immer gleich das Schlimmste anzunehmen oder aufzugeben, ist auffallend an ihnen.

Das braucht sich allerdings nicht immer in dieser krassen Weise zu äußern, es kann sich auch nur einmal in einem resignierenden Seufzen oder der Bemerkung »Das war ja zu erwarten!« kundtun.

Mit dieser Einstellung geht der Gentian-Mensch auch an die Therapie, und der Behandler muß gut erkennen, daß eventuelle Rückfälle oder ein Stillstand in der Behandlung meistens seiner inneren Haltung entspringen. Er ist ja innerlich grundsätzlich auf Mißerfolg programmiert. Das gibt sich indirekt in seinen zweifelnden Äußerungen zu erkennen; manchmal scheint er aber sogar befriedigt zu sein, wenn sich seine negativen Erwartungen erfüllen.

Der Gentian-Mensch erwartet aus Vorsicht und Selbstschutz meist das Schlechteste, um sich Enttäuschungen zu ersparen. Dadurch blockiert er aber unbewußt jeden Therapiefortschritt. Im Körper manifestiert sich das im chronischen Rezidiv und in Krankheiten, die Wiederholungscharakter haben, wie Asthma, Allergien und »Schüben« jeder Art. Man könnte überspitzt sagen, daß er gar nicht gesund werden wolle. Statt ihm das aber vorzuwerfen (höchstens könnte man versuchen, ihn darauf hinzuweisen), sollte man ihm Gentian geben, besonders in der Rekonvaleszenz, damit das gewonnene Terrain nicht wieder verloren wird. Gentian kann die Bereitschaft zur Gesundung und die Kraft zum Durchhalten stärken. Es ist immer angebracht, wenn in einem Heilungsverlauf Rückfälle eintreten. Manchmal benötigt der Behandler es auch selbst, wenn ihn die Haltung des Patienten anzustecken oder die ständigen Rückfälle und Mißerfolge zu entmutigen drohen.

Mustard-Menschen haben die *Depression* oft aus ungeklärten Gründen, wogegen sie bei Gentian als Reaktion auf Mißerfolge oder Schwierigkeiten auftritt. Mustard könnte man daher als Mittel für die endogene, Gentian für die reaktive Depression bezeichnen. *Larch*-Menschen *geben* wegen mangelnden Selbstvertrauens von vornherein *auf,* Gentian-Menschen erst bei Schwierigkeiten. *Wild-Oat*-Menschen machen oft allerlei *halbherzige Versuche,* die sie dann wieder abbrechen, weil sie (im Gegensatz zu Gentian) eigentlich nicht wissen, was sie wollen.

Gorse (Stechginster, Ulex europaeus)

Der Gorse-Mensch hat – nach oftmals langem Kampf – keine Hoffnung mehr. Er erwartet nichts mehr vom Leben, auch keine Heilung. Er kommt meistens nur deshalb in die Behandlung, weil er von einem Angehörigen oder Freund dazu bewegt wurde.

Sein Aussehen ist oft entsprechend: Man kann selber in Hoffnungslosigkeit verfallen angesichts seiner dunklen Augenhöhlen, der fahlen, blaßgelben Gesichtshaut, des hinfälligen Gesamteindrucks. Allerdings ist dieses Bild nicht bei jedem Gorse-Menschen so ausgeprägt. Doch immer, wenn ein Patient auch beim Behandler durch seine Erscheinung oder sein Gehabe Hoffnungslosigkeit auslöst, ist Gorse angebracht.

Der Gorse-Mensch macht zwar den Eindruck, als habe er keine Hoffnung mehr, aber er ist ja immerhin in die Behandlung gekommen und lebt auch noch. Doch läßt sich irgendwie in ihm eine Art innerer Widerstand gegen die Gesundung fühlen, besonders wenn sich die ersten schwachen Erfolge einstellen. Ohne Grund ist er nicht in seine Lage geraten. Man muß sich immer darüber klar sein, daß unser Leben von innen her gesteuert wird. Natürlich ist dem Gorse-Menschen dies völlig unbewußt. Er hat seine innere Ausweglosigkeit auf den Körper übertragen in Form einer chronisch-degenerativen Krankheit, mit deren Hilfe er sie ausdrücken kann. Doch der Zustand ist meist zu tief verdrängt, als daß man ihn – jedenfalls in den Anfangsstadien der Behandlung – darauf ansprechen könnte. Gorse muß diese Arbeit übernehmen. Es ist grundsätzlich bei jeder schweren oder chronischen Krankheit einzusetzen und kann dabei die Funktion eines »Umstimmungsmittels« erfüllen, nicht nur körperlich, sondern auch seelisch.

Auch *Gentian*-Menschen neigen dazu, die *Hoffnung aufzugeben,* wenn Schwierigkeiten auftreten. Der Gorse-Mensch aber hat es bereits grundsätzlich getan. Gorse bedeutet die Fortsetzung und Vertiefung des *Gentian*-Zustandes und kann unter Umständen mit ihm kombiniert werden. *Sweet-Chestnut*-Menschen sind ebenfalls *am Ende.* Hier bedeutet es aber einen Zustand der Ausweglosigkeit, der äußersten Belastung, aber noch nicht der Aufgabe. *Wild-Rose*-Menschen haben *keine Hoffnung,* weil sie sich in Apathie und Resignation befinden, ohne überhaupt erkennbar gekämpft zu haben (im Gegensatz zu Gorse).

Heather (Schottisches Heidekraut, Calluna vulgaris)

Der Heather-Mensch versucht überall, die Aufmerksamkeit auf sich zu ziehen. Es ist ihm unerträglich, nicht beachtet zu werden. Er benötigt seine Umwelt, um sich darzustellen und ist deshalb ungern allein.

Er fällt oft dadurch auf, daß er, vor allem bei der ersten Konsultation, eine übergenaue Liste aller bisherigen und derzeitigen Beschwerden, Symptome und Krankheiten vorweist. Aus Angst, nicht ernstgenommen und als ein Fall unter anderen abgefertigt zu werden, aber auch aufgrund seiner egozentrischen Selbstbetrachtungen, läßt er kein Detail aus und neigt eher noch zur Übertreibung (anders als der *Crab-Apple*-Typ, der aus zwanghafter Kleinigkeitskrämerei alles genau registriert).

Sein zugrunde liegendes Problem ist häufig ein Selbstwertkonflikt. Dem Heather-Menschen geht es vor allem um Beachtung, weil er untergründige Minderwertigkeitsgefühle hat. Heather-Kinder zum Beispiel mischen sich ständig in die Gespräche Erwachsener, spielen sich auf oder geben an.

Die Beschwerden haben *meist* funktionellen Charakter (vor allem von seiten des Herzens). Es besteht eine Tendenz, bei ungenügender Beachtung schwerere Komplikationen zu provozieren. Der Heather-Mensch benötigt vor allem das Gefühl, daß sich der Behandler ihm voll zuwendet. Darin liegt aber gleichzeitig das Problem, weil er diese Zuwendung ja zu erzwingen pflegt. Oberflächlich befriedigt sie ihn, doch seine eigentliche Frustration wird dadurch vertieft.

Der Behandler sollte ihm zwar in der gewünschten Weise entgegenkommen, um nicht von vornherein eine Abwehr zu erzeugen, aber keine Gelegenheit auslassen, ihn ganz persönlich auf seine Peinlichkeiten anzusprechen und ihn dabei fühlen zu lassen, daß sie die menschliche Zuwendung und seinen persönlichen Wert nicht in Frage stellen. So kann er mit der Zeit ein besseres Selbstwertgefühl entwickeln. Dabei muß mancher Behandler übrigens seine eigene Eitelkeit überwinden können.

Chicory-Menschen sind auf der Suche nach *Zuwendung*. Bei ihnen äußert sich das in übergroßer Fürsorglichkeit, die verpflichten soll. *Willow*-Menschen sind auch oft beleidigt.

Holly (Stechpalme, Ilex aquifolium)

Holly ist das Mittel für Aggressionen und negative Gefühle jeder Art: Wut, Neid, Haß, Mißtrauen, Eifersucht etc.

Der typische Holly-Mensch ist hitzig, vital und aggressiv. Er zeigt seine Natur in seinen Reaktionen. Doch auch die versteckten und unterdrückten Wutgefühle, die Bosheiten und Bissigkeiten und praktisch alle negativen Gefühle haben eine Holly-Komponente, so daß man dieses Mittel in vielen Kombinationen geben kann. Es ist einerseits ein oberflächliches Mittel für akute Probleme, andererseits ein Konstitutionsmittel für den aggressiven, notorisch eifersüchtigen, neidischen und mißtrauischen Menschen.

Auch Behandler werden es öfters benötigen, um ihre eigenen Unausgegorenheiten nicht an dem Patienten auszulassen und um auf dessen destruktive und negative Haltung nicht in der gleichen Weise zu reagieren, sondern aus den schwierigen Situationen noch etwas Konstruktives zu machen, denn die Holly-Situation trägt große Kräfte in sich. So ist es ein Mittel »für alle Tage«.

Die Holly-Krankheiten sind ebenfalls hitzig und aggressiv (zum Beispiel hohes Fieber). Es können auch destruktive psychische oder starke allergische Reaktionen sein (zum Beispiel anaphylaktischer Schock oder Heuschnupfen). Immer wenn man das Gefühl hat, daß die Wogen zu hoch gehen und dadurch Zerstörung droht, ist Holly angebracht.

Willow bedeutet ebenfalls eine *negative Haltung,* jedoch ist es hier mehr eine langdauernde Verbitterung und ein Groll, wogegen Holly aus aktuellem Anlaß wütend etc. ist. Kombination ist oft angebracht. *Chicory* kann ebenfalls oft mit Holly kombiniert werden, wenn das Besitzbedürfnis nicht befriedigt und aus »Liebe« Haß wurde.

Honeysuckle (Geißblatt, Lonicera caprifolium)

Der Honeysuckle-Mensch kann sich nicht von der Vergangenheit lösen. Er hängt schönen (oder schrecklichen) Erinnerungen nach und entflieht dadurch der Realität seines heutigen Lebens.

Aus der Tendenz, sich auf Vergangenes zu beziehen, berichtet er über Mittel, die ihm früher einmal gut getan haben, oder wünscht eine Therapie, die einmal erfolgreich war, ständig zu wiederholen. Es ist schwer für ihn zu akzeptieren, daß sich die heutige Situation meist wesentlich von früher unterscheidet und deshalb eine andere Haltung und ein anderes Vorgehen erfordert. Seine schönen Träumereien können ihn lebensunfähig machen oder andererseits der Ausdruck seiner Flucht vor einem Leben sein, mit dem er nicht zurechtkommt. Er repräsentiert die Tradition in ihrer falsch verstandenen Form, die sich immer nur am Vergangenen festklammert und damit den Schritt in die Gegenwart verhindert. Man sollte ihm immer wieder zu erklären versuchen, daß nichts, nicht einmal eine erfolgreiche Therapie, einfach wiederholt werden kann, und daß er sich immer aufs neue und mit seinem stets verändertem Bewußtsein mit seinen Problemen auseinandersetzen muß.

Der Honeysuckle-Mensch neigt zu Entwicklungsstörungen, weil er den ständig erforderlichen Schritt in die Gegenwart, der ja Wachstum bedeutet, nicht tun kann. Das bezieht sich auch auf seine geistige Entwicklung. Heimweh und Anpassungsschwierigkeiten oder Trauer nach Verlusten können hierher gehören. In der Rekonvaleszenz, nach schweren Krankheiten oder Apoplexie, kann Honeysuckle nützlich sein, wenn man den Eindruck hat, daß sich ein bestimmter Zustand »festgesetzt« hat.

Die Tagträumereien von Honeysuckle beziehen sich auf die Vergangenheit, wogegen der *Clematis*-Mensch sich Zukunftsträumen und Spekulationen hingibt. Beiden ist das *mangelnde Interesse an der Gegenwart* gemeinsam, ebenso wie dem *Wild-Rose*-Menschen, der sich aber durch Apathie und Duldsamkeit auszeichnet.

Hornbeam (Weißbuche, Carpinus betulus)

Ein Mensch im Hornbeam-Zustand glaubt, einer Leistung, die er erbringen muß, oder auch allgemein seiner täglichen Arbeit, nicht gewachsen zu sein, obwohl er sie, wenn er einmal damit begonnen hat, ganz gut bewältigt.

Er fühlt sich ihr nicht gewachsen, weil er aus ihr einen »Papiertiger« gemacht hat. Das beruht meistens auf irgendwelchen Vorstellungen, die er sich davon macht, und kann zur Flucht in die Krankheit führen, denn diese enthebt ihn dann tatsächlich der Pflicht, sich an seine Arbeit zu machen. Er ist zwar meistens doch in der Lage, sie zur allgemeinen Zufriedenheit durchzuführen, doch kann seine Haltung signalisieren, daß sie ihm im Grunde seiner Natur nicht liegt und daß er sie nur ausführen kann, wenn er sich überwindet. Wenn er dabei aber eine wesentliche Tendenz seiner individuellen Selbstentfaltung unterdrückt (was wir ja alle gelernt haben), ist die Effektivität seines Lebens relativ gering.

Es ist für den Außenstehenden schwer, dies genau zu erkennen. Doch sollte ein Behandler, der es mit einem Menschen im Hornbeam-Zustand zu tun hat, nicht nur versuchen, die Kraft für seine tägliche Arbeit oder eine bevorstehende Leistung aufzubauen, sondern in ihn hineinhören, ob er in seiner tiefsten Schicht nicht doch gegen sich selbst arbeiten muß.

Ein solcher Patient läuft dann Gefahr, auch wenn er seine Arbeit »gut« macht, in eine Selbstentfremdung zu geraten. Hornbeam kann ihm dann auf beiden Ebenen dadurch helfen, daß es ihm ermöglicht, sich seiner Arbeit ohne innere Blockade zuzuwenden, was gleichzeitig bedeutet, daß er mit der Zeit in die Lage versetzt wird, sein äußeres Leben seinen persönlichen Bedürfnissen anzupassen (statt umgekehrt), was in unserer Zeit zu den größten Leistungen zu zählen ist.

So ist Hornbeam ein Mittel »für jeden Tag«, auch für den Behandler, wenn er sich von den Ansprüchen seines Berufs überfordert fühlt. Es ist angezeigt bei allen akuten Schwächezuständen und sollte immer dann gegeben werden, wenn sich erste Anzeichen einer Erkrankung, zum Beispiel Grippe etc., erkennen lassen, denn das kann bedeuten, daß er sich momentan überfordert fühlt. Auch in der Rekonvaleszenz ist es angebracht, wenn der Patient sich noch nicht stark genug fühlt, sein normales Leben zu führen, sowie bei Beschwerden, die morgens bestehen und im Laufe des Tages abzunehmen pflegen.

Elm ähnelt Hornbeam im Gefühl des *Versagens,* doch ist es wesentlich existentieller und grundsätzlicher und betrifft auch die körperliche Verfassung, die bei Hornbeam relativ gut zu sein pflegt. Der *Olive*-Zustand hat auch die *Schwäche,* die aber tatsächlich vorhanden ist. *Larch*-Menschen trauen sich nichts zu, doch ist es hier das *mangelnde Selbstvertrauen,* das hemmend wirkt. Kombination mit Hornbeam ist oft angebracht. *Gentian*-Menschen tendieren grundsätzlich dazu, bei Schwierigkeiten *aufzugeben,* wogegen es bei Hornbeam nur das Gefühl der Überforderung ist.

Impatiens (Drüsentragendes Springkraut, Impatiens glandulifera)

Der Impatiens-Mensch zeichnet sich durch Schnelligkeit, Ungeduld und Nervosität aus. Das bringt ihn oft in Konflikt mit seiner – langsameren – Umwelt und kann ihn von ihr isolieren.

Nichts geht ihm schnell genug. Er ist immer »auf dem Sprung«, will sich nicht mit langen Vorreden oder umständlichen Untersuchungen aufhalten. Er schätzt Behandler, die sofort wissen, worum es geht und ohne Zögern etwas unternehmen. Umständliche Erklärungen will er gar nicht hören und gibt sie auch selber nicht. Ein paar hingeworfene Andeutungen müssen genügen, und er erwartet von einem Mittel, daß es sofort wirkt.

Wenn sich ein Behandler dadurch irritieren läßt und das gleiche Tempo anschlägt, bringt er den Patienten (abgesehen von der Oberflächlichkeit seiner Therapie) nur noch tiefer in seine Problematik, denn er braucht ja gerade das Gegenteil: Ruhe, Gründlichkeit, Entspannung. Die Frequenz seines Denkens und Handelns muß, wie bei der Tachycardie, herabgesetzt werden. Jede Hektik ist Gift. Das bedeutet natürlich nicht, daß schnelle Reaktions-, Auffassungs- und Handlungsweisen krankhaft seien. Nur darf die Qualität des Lebens nicht darunter leiden, wie es beim Impatiens-Menschen ja der Fall ist.

Impatiens-Krankheiten zeichnen sich durch Schnelligkeit und Nervosität aus: die Tachycardie, die nervöse Unruhe, die Schlaflosigkeit, der Flush, die allergische Reaktion, der Juckreiz, das neurogene Ekzem, der Singultus, der Tic, die nervösen Magen- und Darmbeschwerden, der hohe Blutdruck, die Krämpfe. Es sind Krankheiten, die durch Unruhe entstehen und Unruhe hervorrufen.

Impatiens kommt bei Unruhezuständen im Fieber ebenso in Frage wie bei krampfartigen Schmerzen (zusammen mit *Agrimony*), bei denen Körperimpulse nicht voll in Aktionen umgesetzt werden und einen Spasmus erzeugen, wie bei nervösen Koliken. Der Impatiens-Mensch ist ja überhaupt schnell frustriert, wenn etwas nicht schnell und reibungslos abläuft.

Gentian-Menschen sind manchmal ähnlich *frustriert,* wenn es nicht vorangeht. Sie geben dann auf, während Impatiens-Menschen nicht daran denken und gereizt werden. Dadurch können sie dann in *wütende Holly*-Zustände geraten, was die Kombination beider Mittel erfordert. *Vervain*-Menschen neigen auch zu *ungeduldigem* Vorantreiben; das bezieht sich bei ihnen aber auf bestimmte Ziele, die sie aus Missions- oder Perfektionsdrang zu erreichen suchen. Impatiens-Zustände sind allgemeiner und äußern sich auch in Nebensächlichkeiten.

Larch (Lärche, Larix decidua)

Der Larch-Mensch ist wegen seines mangelnden Selbstvertrauens von vornherein auf Verzicht eingestellt. Weil er kein Vertrauen in seine Fähigkeiten hat, unternimmt er oft nicht einmal einen Versuch. Er macht sich selber schlecht und tendiert zum Einzelgängertum.

Seine körperlichen Beschwerden entstehen aus der mangelnden Bereitschaft, einen Versuch zur Überwindung oder Änderung des unangenehmen Zustandes zu machen. Sie sind von offen gezeigten Minderwertigkeitsgefühlen geprägt: bestimmte Formen des Stotterns, Versagenssyndrome, Schwäche in der Rehabilitation, Entwicklungsstörungen, Schulschwierigkeiten der Kinder. Immer wenn man den Eindruck hat, daß sich im Körperlichen Reaktionsweisen etabliert haben, die nicht mehr in Frage gestellt werden, sollte man Larch versuchen, zum Beispiel bei psychosomatischen Krankheiten wie Asthma oder Impotenz (bei denen der Patient von vornherein auf Versagen eingestellt ist). Der Larch-Mensch braucht Erfolgserlebnisse.

Gentian-Menschen *geben* auch *auf,* aber sie machen wenigstens einen Versuch. Sie scheitern an den äußeren Umständen, der Larch-Mensch an sich selbst. *Cerato*-Menschen haben *kein Vertrauen* in ihre eigene Meinung und versuchen sich deshalb immer bei anderen abzusichern. *Mimulus*-Menschen sind *allgemein ängstlich* und scheuen deshalb gelegentlich vor etwas zurück. Alle lassen sich gut mit Larch kombinieren. *Centaury*-Menschen fallen ebenfalls durch *Höflichkeit* auf. Sie wollen dadurch Wohlwollen erringen, wogegen Larch sich unterordnen möchte. *Heather*-Menschen haben ebenfalls *Minderwertigkeitsgefühle.* Sie überspielen sie jedoch, während Larch sich ihnen hingibt.

Mimulus (Gefleckte Gauklerblume, Mimulus guttatus)

Mimulus ist das Mittel für Menschen, die vor etwas Konkretem Angst haben.

Oft ist das der Grund, weshalb sie sich in die Behandlung begeben. Es sind Kinder, die sich vor der Dunkelheit oder dem schwarzen Mann, oder Erwachsene, die sich vor einer Krankheit oder bestimmten Lebensumständen fürchten. Es kommt aber auch vor, daß sie sich weigern, ihre Angst zuzugeben und sich statt dessen auf bestimmte körperliche Beschwerden konzentrieren. (Dann brauchen sie als Kombinationsmittel *Agrimony.*)

Auch die Kanzerophobie ist ein Mimulus-Zustand (in stark ausgeprägter Form: *Rock Rose*), und die heutige »Aufklärung und Vorsorge« trägt in reichlichem Maße dazu bei, denn sie versucht, die Menschen mit Angst zu motivieren. Sie gewinnt dadurch vielleicht »Kunden« und erfüllt ihre Programme, doch der psychische Terror, den sie in den Menschen erzeugt, ist wesentlich schädlicher.

Angst macht krank – heißt es nicht umsonst. In der Meinung, man könne durch ein entsprechendes Programm oder »geeignete Maßnahmen« alles in den Griff bekommen, übersieht man, daß Krankheit in erster Linie immer noch etwas mit Schicksal zu tun hat und die bewußte Auseinandersetzung mit ihm bedeuten muß, bevor etwas dagegen unternommen werden kann.

Es muß einmal ausdrücklich betont werden: Nicht jeder Mensch kann an Krebs erkranken, einen Autounfall erleiden oder ermordet werden. Dies alles ist der Ausdruck seines individuellen Schicksals und Lebenslaufes, und es bedeutet für jeden etwas anderes. Erst mit dieser Erkenntnis ist es möglich, etwas »dagegen zu tun«. Handlungen und Lebensweisen, die der Angst entspringen, tragen sie auch ständig in sich und erzeugen ein vegetatives Ungleichgewicht und inneren Spasmus. Wer Angst erzeugt, will zumindest Einfluß, wenn nicht gar Macht oder Rache, und häufig will er damit auch seiner eigenen Angst entfliehen. Darüber sollte sich jeder Behandler im klaren sein, wenn er düstere Zukunftsprognosen stellt, um den Patienten zu einer Therapie zu motivieren (und sei es auch nur zu einer bestimmten Ernährungsform).

Wenn er nicht überzeugen kann, ist er selbst nicht überzeugt, und sogar seine eventuelle Überzeugung bedeutet noch lange nicht, daß sie auch für andere richtig ist. Viele Behandler projizieren zudem ihre eigenen Ängste in den Patienten, um dann an ihm etwas (gegen die eigene Angst) tun zu können. Deshalb brauchen auch viele Behandler Mimulus.

Die Mimulus-Krankheiten äußern sich in erster Linie psychosomatisch: Nervosität, Klaustrophobie, Schwindel, Stottern, Asthma, Empfindlichkeit jeder Art, Bettnässen, Herzangst, Hyperthyreose und sonstige funktionelle Beschwerden. Mimulus ist vor allem immer dann angebracht, wenn Erwartungsangst besteht, zum Beispiel beim Herzkranken, der fürchtet, einen Anfall zu bekommen, wenn der Arzt nicht erreichbar ist, oder beim Asthmatiker, der zu ersticken fürchtet (in extremen Fällen: *Rock Rose*), beim Kreislauflabilen, der sich vor einem Herzversagen fürchtet oder vor Operationen. Wer etwas angsterfüllt erwartet, bekommt es leicht.

Rock-Rose-Zustände sind auch durch *Angst* gekennzeichnet, doch ist sie hier panikartig und unmittelbarer. *Aspen*-Menschen leiden unter *unklaren Ängsten,* im Gegensatz zur klar benennbaren Angst des Mimulus-Typs. In *Cherry-Plum*-Zuständen besteht die *Angst, durchzudrehen.* Sie ist viel intensiver und gefährlicher als die Mimulus-Angst, denn hier besteht sogar die Gefahr von Selbstmord oder ähnlichem. *Larch*-Menschen haben *Angst vor einem Mißerfolg,* denn sie leiden unter mangelndem Selbstvertrauen. *Red-Chestnut*-Menschen haben *Angst um andere,* nicht um sich selbst.

Mustard (Wilder Senf, Sinapis arvensis)

Mustard-Menschen leiden unter Depressionen, die ohne erkennbaren Grund auftreten und wieder spontan verschwinden.

Der Mustard-Zustand entspricht in etwa der »endogenen« Depression und taucht in milder Form auch als sogenannte »larvierte« Depression auf. Er kann einen gewissen zyklischen Charakter haben, weil er unter anderem durch kosmische Rhythmen hervorgerufen wird. Unbekannt heißt ja nicht grundlos.

Bei der larvierten Depression ist Mustard besonders zu empfehlen. Man wird den begleitenden körperlichen Symptomen, den Schwächezuständen, Herzbeschwerden, Kopfschmerzen, Neuralgien, Schlafstörungen und selbst der Ischialgie bei genauer Beobachtung des ganzen Menschen die depressive Komponente ansehen können. *Grundsätzlich versucht der Organismus immer, das im seelischen Bereich unlösbare Problem über den Körper abzuleiten oder bewußt zu machen.*

Mustard kann auch versucht werden in allen Fällen, in denen Beschwerden aus heiterem Himmel auftreten und der Körper »lahm« reagiert, das heißt kein Zeichen einer akuten Krankheit (wie Fieber, Eiter, Durchfall oder Entzündung) aufweist.

Besonders ist bei Mustard-Menschen auf die Gewohnheit zu achten, aggressive Reaktionen zu unterdrücken und dadurch in depressive Zustände zu verwandeln. Sie behaupten dann oft, sie wüßten nicht, welchen Grund ihre Verstimmungen haben, weil sie damit ja der bewußten Auseinandersetzung mit einer Problematik ausweichen wollen. Es ist interessant zu sehen, wie sich ein solcher Zustand in plötzliche Wut verwandeln läßt, bei der alle Zeichen der Vitalität (gute Durchblutung, schnelle Bewegungen etc.) erkennbar sind und von Depression keine Rede mehr sein kann. Das gelingt oft dadurch, daß sich der Behandler zur Zielscheibe einer aggressiven Reaktion macht, zum Beispiel indem er die Berechtigung des depressiven Zustandes bezweifelt. Er muß dann aber in der Lage sein, das so entfesselte Gefühlspotential bei seinem Patienten in einen konstruktiven Vorgang umzuleiten, das heißt in Selbstverständnis.

Gentian- und *Wild-Oat-*Menschen neigen auch zu *Depressionen.* Jene aufgrund von Mißerfolgen und widrigen Umständen, diese infolge eines mangelnden Lebenssinnes. Bei beiden ist der Grund bekannt, bei Mustard dagegen nicht. Der *Sweet-Chestnut-*Zustand bedeutet das extreme Gefühl der *Ausweglosigkeit, Gorse* die *Resignation* nach vergeblichen Bemühungen. Hier kann es auch jedesmal zu depressiven Verstimmungen kommen. Der *Wild-Oat-*Mensch ist sich oft *über seine Problematik nicht im klaren,* so daß der Eindruck entstehen kann, es handle sich um eine Mustard-Depression. Oft überschneiden sich beide Zustände aber auch, so daß man kombinieren sollte. Der *Impatiens*-Mensch kann in *Frustration* geraten, wenn er in seinem Bedürfnis nach schneller Umsetzung blockiert wird. Das kann auch zu den Symptomen der larvierten Depression führen.

Oak (Eiche, Quercus robur)

Der Oak-Mensch gibt nie auf, wie groß die Widerstände auch sein mögen – selbst wenn er (was er nicht zu zeigen pflegt) kurz vor dem Zusammenbruch steht. Er fühlt sich der Allgemeinheit verpflichtet und setzt sich für sie ein.

Seine Krankheiten äußern sich im Verlust der Elastizität, in Verspannungen, Verkalkungen, Verknöcherungen und sklerosierenden Prozessen, die die Gefäße, das Skelettsystem, aber auch die Sinnesorgane betreffen können. Auch die Zerebralsklerose kann – bei entsprechender Konstitution – hierunter fallen.

Oak sollte immer dann auch als Begleitmittel gegeben werden, wenn man den Eindruck hat, daß ein Mensch mit aller Kraft gegen seine Krankheit kämpft und nicht gewillt ist, aufzugeben.

Vervain-Menschen haben ebenfalls einen *starken Willen,* treiben damit aber, anders als Oak, auch andere Menschen an. Auch *Rock-Water*-Menschen verlangen *große Leistungen* von sich, jedoch eher im Sinne von Selbstdisziplin und Kasteiung.

Olive (Olive, Oliva europaea)

Der Olive-Mensch braucht Kraft: für sein Leben, seine Arbeit, seine Gesundung. Er ist durch lange Überbeanspruchung an den Rand seiner Leistungsfähigkeit geraten. Das können chronische und zehrende Krankheiten sein, aber auch Lebensumstände, die ihn zu stark belasten.

Deshalb kann und soll man Olive in jedem Fall geben, in dem der Organismus eine größere Anstrengung machen muß, um zu gesunden. Das ist praktisch jede Krankheit, die eine gewisse Zeit gedauert hat. Alle Erschöpfungszustände erfordern Olive: Herzschwächen, hormonelle Insuffizienzen, insbesondere der Nebennieren, hypotone Zustände, seelische Erschöpfungs- und Depressionszustände. Olive ist entweder als Konstitutionsmittel oder, was häufiger der Fall sein wird, als Zusatzmittel geeignet.

Die *Erschöpfung des Hornbeam*-Zustandes entspringt einem Überforderungsgefühl, wogegen sie bei Olive tatsächlich vorhanden ist und sich (im Gegensatz zu *H.*) auch auf den Körper erstreckt. Die *Handlungsunfähigkeit* beruht bei *Larch* auf mangelndem Selbstvertrauen, die *Tendenz zum Aufgeben* bei *Gentian* auf mangelnder Durchhaltekraft – bei Olive dagegen ganz einfach auf Entkräftung. Das gleiche gilt für *depressive Zustände,* die sich bei *Gentian*-Menschen aufgrund von äußeren Umständen und Schwierigkeiten und bei *Mustard*-Menschen aus ungeklärten Gründen einstellen.

Pine (Schottische Kiefer, Pinus sylvestris)

Pine ist für Menschen, die unter Schuldgefühlen zu leiden haben und deswegen nie mit sich oder ihren Leistungen zufrieden sind.

Der Pine-Mensch wird aus seiner Bereitschaft zum schlechten Gewissen krank. Er entschuldigt sich sogar noch dafür, und dabei ist es gerade diese Einstellung, die seine fast immer neurotisch eingefärbten Krankheiten hervorruft. Man muß es deshalb vermeiden, ihn darüber zu einer bestimmten Therapie oder Verhaltensweise, die man in seinem Fall für nötig hält, zu motivieren. Er soll lernen, die ihm auferlegten Pflichten und Vorschriften »nach Gefühl« zu durchbrechen und die innere Freiheit zur Befolgung seines Instinktes zu bekommen.

Pine-Menschen sind Zwangscharaktere, denn sie stehen unter Leistungszwang. So können sie sogar ein schlechtes Gewissen bekommen, wenn die Therapie nicht schnell genug anschlägt. Dann versuchen sie durch noch genaueres Einhalten der Vorschriften ihre »Pflicht« zu erfüllen. Die Haltung, die sie sich selbst entgegenbringen, übertragen sie natürlich auch auf ihre Kinder. Deshalb sollte man bei Pine-Kindern überprüfen, in welche Haltung sie unter dem seelischen Druck gegangen sind beziehungsweise in welcher körperlichen Störung sie diesen kompensieren. Es empfiehlt sich, dann prophylaktisch Pine mit in die Therapie einzubauen.

Meistens wurzeln die Schuldgefühle in sexuellen Problemen. Doch ist es sehr schwer, hier ein wirklich offenes Gespräch zu führen. Vielen Patienten ist dieser Zusammenhang ohnehin nicht klar. Die »Sexualschuld«, die sich immer unter entsprechender Erziehung einstellt und übrigens bei fast jedem Menschen unseres Kulturkreises besteht, ist zu tief verwurzelt.

Pine-Krankheiten sind überwiegend psychosomatischer Natur, besonders bei Kindern. Es liegt immer das Problem zugrunde, daß ein Anspruch nicht erfüllbar ist – ob er nun von außen oder dem betreffenden Menschen selbst gestellt wird. Bettnässen, Kreislaufstörungen, Potenzstörungen und alle das Genitalsystem betreffenden Krankheiten müssen als Pine-verdächtig betrachtet werden.

Weitere *Zwangscharaktere* sind der *Crab-Apple*-Mensch, der sich um Moral und Sauberkeit bemüht, und der *Rock-Water*-Mensch, der hohe Forderungen an sich stellt. Beide Typen können, wenn sie ihren Zwang nicht richtig erfüllen, zu *Schuldgefühlen* neigen. Dann ist Kombination mit Pine angebracht.

Red Chestnut (Rote Kastanie, Aesculus camea)

Der Red-Chestnut-Mensch sorgt sich ständig um andere Menschen. Um sein eigenes Wohl kümmert er sich dagegen wenig.

Er befindet sich in einer ausgeprägten Selbstentfremdung, weil er seine eigenen Ängste auf andere projiziert. Auf ihrem Rücken reagiert er sie dann ab und erspart sich die unangenehme Konfrontation mit seiner Schwäche. Der Behandler sollte nicht nur dem Red-Chestnut-Menschen seine Aufmerksamkeit schenken, sondern auch seinen Kindern (die vielleicht deswegen *Holly* oder *Walnut* brauchen). Es ist allerdings sehr schwer, die Moral-Fassade zu demontieren, hinter der sich der Red-Chestnut-Mensch verbirgt, denn es gilt ja als menschlich wertvoll, sich um andere zu kümmern. (Nur handelt es sich hier um eine vorgeschobene Moral, hinter der eine persönliche Unart verborgen wird.)

Die Krankheiten dieser Menschen bestehen häufig in Schlafstörungen und Unruhezuständen. Auch Sexualstörungen (auch bei *Centaury*) kommen vor, weil die Tendenz besteht, sich »zur Verfügung zu stellen«, ohne an sich selbst zu denken.

Die *Aufmerksamkeit für andere Menschen des Chicory*-Typs ist nicht angstmotiviert, sondern besitzergreifend. *Pine*-Menschen neigen gelegentlich dazu, sich aus Schuldgefühlen *aufzuopfern*.

Rock Rose (Gelbes Sonnenröschen, Helianthemum nummularium)

Rock Rose ist das Mittel für Situationen, in denen ein Mensch in Panik oder Todesangst zu geraten droht oder sich bereits darin befindet.

Es ist eines der Mittel des *Rescue Remedy.* Auch wenn die Umherstehenden oder sogar der Behandler dabei sind, den Kopf zu verlieren, ist es angebracht, um sie ihre Geistesgegenwart wiederfinden zu lassen. Rock Rose ist zu empfehlen bei Unfällen, tief erschütternden Erlebnissen (wozu auch Alpträume gehören), bei schweren Krankheiten im kritischen Stadium, zum Beispiel Herzinfarkt oder Apoplexie etc., aber auch bei der ausgeprägten Kanzerophobie mit innerer Panik und Todesangst. Auch für Situationen, in denen einem Menschen »das Herz stillzustehen« droht.

Es ist ein selten benötigtes Mittel, doch sollte es immer griffbereit sein. Es gehört in die Tasche des Notarztes (am besten in Form des *Rescue Remedy*).

Angst haben auch *Mimulus*-Menschen, jedoch nicht so panikartig und extrem. Auch *Aspen*-Zustände können Panikcharakter annehmen, allerdings ohne rationalen Grund. Falls Rock-Rose-Zustände *nicht verkraftet* wurden, ist Kombination oder Nachbehandlung mit *Star of Bethlehem* zu empfehlen.

Rock Water (Wasser aus einer Felsenquelle)

Der Rock-Water-Mensch lebt nach festen Regeln und Prinzipien. Er hat dabei einen Hang zum Asketentum und Fanatismus, der sich allerdings nur auf ihn selbst bezieht. Er hat keine Ambitionen, auch andere zu bekehren, sondern es geht ihm hauptsächlich um die Verbesserung seiner eigenen Qualitäten.

Er weist die Merkmale des Zwangscharakters auf (wie *Crab Apple* und *Pine*). Diese Tendenz darf man als Behandler nicht durch starre Anweisungen, wie bestimmte strenge Ernährungsformen oder Lebensgestaltung, noch unterstützen, weil man ihn, obwohl er zunächst damit einen zufriedenen Eindruck macht, nur noch tiefer in seine Problematik treibt.

Im Gegenteil, er sollte ermuntert werden, öfters seine Prinzipien zu durchbrechen und zu beobachten, ob das wirklich schädlich für ihn ist. Denn man muß ja ehrlicherweise zugeben, daß zum Beispiel auch starke Zigarettenraucher, Trinker oder Schweinefleischesser gesund bleiben und alt werden können und nicht unbedingt moralisch absacken müssen. Natürlich haben all die hohen Ideale ihren Wert, aber es genügt nicht, sich nur äußerlich an Vorschriften zu halten, wenn das Innere ihnen nicht entspricht. Man kann das nicht erzwingen, und mit Exerzitien, Übungen oder Selbstbeschränkungen schon gar nicht. Es ist der Prozeß der Bewußtwerdung, der eben auch im bewußten Ausleben der Fehler und Schwächen stattfindet. Sonst ist alles unlebendige Theorie.

Der Rock-Water-Mensch neigt naturgemäß zu Krankheiten, die etwas mit eingeschränkter innerer Beweglichkeit zu tun haben. So steif, wie er sich oft nach seinen Meditationsübungen erhebt, ist er auch in seinem (ständig abgrenzenden) Geist. Sklerosierungen können die Folge sein, vom Bewegungsapparat bis zum Gehirn, von der Hypertonie bis zum Nierenstein, von der Obstipation bis zur spastischen neurologischen Störung. Er braucht vor allem eine Behandlung, die ihn beweglich und aufgeschlossen macht, wie zum Beispiel Waldlauf und Schwimmen (aber immer ohne feste Regeln), Reisen zur Horizonterweiterung, gefühlsintensive Situationen.

Auch *Pine*-Menschen neigen zu *strengen Haltungen* sich selbst gegenüber; denn sie wollen sich damit ihre übertriebenen Schuldgefühle ersparen. *Crab-Apple*-Menschen dagegen setzen sich aus hohen Sauberkeits- und Moralansprüchen unter *Zwang*. Stolz findet man auch bei *Water-Violet*-Menschen. Sie halten sich oft für etwas Besonderes, Rock Water dagegen neigt dazu, auf seine Selbstüberwindung stolz zu sein (allerdings in versteckter Form). *Vine*-Menschen haben ebenfalls *feste Vorstellungen* und Überzeugungen, wenden sie aber, im Gegensatz zu Rock-Water-Menschen, auf andere an. Auch *Oak*-Menschen sind *unflexibel* in ihrem unbedingten Durchhaltewillen, der sich aber grundsätzlich auf alles beziehen kann. Eine Kombination wird oft erforderlich sein.

Scleranthus (Einjähriger Knäuel, Scleranthus annuus)

Scleranthus-Menschen fällt es schwer, sich zu entscheiden oder eine konsequente Haltung zu beziehen. Sie pendeln innerlich oder auch äußerlich zwischen den Alternativen hin und her, wobei sie oft von einem Extrem ins andere fallen oder handlungsunfähig werden.

Dieser Unklarheit und Wechselhaftigkeit entsprechen oft auch ihre Beschwerden, so daß sie auch einen Behandler beeinflussen können. Falls er keine klare Linie findet und jedem Symptom nachgeht, gerät er dann selbst in den Scleranthus-Zustand.

Gerade die Wechselhaftigkeit der Symptome, das Widersprüchliche, ist das Gemeinsame daran. Ob es nun die manisch-depressiven Zustände, der Wechsel der Stimmungen oder der Körpertemperatur, der Wechsel von Diarrhöe und Obstipation oder gutem und schlechtem Befinden und umgekehrt ist – die Behandlung ist stets die gleiche: Scleranthus als Basis-Mittel. Das Auf und Ab hat eine Ähnlichkeit mit dem Entstehen der See- oder Reisekrankheit, weshalb man es dabei versuchen kann.

Es besteht eine auffallende Abhängigkeit von der Mondstellung, die jeder Behandler sowieso wegen ihres großen Einflusses auf das unbewußte, vegetative Geschehen immer kennen sollte. Oft kann man beobachten, wie unter Voll- oder Neumondeinfluß bestimmte Beschwerden auftreten und die Verfassung labil wird. So kann man dann den Patienten zur Selbstbeobachtung anregen (denn wenn er die Zusammenhänge kennt, ist er ihnen nicht so hilflos ausgeliefert) und ihn prophylaktisch stabilisieren.

Der Mond beeinflußt unter anderem die weibliche Periode und den Wasserhaushalt. Deshalb sollte man bei entsprechenden Störungen (Periode, Klimax, funktionellen Nierenstörungen, Wasser- und Lymphstau) auch an Scleranthus denken.

Impatiens-Menschen sind ebenfalls *unruhig, schnell* und *sprunghaft,* doch immer zielgerichtet. Die *depressiven Zustände* der *Mustard*-Menschen kommen aus heiterem Himmel und haben nicht das ausgeprägte Auf und Ab der Scleranthus-Menschen. Doch kann eine Kombination bei einem gewissen zyklischen Auftreten angebracht sein. Die *Labilität* der *Walnut*-Menschen entsteht aus einem zu »dünnen Fell«, also durch äußere Einflüsse, die der Scleranthus-Menschen aus innerer Unentschlossenheit.

Star of Bethlehem (Doldiger Milchstern, Ornithogalum umbellatum)

Star of Bethlehem ist das Mittel für Menschen, die einen Schock oder ein Schreckerlebnis nicht verarbeitet haben oder ihre Lebenssituation nicht verkraften können. Sie sind dadurch in ihrer Lebens- und Persönlichkeitsentfaltung beeinträchtigt.

Das gilt besonders für Unfallopfer, ob es nun die Commotio, das HWS-Syndrom, eine Fraktur oder eine psychische Unfähigkeit ist (zum Beispiel sich nicht mehr in bestimmte Situationen begeben zu können). Der Grund ist in diesen Fällen auch dem Patienten klar. Star of Bethlehem ist aber nicht nur zur Nachbehandlung geeignet, sondern in jedem Falle einer plötzlichen Erschütterung, bei jedem Unfall, jedem Schreck. Es ist Bestandteil des *Rescue Remedy* und gibt dem Menschen die innere Reaktionsfähigkeit zurück, die er braucht, um das Erlebte zu verkraften.

Viele Schockerlebnisse sind allerdings verdrängt. Auf Befragen weiß der Patient meist nichts darüber zu berichten. Man sollte dann vorsichtig die verschiedenen Möglichkeiten überprüfen, wobei man bis in die Kindheit zurückgehen kann. Denn auch sie können sein Leben und sein heutiges Verhalten geprägt haben.

Viele unklare Beschwerden, vor allem psychosomatischer Art, sind durch unverkraftete und verdrängte Erschütterungen entstanden: Hysterien, Neurosen, Sexualstörungen, Schilddrüsenstörungen, Herzbeschwerden, Gelenkbeschwerden, Depressionen etc. Auch die Allergie kann man als internes Schockerlebnis verstehen, das zur Sensibilisierung geführt hat. Star of Bethlehem sollte hier mit eingesetzt werden. Es sollte in keiner Unfallabteilung fehlen und auch Patienten gegeben werden, die schwere Operationen (= Gewaltanwendung mit bleibenden Folgen) durchstehen müssen oder mußten.

Der unverarbeitete Schock kann *Angsthaltungen* hervorrufen, die sich aber, wenn auch manchmal unbewußt, auf das betreffende Erlebnis zurückführen lassen. *Aspen*-Zustände, die sich in unerklärlichen, plötzlich auftauchenden Ängsten ausdrücken, können hierin ihre Grundlage haben, so daß Kombination empfehlenswert ist.

Der akute *Angstzustand* von *Rock-Rose*-Zuständen kann eine Schocksituation hervorrufen; deshalb die Kombination im *Rescue Remedy. Mimulus*-Zustände, das heißt Angst vor etwas Bestimmtem, zum Beispiel Auto fahren, können die *Folge eines Schocks sein,* so daß auch hier Kombination angebracht ist. Der *Honeysuckle*-Zustand bezieht sich auf das *Verharren in der Vergangenheit,* was auch einmal ein Schockerlebnis betreffen kann. Viele Star-of-Bethlehem-Zustände gehen mit psychischen oder physischen *Erschöpfungszuständen* einher, die *Olive* erfordern können.

Sweet Chestnut (Edelkastanie, Castanea sativa)

Sweet Chestnut ist für Zustände totaler Ausweglosigkeit, in denen ein Mensch nicht mehr weiter weiß und fühlt, daß er vor dem Zusammenbruch steht.

Dieser Zustand ist nicht besonders häufig und meistens gar nicht so leicht zu erkennen. Menschen in dieser Verfassung neigen dazu, sie nach außen zu verbergen. Doch kann man ihren erstarrten und leblosen Gesichtszügen die Verzweiflung ansehen, in die sie dadurch geraten sind, daß sie sich der bewußten Auseinandersetzung mit den Belastungen ihres Lebens entzogen haben. Sie haben alles hingenommen, geschluckt und verdrängt und mußten dazu die Verbindung zu ihrer inneren, intuitiven, »religiösen« Seite abbrechen, aus der heraus sie ihr Schicksal hätten verstehen können. Daher haben sie oft die Fähigkeit zu Glauben und Gebet verloren.

Es ist ein mentaler Zustand. Die körperliche Verfassung ist meist nicht schlecht, denn sie haben von Natur aus eine starke Konstitution.

Obwohl sie an den Punkt geraten sind, an dem der einzige Weg die Zerstörung zu sein scheint, sind sie nicht gewalttätig oder suizidgefährdet. Solche Situationen können einem Menschen bewußt machen, wo er seine wirklich empfindlichen Punkte hat, wo es ihm an den Lebensnerv geht. Wenn der Behandler ihm dabei behilflich sein kann, hat er segensreich gewirkt.

Extreme Ausnahmesituationen betreffen auch *Rock Rose,*

doch hier liegt eine akute Panik vor, wogegen *Sweet-Chestnut*-Zustände eher verzweifelte Ausweglosigkeit bedeuten. *Aspen*-Zustände können manchmal auch zu *innerem Terror* führen, sind aber nicht rational begründbar. *Gorse* bezieht sich auf einen Zustand, der eintritt, wenn ein Mensch die *Hoffnung aufgegeben* hat, also noch einen Schritt weiter gegangen ist als im Sweet-Chestnut-Zustand, in dem immerhin noch großer Leidensdruck besteht.

Vervain (Eisenkraut, Verbena officinalis)

Der Vervain-Typ zeichnet sich durch starke Überzeugung, Begeisterungsfähigkeit und Einsatzfreude aus. Er hat einen Hang zum Perfektionismus und missioniert gerne.

Es macht ihm Freude, andere zur »Wahrheit«, zur richtigen Lebensweise, zur richtigen Ernährung oder zum rechten Glauben zu bekehren. Viele Behandler gehören zu diesem Typ. Denn der Vervain-Mensch handelt immer aus Überzeugung. Das gibt ihm einerseits seine große Durchsetzungskraft und Konsequenz, läßt ihn andererseits aber zu Einseitigkeit und Fanatismus tendieren.

Viele Menschen können sich seiner Kraft nicht widersetzen, wobei sich, zum beiderseitigen Nachteil, geistige Abhängigkeitsverhältnisse aufbauen. Vervain ist ein gegensinniges Partnermittel. Man sollte daher immer nach dem Gegenspieler suchen, zum Beispiel *Centaury* oder *Cerato*.

Vervain-Menschen neigen zu Krankheiten, die sich aus der inneren Hochspannung ergeben: Hypertonie, Nervosität, Tic, vegetative Störungen, Schlafstörungen, Spasmen und Koliken. Man kann sie zwar einfach insgesamt dämpfen, erreicht damit aber nur oberflächliche Effekte. Besser wäre es, wenn sie sich bewußt zu kontrollieren und entspannen lernen. Autogenes Training kann versucht werden, obwohl man damit auch nur oberflächliche Effekte erreichen kann. Man sollte sehr vorsichtig sein, einem Vervain-Menschen bestimmte Systeme der Lebensweise etc. zu empfehlen, und diese immer gleich in Frage stellen, damit er sich nicht wieder auf etwas – diesmal »Gesundes« – fixiert.

Innere Spannung liegt auch bei *Impatiens*-Menschen vor, doch fehlt bei ihnen die missionarische Note und der Drang nach Perfektion. *Oak*-Menschen haben auch den Hang, etwas *gegen Widerstand* zu realisieren, doch richtet sich ihre Unnachgiebigkeit gegen sie selbst. *Beech*-Menschen sind generell *intolerant,* Vervain-Menschen in bezug auf ihre Überzeugung. Eine *fixierte Haltung* hat auch der *Rock-Water*-Mensch, doch ist sie völlig selbstbezogen.

Vine (Weinrebe, Vitis vinifera)

Der Vine-Mensch hat eine feste Meinung und glaubt, sie sei auch für seine Umwelt gut. Er kann große Leistungen vollbringen, hat aber einen Hang zu unduldsamer Dominanz und das Bedürfnis, alle nach seiner Pfeife tanzen zu lassen.

Seine Führerqualität hat sich selbständig gemacht und seinen Kontakt zur Umwelt untergraben. So interessiert ihn oft nur noch die Frage, ob seine Weisungen und Ideen ausgeführt werden und nicht, daß es lebendige Individuen sind, die es tun sollen.

Viele Behandler repräsentieren den Vine-Typ. Sie geben ihre Anweisungen und erwarten, daß diese auch genau und pünktlich ausgeführt werden. Im Operationssaal mag das aus technischen Gründen erforderlich sein, im täglichen Umgang mit Menschen (auch wenn sie »nur« Patienten sind) kann das nie zu wirklich tiefgreifenden Behandlungserfolgen führen, denn nur ein Mensch, der Selbstverantwortung (oder wenigstens ein wenig davon) hat, besitzt innere Stabilität, die sich natürlich auch in seiner Gesundheit ausdrückt.

Vine ist ein gegensinniges Partnermittel, und wenn ein Behandler in seiner Umgebung viele *Centaury-, Larch-* oder *Cerato*-Menschen findet, sollte er sich selbst auf Vine überprüfen – zum Wohle aller Beteiligten. Auch Kinder, die sich als Haustyrannen aufspielen und ihre (gutmütigen oder schwachen)

Eltern zur Erfüllung ihrer Wünsche zwingen, sollten frühzeitig Vine (eventuell neben *Chicory*) bekommen (und die Eltern das entsprechende Partnermittel).

Vine-Krankheiten sind durch die innere Starre gekennzeichnet: Hypertonie, Sklerosierungen aller Art, Degenerationen am Bewegungsapparat.

Auch *Vervain*-Menschen haben einen *starken Willen,* den sie auf ihre Umwelt anwenden, doch setzen sie sich mit Begeisterung für eine gute Sache ein, wogegen Vine hauptsächlich seine eigenen Vorstellungen durchsetzen will. Beide neigen zu *Intoleranz,* ebenso wie *Beech,* das sich jedoch mehr auf eine generell intolerante Grundhaltung bezieht. Auch *Chicory*-Menschen *tyrannisieren* ihre Umwelt; ihnen geht es jedoch darum, gefühlsmäßige Abhängigkeiten aufzubauen oder aufrechtzuerhalten.

Walnut (Walnuß, Juglans regia)

Walnut ist ein Mittel für Menschen, die ein »dickeres Fell« brauchen, vor allem in wichtigen Lebensphasen, in denen eine innere oder äußere Entwicklung oder Änderung vollzogen werden soll. Es stärkt die persönliche Überzeugung und läßt einen Menschen zu sich selbst finden oder einen eingeschlagenen Weg weitergehen.

Es ist auch bei körperlichen Umstellungen, wie Zahnung, Pubertät oder Klimax, angebracht. Aber auch bei Geburt und Tod entfaltet es segensreiche Wirkungen, indem es den notwendigen Wandlungsprozeß harmonisch und in sich richtig ablaufen läßt. Da es gegen störende äußere Einflüsse schützt, kann es prophylaktisch bei Epidemien oder belastenden Situationen verwendet werden. Auch bei Entwicklungsstörungen der Kinder, die in einer ungünstigen Umgebung aufwachsen müssen, sowie bei Heimweh, Berufs- oder Wohnortwechsel ist es zu empfehlen, um die Flucht in die Krankheit zu verhindern oder rückgängig zu machen.

Walnut ist ein gegensinniges Partnermittel, weil der Walnut-

Mensch unter dem Einfluß von *Vine, Vervain* oder *Chicory*-Menschen zu leiden haben kann. Es ist ein Mittel für Gewissenskonflikte, und mancher Behandler wird es benötigen, wenn er durch äußere Umstände oder gesellschaftliche Autorität in der freien Berufsausübung behindert wird, denn der Wert seiner Behandlung hängt davon ab, daß sie seiner Überzeugung entspricht. Seine Tätigkeit stellt ja in Wirklichkeit seine persönliche Auseinandersetzung mit Krankheit und Tod dar, in der er reift und sich entwickelt, in der sich aber auch sein Horizont ständig erweitert. Das drückt sich in seiner Therapie aus, die deshalb nicht nach starren Regeln oder Wissenschaftsdogmen (sozusagen nach Patentrezept) erfolgen darf. Walnut kann seine innere Integrität stärken.

Pine-Menschen werden durch Moral und Schuldgefühle *leicht beeinflußt*. Kombination mit Walnut ist oft zu empfehlen, denn die Moral ist meistens ein »Fremdprogramm«. *Olive* gibt zusätzliche *Kraft,* um äußeren Einflüssen zu widerstehen. *Cerato*-Menschen lassen sich *beeinflussen,* weil sie ihrer eigenen Meinung nicht trauen, und *Centaury*-Menschen, weil sie zu gutmütig und willensschwach sind, wogegen Walnut für Menschen ist, die aufgrund bestimmter Lebensumstände und Entwicklungsphasen anfällig und labil sind.

Water Violet (Sumpfwasserfeder, Hottonia palustris)

Der Water-Violet-Mensch fällt durch seine distanzierte, zurückhaltende und manchmal vornehme Art auf. Er macht den Eindruck, als sei er etwas Besonderes. Er mischt sich trotz seiner großen Fähigkeiten nie in die Angelegenheiten anderer Menschen, liebt es aber auch nicht, wenn andere das bei ihm tun.

Daher versucht er, seine Probleme allein zu lösen. Er unterzieht sich selten einer Therapie und will in seiner Krankheit in Ruhe gelassen werden. Der Behandler darf ihm nie etwas aufzudrängen versuchen, weder seine Hilfe noch eine bestimmte Behandlung. Er kann sie ihm – freilassend – zur Verfügung stellen und muß es in sein Gutdünken stellen, wie er damit umgehen will. Sonst treibt er ihn in die Ablehnung.

Water-Violet-Menschen neigen zu Kontaktstörungen. Sie sind oft die versponnenen Außenseiter, die ihre eigenen Wege gehen. Das kann sie nicht nur einsam und krank, sondern auch asozial machen. Man sollte vor allem bei Kindern solche Tendenzen rechtzeitig behandeln, um ihnen die soziale Eingliederung zu ermöglichen.

Beech-Menschen zeichnen sich durch introvertierte *Intoleranz* aus, die man auch im Stolz der Water-Violet-Menschen manchmal herauszuhören glaubt. Kombination ist dann empfehlenswert. *Rock-Water*-Menschen neigen auch zu Einzelgängertum. Bei allen Krankheiten, in denen sich der Patient zurückzieht und seine Ruhe haben will, sollte Water Violet versucht werden.

White Chestnut (Roßkastanie, Aesculus hippocastanum)

White-Chestnut-Menschen leiden unter ihrer Unfähigkeit, sich zu konzentrieren oder klar zu denken, weil ihnen ständig unerwünschte Gedanken durch den Kopf ziehen. Sie haben sich selbständig gemacht und beherrschen ihr Denken, sie sind die »Ohrwürmer« und die fixen Ideen.

Das ruft in ihnen Frustrationen und innere Spannungen hervor. Ihr Schlaf ist beeinträchtigt, weil sie nicht abschalten können, sie bekommen Kopfschmerzen oder nervöse Störungen.

Man muß als Behandler darauf achten, daß man nicht selber solche Zustände in den Patienten hervorruft, indem man einen wunden Punkt oder eine untergründige Angst zu direkt und ohne Absicherung anspricht. Mancher schwere Komplex kann durch Unachtsamkeit verstärkt werden und dann das Denken des Patienten vollständig blockieren. Dies gilt auch für die heute allgemein verbreitete Kanzerophobie, die durch Kleinigkeiten aktiviert werden kann, denn die sogenannte Aufklärung hat den heutigen Menschen auf ein Schreckensbild des Krebses fixiert, und sicher verschlechtert der »Vorstellungskomplex Krebs« mit seiner einprogrammierten Todesangst die Prognose entscheidend, denn es gehört eine außergewöhnliche Kraft und Bewußtheit dazu, sich diesem Terror zu entziehen. White Chestnut kann hier gute Dienste leisten.

Auch *Pine*-Menschen können durch *Fixierung* auf ihre Schuldgefühle in White-Chestnut-Zustände geraten. Dann ist Kombination empfehlenswert; ebenso *Honeysuckle*-Menschen, die in ihrem *Denken* an bestimmten vergangenen Ereignissen *festhalten. Rock Rose* und *Mimulus* lassen sich gut kombinieren, wenn *Angstgedanken* sich nicht vertreiben lassen. *Clematis*-Menschen können sich oft nicht von ihren Luftschlössern und Tagträumereien *lösen,* so daß hier kombiniert werden kann. Wenn ein *unverarbeiteter Schock* das Denken beherrscht, wird White Chestnut zusammen mit *Star of Bethlehem* benötigt.

Wild Oat (Waldtrespe, Bromus ramosus)

Menschen im Wild-Oat-Zustand leiden darunter, daß ihr Leben keinen richtigen Sinn hat. Sie suchen nach einem Weg, auf dem sie sich verwirklichen können, und weil sie meistens vielseitige Anlagen haben, wissen sie nicht, in welcher Richtung ihre Berufung liegt. Das macht sie unzufrieden und frustriert.

Aus einer solchen Situation entwickeln sich viele funktionelle Störungen. Grundsätzlich fallen in den Wild-Oat-Wirkungsbereich alle Krankheiten, die keine klare Tendenz zeigen, wie zum Beispiel Abszesse, die nicht reifen, aber auch nicht zurückgehen wollen, oder Infekte, die im Anfangsstadium hängenbleiben.

Man sollte bei einem Menschen im Wild-Oat-Zustand das Schwergewicht auf die persönliche Entwicklung legen. Alles, was ihm hilft, sich seiner klarzuwerden oder was ihm innere Befriedigung verschafft, wird auch seine körperlichen Krankheiten bessern. Hinter vielen larvierten Depressionen steckt eine Wild-Oat-Situation. Man darf sich nicht zu einer endlosen Jagd auf immer variierende Symptome verleiten lassen, sondern muß den Mittelpunkt des Problems suchen. Wild Oat ist deshalb auch in solchen Fällen (sozusagen als Klärungsmittel) geeignet, in denen man sich kein klares Bild machen kann und versucht ist, viele Mittel auf einmal zu verordnen. Der Schwerpunkt wird sich dann herauskristallisieren.

Frustration und Depression haben auch *Gentian*-Menschen. Bei ihnen entwickeln sie sich aber aufgrund von Rückschlägen oder Widerständen auf einem bereits eingeschlagenen Weg. Kombination ist oft angebracht. In der *Unentschiedenheit* ähneln Wild-Oat-Menschen manchmal *Scleranthus*-Typen, bei denen es allerdings um die Wahl zwischen klaren Alternativen geht.

Wild Rose (Heckenrose, Rosa canina)

Ein Mensch im Wild-Rose-Zustand kämpft nicht, er nimmt alles resigniert hin und läßt sich willenlos durchs Leben treiben. Er beklagt sich aber auch nicht, sondern macht nur einen apathischen, »abgetretenen« Eindruck.

Er macht keine wesentlichen Anstrengungen, gesund zu werden, sondern ist immer bereit, sich mit seinem Zustand abzufinden. Seine Schicksalsergebenheit und Indolenz lassen die Therapie nur schwer »greifen«. Wild Rose ist ein Konstitutionsmittel, denn dieser Zustand währt meist schon lange, ohne daß ein plausibler Grund dafür erkennbar ist. Wild-Rose-Menschen erwecken manchmal den Eindruck, als seien sie mit ihrer Krankheit irgendwie zufrieden. Sie scheinen sich mit ihr zu identifizieren, und wenn sie nicht einen so apathischen und lebensunfähigen Eindruck machen würden, wäre man fast versucht, sie um ihre innere Ruhe zu beneiden. Während sich andere verzweifelt abmühen und ängstigen, läßt sich der Wild-Rose-Mensch einfach in sie hineinfallen.

Dementsprechend muß die übrige Therapie auf Vitalisierung ausgerichtet sein. Kneipp-Kuren, Sport, geistige Anregungen, Klimawechsel, Herdsanierung können helfen. Wild Rose kommt auch in Frage bei chronisch-zehrenden Krankheiten, wenn man den Eindruck hat, daß der Mensch aufgehört hat zu kämpfen und der Lebenswille schwindet.

Gorse-Zustände sind ebenfalls von *Resignation* gekennzeichnet, doch sind sie die Folge eines fruchtlosen Kampfes, wogegen Wild-Rose-Menschen erst gar nicht kämpfen. Die *Willensschwäche bei Centaury* bezieht sich auf andere, denen sie sich nicht widersetzen können, bei Wild Rose dagegen auf das Schicksal.

Willow (Gelbe Weide, Salix vitellina)

Willow-Menschen befinden sich in einem (chronischen oder vorübergehenden) Zustand der Verbitterung. Sie hadern mit den Menschen oder dem Schicksal. Sie haben oft eine grundsätzlich negative Einstellung dem Leben gegenüber und sind normalerweise nicht bereit, von ihrer Haltung abzugehen.

Auch ihre Krankheit ist ein Anlaß, sich zu beschweren. Entweder fühlen sie sich vom Schicksal ungerecht oder vom Arzt falsch behandelt. Sie erwarten von ihrem Behandler scheinbar, daß er sie von ihrem Übel befreit, sind aber unbewußt darauf eingestellt, stets einen neuen Grund zum Klagen zu finden, weil das ihrem Lebensgefühl entspricht. So sind sie nie zufriedenzustellen, bemängeln dieses oder empören sich über jenes.

Ihre körperlichen Beschwerden sind für sie ein Ventil, um die innerliche Negativität umzusetzen und greifbar zu machen. Man achte auf die Art, wie sie ihre Beschwerden schildern oder sich über etwas äußern. Sie sind meist darauf fixiert, an ihren Klagen und Beschwerden festzuhalten, wobei es dann relativ nebensächlich ist, worauf sie gerichtet werden. Es gibt allerdings auch versteckte Formen des Willow-Zustandes: ständig herabgezogene Mundwinkel, eine notorisch klagende Stimme oder allgemein gehaltene negative Äußerungen.

Willow-Krankheiten entstehen aus dieser negativen Erwartungshaltung. Es sind häufig Magenbeschwerden, Stoffwechselstörungen und chronisch degenerative Erkrankungen. Willow ist ein Konstitutionsmittel, das die grundsätzliche Haltung solcher Menschen ändern kann und lange gegeben werden sollte. Der Willow-Mensch muß immer wieder auf seine Haltung aufmerksam gemacht werden, denn meist ist er sich darüber gar nicht im klaren. Sein religiöses Gefühl ist unterentwickelt, so daß ihm eine gewisse Schicksalsergebenheit fehlt. Streng genommen benötigen fast alle Menschen, die wegen ihrer Krankheit einen Arzt aufsuchen, Willow. Denn normalerweise glauben sie ja, sie hätten mit ihr nichts zu tun, sie sei sinnlos und müsse möglichst schnell wieder aus ihrem Leben verschwinden. Sie sagen zum Beispiel: »Mein Kreislauf spinnt« und sind eigentlich empört über die Unbill und die Schmerzen, die sie erleiden müssen. Diese ablehnende Haltung ihrer Krankheit gegenüber, die doch auch zu ihrem Leben gehört, ist eines der häufigsten und gravierendsten Therapiehindernisse. Erst wenn sie sie »angenommen« haben, tritt die für die Heilung erforderliche innerliche Entspannung ein.

Die *Negativität* des Willow-Menschen ist in der ganzen Persönlichkeit verankert, wogegen die negativen Gefühle bei *Holly*-Menschen situationsbezogen und eher vorübergehend sind. Doch oft kommt eine Kombination in Frage, wenn ein Willow-Mensch in einen akuten *Holly*-Zustand gerät.

III. Astrologie und Blütentherapie

Einführung

Halten Sie die Astrologie für einen Aberglauben oder eine Möglichkeit, leichtgläubige Menschen an der Nase herumzuführen? Entspringt Ihr Wissen darüber irgendwelchen Illustrierten oder Ihrem eigenen Horoskop, das dann doch nicht eintraf oder auch auf jeden anderen hätte zutreffen können? Oder ist sie Ihnen vielleicht nicht geheuer, weil Sie in ihr Schwarze Magie oder die Beschäftigung mit geheimen, dem Menschen verbotenen Kräften vermuten?

Bevor Sie deswegen jetzt dieses Buch beiseite legen, könnten Sie vielleicht doch versuchen, ein Vorurteil zu überprüfen. Weil eine Sache oft mißbraucht wurde, ist sie von ihrem Wesen her noch lange nicht wertlos. Wenn Sie die Astrologie ablehnen, kennen Sie sie in Wirklichkeit nicht. Dann haben Sie sich mit oberflächlichen, vielleicht auch falschen Informationen zufriedengegeben, sind dem Bedürfnis nach Sensationen zum Opfer gefallen oder haben versucht, mit ihrer Hilfe auf leichte Weise ein Lebensproblem zu lösen – was Sie notgedrungen enttäuscht haben muß.

Doch schon am Stand des Mondes können Sie Ihre Eingebundenheit in kosmische Vorgänge erkennen, wenn Sie beobachten, wie Ihre Stimmung unter Voll- oder Neumondeinfluß schwankt; und in jeder seriösen Zeitung werden Sie heute über den Einfluß der »Sonnenflecken« auf das irdische Leben informiert. Wenn Sie gut in sich hineinhorchen, dann stellen Sie eben doch das Wirken unsichtbarer und unerklärlicher Kräfte fest, die Sie einmal hierhin und einmal dorthin führen, Ihre Stimmung verändern, in Ihnen plötzlich eine Erkenntnis auftauchen oder Sie Dinge tun lassen, die Sie eigentlich gar nicht wollten. Wie wenig vermag doch unser sogenannter freier Wille!

Mit dem Einfluß solcher Kräfte, deren Ursprung man in planetarischen und kosmischen Abläufen (hinter denen wiederum das Geheimnis der Schöpfung steht) zu sehen gelernt hat, beschäftigt sich die Astrologie. Im Gegensatz zur Astronomie jedoch, die sich an exakte mathematische Gesetze hält, hat in der Astrologie auch das Irrationale Ausdruck gefunden. Nicht umsonst benützt sie eine Symbolsprache, denn das Symbol ermöglicht es uns, ein bestimmtes Wissen, das wir in Sprache und Intellekt nur ungenau ausdrücken können, zu dem uns aber Gefühl und Intuition einen Zugang verschaffen, wiederzugeben. Es inspiriert jeden Menschen auf die ihm adäquate Weise und läßt in ihm die Bilder auftauchen, die jeweils seinem Bewußtseinsgrad und seinen Erkenntnismöglichkeiten entsprechen. Das uralte Wissen der Astrologie, ausgedrückt in den Sternzeichen und Planeten, den Häusern und Aspekten, hat solchen Symbolcharakter und kann deshalb nur teilweise in die Begriffswelt des naturwissenschaftlich denkenden Menschen übersetzt werden. Das bedeutet aber nicht, daß es wertlos ist.

Wenn Sie in der Absicht, sie als Betrug zu entlarven, an die Astrologie herangehen, dann werden Sie auch genau das finden, was Ihr Vorurteil bestärkt: die verschiedenen und scheinbar widersprüchlichen Interpretationsmöglichkeiten der Symbole, die bei zu enger und zu subjektiver Auslegung unzutreffenden Prognosen und Analysen und die Diskrepanz zum exakten astronomischen Wissen. So ist es meistens: wir sehen nur, was wir sehen wollen. Die Wahrheit jedoch erkennen wir nur dann, wenn wir für sie offen sind, ohne Vorbehalt und Absicherung.

Wenn Sie nicht ohnehin schon längst Zugang zur Astrologie gefunden haben, könnten Sie doch einmal versuchen, sich mit innerer Offenheit dem Geheimnis der Symbolsprache zu überlassen, in sich hineinzuhorchen und zu sehen, welche Resonanzen sich ergeben und welche Bilder in Ihnen aufsteigen. Mit dem Verstand begreifen wir nur einen kleinen Teil unserer menschlichen Existenz, den Rest können wir nur auf irrationale Weise, durch Intuition, erfassen.

In diesem Buch soll nicht von Prognosen die Rede sein,

sondern von *Selbsterkenntnis mit Hilfe der Astrologie.* Schon immer wußte der Mensch, daß er den ganzen Kosmos (als Mikrokosmos) in sich trägt und daß die astrologischen Symbole Teile seiner selbst repräsentieren. Aus ihnen (in ihrer ganzen Vielfältigkeit) läßt sich das Bild seiner Persönlichkeit entwerfen. Wenn Sie sich aber nur mit der Beschreibung Ihres Sonnensymbols, das dem Tag Ihrer Geburt entspricht, zufriedengeben, werden Sie wahrscheinlich enttäuscht sein, denn als vielschichtige Wesen mit inneren Widersprüchen und Ungereimtheiten gleichen wir einem aus ungezählten verschiedenartigen Steinchen zusammengesetzten Mosaik, dessen Aussagen sich je nach seinen Bildausschnitten ändern. Und so sind auch die astrologischen Symbole (Planeten, Zeichen, Häuser, Aspekte etc.) verschieden gefärbte und geformte Steinchen im Mosaik unserer Persönlichkeit, das uns zudem nur teilweise bewußt zu sein pflegt.

Wenn Sie sich selbst beobachten, werden Sie feststellen, wieviel Gegensätzliches und Unvereinbares in Ihnen wirkt, wie Sie sich einerseits ablehnen und andererseits annehmen, wie Sie sich lieben und hassen, achten und verachten. Alle diese Komponenten, die Sie ja mehr oder weniger bewußt wahrnehmen, sind im astrologischen Geburtsbild (Horoskop oder Kosmogramm) erfaßt – doch, wie gesagt, keineswegs immer rational und exakt, sondern andeutend und Raum für eigene Interpretationen lassend. In diesem Sinne kann das astrologische Wissen Ihnen die Möglichkeit zu tieferer Selbsterkenntnis erschließen.

Es sollen hier nur einige Einführungen in das astrologische System gegeben werden, um Ihnen die Problematik und die Möglichkeit anzudeuten. So wie Ihnen an einem Menschen bestimmte Eigenschaften sofort auffallen und andere erst bei näherem Kennenlernen oder nach Jahren, so ist die menschliche Natur gewissermaßen ein dreidimensionales Phänomen aus einer Fülle von Komponenten, von denen einige vordergründig und leicht erkennbar, andere dagegen subtil aus dem Hintergrund wirkend erscheinen.

Die vordergründigen Eigenschaften, über die Sie einen Menschen in seinen Umrissen schon ganz gut erkennen können, sind durch Sonne, Mond, Aszendent und Meridian erfaßt. Die übrigen Planeten – Merkur, Venus, Mars, Jupiter, Saturn, Neptun, Uranus und Pluto – beziehen sich mehr auf die Feinheiten des Charakterbildes, wenn sie auch gelegentlich sehr dominierend wirken können.

Je besser Sie einen Menschen kennen, desto mehr werden Sie von ihm wissen wollen. Gleichzeitig bedeutet das aber, daß Sie sich selbst besser kennenlernen wollen, denn in unseren Mitmenschen entdecken wir primär uns selbst, weil wir nur das sehen können, wofür wir ein Auge haben und weil wir nur das fühlen, wofür in uns eine Resonanz besteht.

Zwar werden die Namen von Sonne, Mond und Planeten verwendet, um bestimmte Symbole anzudeuten, doch ist damit nur teilweise der entsprechende (astronomisch erfaßbare) Himmelskörper gemeint. Die astrologischen Aussagen wurden in einer Zeit entwickelt, in der der Mensch über ein anderes, transzendenteres Wissen verfügte. Wir können heute nur die Richtigkeit dieser Aussagen bestätigen und versuchen, uns mit ihrer Hilfe verlorengegangenes Wissen wieder zu erschließen und dabei das Geheimnis des Kosmos besser kennenzulernen.

Im Moment der Geburt befinden sich die Himmelskörper in einer exakt berechenbaren Konstellation, die die Einmaligkeit dieses Augenblicks dokumentiert. Diese Konstellation ist das Gesamtsymbol eines Menschen, das üblicherweise in Form eines Kreisbildes dargestellt wird. Aus ihr lassen sich die Eigenarten und die psychische Struktur eines Menschen ablesen, aber auch bestimmte Entwicklungsrhythmen voraussagen – so weit wir in unserer Beschränktheit dazu in der Lage sind. In unserer persönlichen Bewußtwerdung tritt dieses Bild, seine Komponenten und Untersymbole, in unser Blickfeld. Daraus können wir erkennen, daß in unserem Fühlen, Denken und Handeln eine bestimmte Gesetzmäßigkeit liegt, die sich während unseres Lebens immer wieder (allerdings durch die jeweilige Bewußtseinslage variiert) manifestiert. Von klein auf bleiben wir in unserem Selbstverständnis dieselben, doch im Erleben der verschiedenen Situationen und Zustände wird uns zunehmend klarer, wie wir sind, und bekommen ein Gefühl für uns als »plastische« Wesen.

Wir können feststellen, in welcher Weise wir auf das Schöne und das Schwere reagieren, was wir mögen und was wir ablehnen, was für uns sinnvoll oder sinnlos ist. Unsere wesentlichen Bedürfnisse und Eigenarten wandeln sich im Laufe des Lebens nicht prinzipiell, sondern nehmen höchstens in unserem Entwicklungsgang verschiedene Formen an.

Die *Sonne* symbolisiert die große Leitlinie, nach der wir leben und uns entfalten. Sie zeigt den Rahmen unserer Selbstverwirklichung an, dem alle unsere Lebensäußerungen eingeordnet sind. Sie entspricht unserer männlichen Seite und ist von besonderer Bedeutung für den Mann.

Der *Aszendent* drückt unsere Individualität aus, die Art, in der wir unsere Probleme lösen und an unsere Lebensaufgaben herangehen. Er ist der persönliche Partner unserer inneren Zwiegespräche.

Der *Mond* repräsentiert unsere Gefühlseigenschaften und die ihnen entspringenden Bedürfnisse. Er entspricht den unbewußten Quellen, aus denen wir das eine bevorzugen und das andere ablehnen, uns in einer Situation wohl fühlen und eine andere meiden. Er stellt unsere weibliche Seite dar und ist von besonderer Bedeutung für die Frau.

Der *Meridian,* der in einer bestimmten Abhängigkeit zum Aszendenten steht, symbolisiert unser öffentliches Auftreten, die berufliche Entwicklung und das Image in der Gesellschaft. An ihm können wir erkennen, welche Gesetzmäßigkeit in unserem beruflichen oder gesellschaftlichen Werdegang liegt.

Aus der Eigenart dieser vier Symbole, die davon abhängt, in welchem Sternzeichen sie sich bei der Geburt befanden, läßt sich bereits ein Übersichtsbild eines Menschen entwerfen. Die weiteren Feinheiten ergeben sich unter anderem aus dem Stand der Planeten. Dabei repräsentiert Merkur den Verstand und Sinn fürs Praktische, Venus das Weibliche, Harmonische und Schöne, Mars das Männliche, die Antriebskraft und den Willen, Jupiter das Erhabene, Großartige und Ideale, Saturn die Begrenzung, die Pflicht und die Probleme des irdischen Daseins, Neptun das Transzendente und Geheimnisvolle, Uranus die Veränderung, das Außergewöhnliche und den Umsturz, und Pluto die kosmische Urkraft, das Unbezwingbare und Dämonische.

Man sagt, die Himmelskörper stünden bei der Geburt in einem der zwölf Sternzeichen. Das bedeutet, daß sie sich optisch auf einen Hintergrund projizieren, der von bestimmten, zweidimensional erfaßten Sternkonstellationen gebildet wird und sich im Laufe des Jahres ständig verschiebt. Dadurch ist ihre Position relativ exakt bestimmbar. Die astrologische Tradition weiß, daß zwischen dem Planeten und dem Zeichen, »in dem er steht«, eine gegenseitige Beeinflussung besteht, wodurch seine symbolische Aussage variiert wird. Das übliche Primitivhoroskop erfaßt nur den Stand der Sonne in den mit der Jahreszeit vorüberziehenden Zeichen. Wenn zum Beispiel von jemandem gesagt wird, er sei ein Stier, dann ist damit die Position der Sonne gemeint.

Die Sonne steht in der Zeit vom 21. März bis 19. April im Widder, vom 20. April bis 20. Mai im Stier, vom 21. Mai bis 21. Juni in den Zwillingen, vom 22. Juni bis 22. Juli im Krebs, vom 23. Juli bis 22. August im Löwen, vom 23. August bis 22. September in der Jungfrau, vom 23. September bis 22. Oktober in der Waage, vom 23. Oktober bis 21. November im Skorpion, vom 22. November bis 21. Dezember im Schützen, vom 22. Dezember bis 19. Januar im Steinbock, vom 20. Januar bis 18. Februar im Wassermann und vom 19. Februar bis 20. März in den Fischen.

Die zwölf Sternzeichen werden wiederum durch die ihnen beigeordneten Planeten charakterisiert. Dadurch bekommt der Widder die einsatzfreudige Stoßkraft des Mars, der Stier die ausgeglichene, friedfertige, auf Lebensgenuß ausgerichtete Schönheit der Venus, die Zwillinge die bewegliche, interessante, leidenschaftslose und nützliche Intellektualität des Merkur, der Krebs die undurchschaubare, empfindliche, stimmungslabile Gefühlsintensität des Mondes, der Löwe die alles überstrahlende, wärmende, aber auch dominierende Sonne, die Jungfrau die praktische, genaue und kluge Vernunft des Merkur, die Waage die heitere, ausgleichende Harmonie der Venus, der Skorpion die zielstrebige, hintergründig bohrende und entlarvende Streitlust des Mars (und die dämonische Kraft des Pluto), der Schütze den großartigen, zum Höheren strebenden Idealismus des Jupiter, der Steinbock die begrenzende, zuverlässige, disziplinierte Sachlichkeit des Saturn, der Wassermann die distanzierte Geistigkeit und das Bedürfnis nach Veränderung und Abwechslung des Uranus (und eine gewisse dogmatische Komponente des Saturn), und die Fische die transzendente, sich hingebende Auflösungstendenz des Neptun (und die religiöse Komponente des Jupiter).

Das individuelle Horoskop, das als Kreisbild (Mandala) gezeichnet wird, läßt sich weiterhin in die 12 Häuser (oder Felder) aufgliedern, die den Tageskreis (24 Stunden) in 12 gleiche oder verschieden große (je nach System) Abschnitte einteilen und von ihrem Wesensgehalt wiederum Beziehungen zu den zwölf Sternzeichen haben. Haus 1 entspricht dabei dem Widder, Haus 2 dem Stier usw. bis zu Haus 12, das den Fischen entspricht. In ihnen ist der individuelle Werdegang des Menschen, seine persönliche Entwicklung, seine Lebensentfaltung und seine menschliche Reifung angedeutet.

Stichworte hierzu sind: Haus 1: Ich; Haus 2: Körper und Besitz; Haus 3: Intellekt und Kommunikation; Haus 4: Familie, Heim und Gefühl; Haus 5: Lebensentfaltung, Lebensfreude; Haus 6: Arbeit, Hingabe, Pflicht; Haus 7: Beziehungen zum anderen Menschen, Freund und Feind; Haus 8: Leidenschaft, Stirb und Werde, Wandlung und Tod; Haus 9: das Ideal, das Erhabene, Weltanschauung, Religion und Gott; Haus 10: Verantwortung, Vorbild, gesellschaftliche Position; Haus 11: Freunde, Gesellschaft und Zeitgeist; Haus 12: Religiosität, Hingabe, Weltabgeschiedenheit, Einsamkeit, Transzendenz.

Weitere Differenzierungen und Aussagemöglichkeiten bietet das Horoskop durch Häufung von Planeten in bestimmten Häusern, wodurch diese eine besondere Bedeutung bekommen, oder durch die nahe Stellung der Planeten an Aszendent oder Deszendent, Immun Coeli oder Medium Coeli, was sie zu sogenannten Maximalplaneten mit starkem Einfluß auf die Persönlichkeit macht, sowie durch die geometrischen Beziehungen der Planeten im kreisförmig angeordneten Horoskopbild untereinander und in bezug auf die Häuser, wie Konjunktion, Opposition, Quadrat und Trigon etc. Es gibt noch eine Fülle weiterer Aussagemöglichkeiten, zum Beispiel die Mondknoten, Spiegelpunkte etc., die jedoch schwierig zu deuten sind und noch nicht ins allgemeine Grundwissen der Astrologie Eingang gefunden haben.

Wenn Sie sich näher mit Astrologie beschäftigen wollen, sei auf einschlägige Werke, die ja in unserer ihr zunehmend aufgeschlossenen Zeit reichlich vorhanden sind, verwiesen.

In den nachfolgenden Kapiteln soll gezeigt werden, wie Sie aufgrund Ihres Horoskops (beziehungsweise Kosmogramms) die für Sie geeigneten und wichtigen Bachschen Mittel finden und sich entsprechend Ihrer Konstitution, das heißt den natürlichen Anlagen, behandeln können. Diese Mittel können über längere Zeit hinweg eingenommen werden, weil sie sich auf prinzipielle Charaktereigenschaften beziehen, die unter ungünstigen Bedingungen oder schweren Belastungen in bestimmter Weise entarten und damit zum dauernden Störfaktor werden können. Für die aktuellen und vorübergehenden Probleme, die bei allen Menschen in ähnlicher Weise auftreten, sind die übrigen Mittel geeignet. Sie lassen sich am besten aus der in den vorhergehenden Kapiteln erläuterten Charakteristik erschließen.

Wenn Sie Ihr Sternzeichen (Sonne) kennen (am besten auch Aszendent und Mond – vielleicht sogar den Maximalplaneten, den Meridian, Planetenhäufungen in bestimmten Häusern oder gravierende Aspekte von Planeten untereinander), können Sie sich aufgrund dieser Angaben bereits ein gutes Bild Ihrer inneren Struktur machen und mit Hilfe der entsprechenden Bachschen Mittel dafür sorgen, daß Sie nicht (oder nicht so stark) an Ihren anlagemäßigen Schwächen scheitern und an sich selbst erkranken.

Durch Ihre psychische Struktur, die ja im Horoskop erfaßt werden kann, ist Ihre Reaktions-, Gefühls- und Handlungsweise sowie die Art Ihrer Bewußtwerdung weitgehend festgelegt. Wenn Sie sich darin erkennen und verstehen, daß eine kosmische Gesetzmäßigkeit dahinter steckt, können Sie Frieden mit sich selbst schließen, denn häufig ist es so, daß ein Mensch aus sich widersprechenden Anlagen besteht, daß er zum Beispiel gleichzeitig friedlich und streitbar, still und aktiv, aggressiv und ängstlich, distanziert und leutselig sein kann. Seine gefühlsmäßigen Bedürfnisse können im Widerspruch zu seiner Handlungsweise, oder sein eigenes Wunschbild zum tatsächlich eingeschlagenen Weg stehen. So kommt es auch nicht selten vor, daß er sich von einem bestimmten Partner in seiner erotischen Seite angesprochen fühlt, ihn andererseits aus seinen Gefühls- oder Geistesbedürfnissen heraus ablehnt. Diese Problematik läßt sich weitgehend aus dem astrologischen Bild erkennen.

Wenn wir diese individuelle Vielgestaltigkeit und Widersprüchlichkeit nicht erkennen und immer nur (je nach Einfluß) aus einer Seite unserer Natur leben, geraten wir in einen Konflikt zu der anderen. Es gibt Menschen, deren psychische Struktur sehr homogen ist und die deswegen selten in Schwierigkeiten (mit sich) geraten, die geradlinig und harmonisch ihr Leben durchlaufen. Bei anderen Menschen dagegen behindern oder widersprechen sich die Anlagen gegenseitig, so daß ihr Leben eine unablässige Kette von Schwierigkeiten darstellt.

Solange Sie der Meinung sind, es seien die äußeren Umstände, unter denen Sie zu leiden haben, werden Sie sich über Ihr Schicksal beschweren, die äußeren Umstände oder andere Menschen anklagen, bekämpfen, zu ändern versuchen oder enttäuscht resignieren. Sobald Sie aber erkennen, daß Sie in den Umständen Ihres äußeren Lebens nur Ihre innere Gesetzmäßigkeit erleben, daß es kein Zufall ist, warum bestimmte Probleme oder Möglichkeiten immer wieder auftauchen und daß es letzten Endes eine Frage Ihrer inneren Haltung ist, wie Ihnen Ihr Leben erscheint, sind Sie in der Lage, sich mit Ihrem Schicksal, das nun einmal so ist, wie Sie es erleben, auszusöhnen.

Das Bewußtsein eines homogen strukturierten Menschen sieht anders aus als das eines von innerlichen Widersprüchen durchsetzten. Viele große Persönlichkeiten der Weltgeschichte sind aus ihren inneren Kämpfen heraus kreativ geworden und haben ihre unverwischbaren Spuren in der Welt hinterlassen. Ein sorgloses, reibungsloses, unbeschwertes Leben regt nur wenige Menschen zum tieferen Nachdenken oder zur Entwicklung spezieller Fähigkeiten an. Doch die Schwierigkeit, die Notwendigkeit zu überleben und zu einem Sinn zu kommen, läßt uns wachsen und reifen. Dabei muß jeder seinen eigenen Weg gehen und seinem inneren Gesetz genügen.

Der große Wert der astrologischen Selbsterkenntnis liegt nicht nur darin, sich beschrieben zu sehen und erstaunt darüber zu sein, daß es dabei bestimmte Gesetzmäßigkeiten gibt, sondern vielmehr darin, sich und den Ablauf seines Lebens hieraus zu verstehen und gerade in den Schwierigkeiten das Bewußtsein für sich selbst zu entwickeln. Eine Handlung hat für den Handelnden nur dann einen Wert, wenn er weiß, warum er sie vollführt und was er tut. Erst dann wächst er in seinem individuellen Selbstverständnis und erst dann bekommt sein Leben einen Sinn.

Sie werden schon öfters festgestellt haben, daß Ihnen die Erklärung eines Problems geholfen hat, es anzunehmen und eine Erkenntnis aus ihm zu gewinnen. Das ist der Grund, weshalb der Mensch zu allen Zeiten versucht hat, dem ihm Begegnenden einen Namen und eine Ursache beizuordnen. Die astrologische Symbolsprache kann, wenn Sie sich ihr öffnen, Ihnen ein Verständnis für sich und Ihre Welt erschließen, aus dem heraus Sie von allem, was Ihnen begegnet, jeder Schwierigkeit, jedem Problem, jeder Katastrophe, jeder Eingebung, jedem Gedanken profitieren können, und aus dem heraus Sie auf Jammern und Klagen verzichten können, weil Sie einsehen, daß Sie selbst es sind, dessen innere Problematik sich auf Ihre Umwelt überträgt und daß es nur durch Ihre Betrachtungsweise so problematisch wird.

Die äußeren Umstände, das Bestehende, können wir nur in der oberflächlichsten Schicht ändern, so wie wir den Ozean auch nur an der Oberfläche aufwühlen können. Wenn wir Schwierigkeiten mit unserem Leben haben, bleibt uns nur eines: uns selbst zu ändern. Dafür brauchen wir ein großes Maß an Selbstbewußtheit. Aus der astrologischen Symbolsprache können wir uns dieses Wissen erschließen.

Sie können aufgrund der bei den jeweiligen Sternzeichen oder Planeten gegebenen Informationen eine Anzahl Bachscher Mittel in die engere Wahl nehmen und bezüglich der Eigenarten, die für Sie *momentan faßbar und problematisch* sind, eine gute Therapie betreiben, denn keine unserer Krankheiten ist zufällig. Sie hat immer ihre Basis in unserer inneren Struktur. Und so wie die Bachschen Mittel bestimmten seelischen Eigenschaften entsprechen, so können Sie anhand des astrologischen Bildes ohne große psychologische Untersuchung oder Kenntnisse das Mittel finden, das im Augenblick für Sie wichtig ist.

Entsprechend Ihrer inneren Struktur werden Sie dabei oft ganz konträre Mittel finden, die bei oberflächlicher Betrachtung nicht zusammenzupassen scheinen. Wenn Sie sich jedoch mit dem »einerseits – andererseits«, das in vielen Menschen angelegt ist, der Vielgestaltigkeit der menschlichen Psyche, die unter bestimmten äußeren Umständen verschiedenartige Formen annimmt, auseinandersetzen, wird es Ihnen mit der Zeit gelingen, Ihre inneren Konflikte zu lösen.

Wenn Sie zum Beispiel einerseits die Ängstlichkeit des Krebses und andererseits die Aggressivität des Widders in sich tragen, werden Sie mit diesem scheinbaren Widerspruch Ihr Leben lang Schwierigkeiten haben können. An jedem unlösbaren Konflikt können Sie erkranken. Wenn es Ihnen jedoch gelingt, Ihren beiden Seiten gerecht zu werden, der ängstlichen und der aggressiven (und zwar gleichzeitig), weil es eben in Ihnen so angelegt ist, werden Sie in Ihrer menschlichen Reifung große Fortschritte machen können und Ihrem Leben einen stets neuen Sinn, einmal in der einen, einmal in der anderen Richtung abgewinnen können.

Es ist jedoch wichtig, daß Sie in diesem Fall niemals aus dem »Entweder-Oder« leben, sondern aus dem »Sowohl-als-Auch«. Wenn Sie zu mutig werden, dann wird Ihre ängstliche Seite Sie zurückhalten. Wenn Sie zu ängstlich sind, dann wird Ihre forsche frustriert sein. So darf ein Mensch mit solcher Struktur nicht zu aggressiv und nicht zu ängstlich sein, sondern muß in seinen Strebungen immer ein inneres Gleichgewicht bewahren. Um dies zu können, muß er sich aber seiner inneren Situation bewußt sein. Diese Problematik erscheint in unzähligen Variationen und drückt sich unter anderem in Konstellationen aus, die die Astrologie als Quadrat oder Opposition bezeichnet.

Solange Sie mit inneren Konflikten zu kämpfen haben, können Sie mit Hilfe der Bachschen Mittel (hier: einerseits *Mimulus* und andererseits *Holly*) verhindern, daß das Spannungsgleichgewicht zusammenbricht, eine Seite in Ihnen die andere ablehnt und aus dem unlösbaren Konflikt die Selbstzerstörung entsteht.

Wer seine angeborenen Schwächen kennt, kann bewußt daran arbeiten. Sie können sich in den verschiedenen Lebenssituationen aufmerksam beobachten und lernen, aus den Schwierigkeiten, die Ihnen begegnen, Erkenntnis werden zu lassen. So lösen Sie sie auf eine befriedigende Weise, statt zu versuchen, sie durch äußere Manipulationen aus der Welt zu schaffen, denn da sie in Ihnen, Ihrer Reaktionsweise und inneren Einstellung verankert liegen, werden Sie sie in kurzer Zeit unbewußt wieder provozieren und sich ihnen konfrontiert sehen.

Die Bachschen Mittel können Ihnen nicht nur helfen, die Probleme prophylaktisch zu entschärfen, sondern auch, sich darin zu erkennen, in Ihren Unfähigkeiten und Schwächen, Ihren Selbstlügen und Konflikten. Sie werden lernen, ehrlicher zu sich zu werden und den Hebel dort anzusetzen, wo er am wirksamsten ist: bei Ihnen selbst.

Die zwölf Sternzeichen

Die zwölf Sternzeichen werden traditionsgemäß in vier Gruppen eingeteilt: die Feuerzeichen, die Erdzeichen, die Luftzeichen und die Wasserzeichen.

Zu den *Feuerzeichen* gehören: *Widder, Löwe* und *Schütze.* Sie haben die Impulsivität, die Spontaneität, den Optimismus und die Direktheit in der Umsetzung von Gefühlen und Gedanken gemeinsam. Ein Feuertyp denkt nicht erst lange nach, wenn ihm etwas in den Sinn kommt, sondern handelt sofort – in voller Überzeugung und dem Gefühl der Berechtigung. Sein Temperament ist cholerisch.

Mit dem Symbol des *Widders* beginnt der Zyklus der zwölf Zeichen. Er repräsentiert das Kindhafte, Impulsive, Unüberlegte, aber auch das Ehrliche und Arglose. In ihm setzt sich die Kraft des Mars ohne Rückversicherung um und durch. Daraus kann aber auch Rücksichtslosigkeit und primitive Brutalität entstehen. Der Pionier und der Eroberer gehören zu diesem Typ, aber auch der Draufgänger, der sich gutgläubig ins Feuer schicken läßt.

Im *Löwen,* in dem sich die Sonne symbolisiert, finden wir wieder die impulsive Lebensentfaltung im Gefühl persönlicher Kraft und Bedeutung. An Selbstbewußtsein fehlt es nicht, eher an Selbstkritik. Der Löwe-Typ beansprucht den ersten Platz nicht aufgrund persönlicher Leistungen, sondern in der Überzeugung angeborenen Rechts. Solange man ihm den nötigen Respekt entgegenbringt, strahlt er Wärme, Großzügigkeit und Herzlichkeit aus. Schmeicheleien schenkt er bereitwillig Glauben, Respektlosigkeit und Kritik lassen ihn zum unversöhnlichen Feind werden.

Der *Schütze*-Typ greift noch höher: Er fühlt sich dem Erhabenen, Göttlichen, Übermenschlichen verpflichtet, das von

Jupiter symbolisiert wird. Sein Weltbild ist an Idealen orientiert, denen er ehrgeizig nacheifert – ebenso unreflektiert und einsatzfreudig wie alle Feuer-Typen. Seine Empörung entspringt nicht dem Gefühl, persönlich angegriffen zu werden, wie beim Löwen, sondern der Verletzung seiner hohen sittlichen Normen. Alles was einen höheren Wert oder eine große menschliche Leistung repräsentiert, fasziniert ihn, und in den gesellschaftlichen Auszeichnungen, die er sehr schätzt, sieht er ebenfalls das Symbol des Höheren.

Die *Erdzeichen Stier, Jungfrau* und *Steinbock* symbolisieren das Beharrende, Schwere, Dauerhafte, die Unbeweglichkeit, die Freude an der Norm und dem klar Begrenzten. Sie neigen zu Phlegma und Depressionen. Bevor ein Erdtyp handelt, muß schon eine Menge Dampf in seinem Kessel erzeugt worden sein. Dann aber verhindert die in Bewegung geratene Masse ein schnelles Abbremsen.

Im *Stier* ist die friedliebende und ausgeglichene Seite der Venus repräsentiert. Er will vor allem seine Ruhe, ein angenehmes Leben in gesicherten materiellen Verhältnissen, und strahlt dementsprechend auch Gemütlichkeit aus. Er hat ein dickes Fell, was ihn zum angenehmen Zeitgenossen macht, schaltet andererseits aber auf stur, wenn er unter Druck gesetzt wird. Bei ihm muß sich alles organisch entwickeln. Besitz ist für ihn deshalb wichtig, weil er ihm ermöglicht, so zu leben, wie er es braucht. Aus der immer irgendwie vorhandenen Angst vor Armut neigt er zu einem Verhalten, das seine Umwelt Geiz nennt.

Auch die *Jungfrau* hat die Unbeweglichkeit der Erdzeichen und ebenfalls das daraus resultierende enge Denken, das beim Stier immer einen Hang zur Intoleranz hat. Merkur präsentiert sich hier in seiner praktischen, analysierenden Seite. Die Jungfrau hat das Bedürfnis, eine klare Grenze, eine Regel, eine Pflicht einzuhalten und sucht sie deshalb auch überall. Oft führt das dazu, daß sie im Detail hängen bleibt und keinen rechten Überblick bekommt. Sie macht deswegen oft einen kleinlichen, pingelig moralischen Eindruck. Andererseits zeichnet sie sich durch Hingebungsfähigkeit, Genauigkeit, Zuverlässigkeit und moralische Reinheit aus. Ihr Gefühl der sozialen Verpflichtung ist ähnlich wie beim Steinbock.

Beim *Steinbock* ist das Bedürfnis nach Begrenzung, Verläßlichem und Dauerhaftem noch mehr entwickelt. Er ist ernst und schwer und findet seinen Lebenssinn in Verantwortung, Selbstbeherrschung und Verzicht auf persönliche Vorteile. Gefühle sind ihm dabei im Wege, denn sie würden ihn unzuverlässig machen. Saturn gibt ihm kühle Reserviertheit, Sprödigkeit und eine gewisse Gefühlsarmut. Das kann ihn zwar zum etwas trockenen Gesellschafter, aber auch zum idealen und zuverlässigen Beamten machen, der aufrecht und bis zum bitteren Ende seine Pflicht erfüllt.

Zu den *Luftzeichen* gehören *Zwillinge, Waage* und *Wassermann.* Ihnen ist die Leichtigkeit und Beweglichkeit des Geistes gemeinsam. Unbeschwert von Verantwortung oder Besitz, Gefühlen oder Leidenschaften erfüllt sich ihr Lebenssinn außerhalb des menschlichen Alltags. Das Wechselnde, Neue, Interessante und alles, was frei von Erdenschwere ist, fasziniert sie. Sie haben das sanguinische Temperament.

In den *Zwillingen* symbolisiert sich die bewegliche Seite des Merkur, die sie ständig nach geistiger Anregung suchen läßt. Sie wenden sich allem, was interessant erscheint (und für sie geistige Nahrung bedeutet) für einen kurzen Kontakt zu. Wurzeln zu schlagen liegt ihnen nicht, denn die Welt ist für sie übervoll an interessanten Phänomenen, an denen sie gleich dem Schmetterling kurz genippt haben müssen. Eifersucht oder längeren Groll kennen sie nicht, dazu sind sie in ihren Gefühlen viel zu wenig verletzbar. Das Schlimmste, was ihnen passieren kann, ist geistige Öde.

Waage steht für die heitere, harmoniesuchende Seite der Venus, stets auf Ausgleich bedacht und sich deshalb nirgends zu schwer niederlassend. Sie ist der Diplomat, der überall aus- und eingeht, ohne irgendwo zu Hause zu sein. Das Schlimmste für sie ist Streit und Disharmonie. Die Zugehörigkeit zu den Luftzeichen zeigt sich in der großen Beweglichkeit, der

Leichtigkeit im menschlichen Kontakt und der Angst vor zu tiefen Beziehungen. Ihr Bedürfnis, einmal hier und ein anderes Mal dort ausgleichend einzuspringen, läßt sich ja nur durch relative Neutralität befriedigen. Ihre Schwäche ist die Eitelkeit.

Im *Wassermann* ist die unpersönliche Seite, die Angst vor zu engem und beengendem Kontakt noch stärker ausgeprägt. Gewöhnt, alle Probleme im Geiste und der Theorie (und am liebsten weltweit) zu lösen, braucht er sich nicht in den Clinch mit Menschen und Umständen zu begeben. Er kann nur aus der Freiheit heraus seine Stärken entfalten, die von Uranus symbolisiert werden: überpersönliche Menschenfreundlichkeit, Auflockerung und Veränderung festgefahrener Normen. Er hat einen Hang zum Exklusiven, der ihn veranlaßt, sich außerhalb der normalen menschlichen Gesellschaft und Konventionen zu bewegen. Das kreidet man ihm oft als Arroganz an. Doch auf seinen ungewöhnlichen geistigen Wegen macht er häufig ebenso ungewöhnliche Entdeckungen, die er der Menschheit selbstlos zur Verfügung stellt.

Die *Wasserzeichen Krebs, Skorpion* und *Fische* repräsentieren das Gefühl. Sie haben das depressive Temperament. So tiefgründig wie die Quellen, aus denen sie leben, nämlich dem Unbewußten, so unergründlich sind auch ihre Wege und ihr Verhalten. Wasser symbolisiert das Formlose, Bewegliche und doch Schwerkraft in sich Tragende. Es ist nachgiebig, kehrt aber sofort zurück, wenn der Druck nachläßt. Es ist der Stoff, aus dem wir zum größten Teil bestehen, ohne uns dessen bewußt zu sein, und es gehorcht seltsamen Gesetzen.

Krebs entspricht dem Mond, der das Gefühl in seiner reinsten Ausprägung repräsentiert. Er ist süchtig danach und ihm gleichzeitig ausgeliefert, seinen Schwankungen und unbegreiflichen Veränderungen, seiner unbezwingbaren Gewalt und seiner Unverständlichkeit. Weich und beeinflußbar wie das Wasser, fühlt er sich in dieser materiellen Welt schutzlos und ausgeliefert. Das erzeugt in ihm eine permanente Angst vor Verletzung und eine Sehnsucht nach Schutz und Geborgenheit, aus der heraus er sein Leben gestaltet. Sein Denken und seine Handlungen sind immer davon eingefärbt, und wie jedes in die Enge getriebene Lebewesen kann er notfalls überraschende und unnötig destruktive Kräfte entwickeln, zur Abschreckung oder als Rache. Andererseits öffnet ihm seine Gefühlsoffenheit den Zugang zur Kunst, so daß man keinen wirklichen Künstler findet, in dem nicht eine Krebsnatur steckt.

Im *Skorpion* verbindet sich die Intensität der Gefühle und Leidenschaften des Pluto mit der zielbewußten Kraft des Mars. Weil er Zugang zu den dunklen Kräften des Unbewußten und Irrationalen hat, liebt er Geheimnisse jeder Art. Sein intuitives Wissen um die Hintergründe der menschlichen Natur ermöglicht es ihm, entweder aus der Angst der Menschen vor ihrer dunklen Seite Macht über sie zu gewinnen oder ihnen »das Licht der Erkenntnis« zu bringen. In ihm ist die Ambivalenz des Menschen, sowohl gut als auch böse zu sein, am deutlichsten verkörpert, so daß er Furcht und Schrecken oder Heil und Segen bringen kann. Von seiner Verantwortlichkeit hängt es ab, welchen Weg er einschlägt, und sein Leben ist von diesem immerwährenden Konflikt geprägt.

In den *Fischen* symbolisiert sich die Formlosigkeit des Wassers am deutlichsten. Mit ihnen endet der Zyklus der Sternzeichen. Neptun macht sie anpassungsfähig und indifferent, nachgiebig und undurchsichtig. So führt der Fisch ein Leben, das sich in den Randbezirken der geregelten menschlichen Gesellschaft abspielt. Seine starke Gefühlsfähigkeit läßt ihn alles verstehen und überall mitfühlen, doch er kann nicht wie der Krebs daraus eine selbstbezogene Haltung einnehmen. Im Grunde ist ihm alles recht, wenn er nur seine Freiheit und Ruhe hat. Er ist nicht wählerisch, weil ihm alles – auf eine überpersönliche Weise – zusagt, nicht eifersüchtig, weil er nirgends durch Besitzbedürfnisse verankert ist, ohne Verantwortungsgefühl, weil er eigentlich nicht von dieser Welt ist. Er gibt sich dem Leben hin, wie es kommt, oft allein, doch nicht einsam, bei ungünstiger Konstellation aber depressiv. Auch für ihn ist die Kunst das Höchste, und vor allem in der Transzendenz der Musik bekommt er Zugang zum Geheimnis seiner Existenz. Als geborener Mystiker hat er einen Hang zur Religion.

Die folgenden Kapitel sollen Ihnen den Weg zu Ihren persönlichen Bachschen Mitteln öffnen. Die traditionelle Astrologie teilt die Sternzeichen nach ihrer zeitlichen Reihenfolge, beginnend mit Widder und endend mit Fische, ein. Im folgenden werden sie jedoch nach ihren gemeinsamen Temperamenten (Feuer, Erde, Luft, Wasser) aufgeführt.

Bedenken Sie dabei aber bitte, daß kein Mensch nur aus einer Komponente besteht, zum Beispiel nur Stier ist, sondern meistens bunt zusammengesetzt ist. Deshalb werden Sie vieles, was auf Sie zutrifft, in den verschiedenen Schichten Ihrer Persönlichkeit finden. Manche Eigenschaften stehen deutlich im Vordergrund, andere dagegen schimmern in feinerer Form mehr aus der Tiefe Ihres Wesens herauf. Versuchen Sie, nicht an einzelnen Worten oder Begriffen hängenzubleiben, sondern auch das zwischen den Zeilen Ausgedrückte, die Unschärfen und Möglichkeiten zu erfassen, und verwerfen Sie nicht gleich das ganze Bild, wenn einzelne Nuancen nicht auf Sie passen. Die menschliche Seele läßt sich nicht mit fotografischer Exaktheit erfassen, denn hinter ihr steht das Unaussprechliche und Unbegreifliche einer anderen Dimension, die wir gerade deshalb göttlich nennen.

Die Sternzeichen und die entsprechenden Mittel

Feuerzeichen

Widder, Mars oder 1. Haus betont

Sie sagen gerne »Ich will!« – und Sie denken auch so. Sie sind es gewöhnt, Ihre Vorhaben ohne Zögern auszuführen. Langes Nachdenken liegt Ihnen nicht. Wenn Ihnen etwas in den Sinn kommt, muß es unverzüglich in die Tat umgesetzt werden. Vorsicht oder Drückebergerei kann man Ihnen nicht vorwerfen – das steht außer Frage. Der Letzte in der Marschkolonne pflegen Sie auch nicht zu sein, denn Sie haben die stürmische Mentalität der Pioniere und Eroberer. Da darf man nicht zimperlich sein, nicht zaudern, nicht alles vorher überlegen und abwägen. Die Tat ist es, die zählt! Der Gegner muß im Sturm besiegt, das Terrain im Angriff erobert, die neuen Ideen müssen mit Begeisterung und Überzeugung umgesetzt werden.

Ob Mann oder Frau, Sie kämpfen gerne. Sie versuchen immer, die Führung zu übernehmen und den Ton anzugeben (auch wenn Sie sich dazu notfalls nach vorne drängen müssen). Wenn Sie sich etwas vorgenommen haben, dann setzen Sie auch alles daran, es zu erreichen – und zwar auf dem direktesten Weg. Umschweife, Verhandlungen, Diplomatie – auf diesen Wegen mag wandeln, wer will –, Ihnen liegen sie nicht. Man schätzt Sie deswegen, denn man weiß, woran man bei Ihnen ist. Direktheit und Ehrlichkeit gehören zu Ihren Vorzügen. Ihr Einsatzeifer ist vorbildlich und Ihre Begeisterungsfähigkeit außergewöhnlich.

Mars ist Ihr Symbol und bedeutet (anders als beim Skorpion, der es auch hat) bei Ihnen die Angriffslust, die Kampfesfreude, die Kraft und den Willen. Mit seiner Hilfe bewältigen Sie Ihr vitales Leben, das Sie nun einmal als immer neue Herausforderung empfinden. Deshalb sind Kompromisse von vornherein ausgeschlossen. Sie müssen Ihr Ziel erreichen und siegen.

In Ihrem täglichen Leben haben Sie dazu viele Gelegenheiten, denn Sie können nicht wie andere den Kopf in den Sand stecken, wenn ein Problem auftaucht. Sie können sich nicht mit einem Platz in den hinteren Rängen zufrieden geben, denn das liegt Ihnen nicht und würde Ihnen Ihr Leben als sinnlos erscheinen lassen. Jeder an seinem Platz – wer hinten bleiben will, kann es ja tun!

Auch in der Partnerschaft und sogar in der Liebe wollen Sie den Ton angeben und Sieger bleiben. Einer muß nachgeben, aber Sie sind es nicht. Und zu frühes Aufgeben kommt auch nicht in Frage, denn wie soll man siegen, wenn man gleich schlappmacht? Sie haben ja genügend Kraft, um sich wieder aufzurichten, wenn Sie wieder einmal an einem Widerstand gescheitert sind.

Sie sind Meister der Improvisation und entscheiden meistens aus dem Augenblick heraus, was zu tun oder welche Richtung einzuschlagen ist. Es gefällt Ihnen, Unternehmungen anzukurbeln, Neuerungen einzuführen und Entdeckungen zu machen. Aber die langweilige Durchführung, die Kleinarbeit, der mühsame und langsame Aufbau liegen Ihnen nicht. Dafür sind andere zuständig. Die dürfen in den Stuben hocken und in den Papieren kramen, Kleinigkeiten austüfteln oder Routinearbeiten ausführen – Sie dagegen treibt es bereits zu neuen Unternehmungen. Sie müssen aktiv sein, körperlich und geistig.

Sie gefallen sich in Ihrer jugendlichen Rolle, auch noch im Alter – als Eroberer oder Sportskanone, Unternehmer im eigentlichen Sinne des Wortes und Vorkämpfer. Ihre Aggressivität empfinden Sie als Zeichen von Gesundheit und Natürlichkeit, und sie macht Ihnen kein Kopfzerbrechen. Notfalls muß der gordische Knoten eben mit dem Schwert gelöst werden.

Doch wenn Sie sich einmal den Luxus der Selbstbetrachtung gönnen, werden Sie sich vielleicht doch eingestehen können, daß Ihre Aggressivität auch eine Gefahr in sich birgt. Sie erfahren sie in der Reaktion Ihrer Mitmenschen, die sich über

Ihre Rücksichtslosigkeit beklagen und sich von Ihnen abwenden; in den Scherbenhaufen, die vor Ihnen liegen, wenn Sie zu unbedacht vorgegangen sind; in den Schmerzen, die Sie erleiden, wenn Sie wieder einmal mit dem Kopf durch die Wand wollten.

Jähzorn und Brutalität können Ihre negative Seite sein, und sie machen alles wieder zunichte, was Sie sich durch Ihr gerades und einsatzfreudiges Wesen erobert haben. Nicht nur Ihre Umwelt, sondern auch Sie selbst haben darunter zu leiden.

Vielleicht ist Ihnen das bereits aufgefallen, und Sie bemühen sich, die Pferde im Zaume zu halten. *Holly* wird Ihnen dabei helfen. Es macht Sie nicht zum sanften Lamm, aber ermöglicht Ihnen, die oft unverhältnismäßigen Aggressionsausbrüche, Wutanfälle und zerstörerischen Tendenzen besser zu kontrollieren. Gerade Sie müssen sich stets darüber im klaren sein, warum Sie gereizt oder wütend reagieren. Sie müssen Ihre große Kampfeskraft sinnvoll einzusetzen lernen, in Ihrem Interesse und dem Ihrer Umwelt.

Mars drängt auf unmittelbare und schnelle Durchsetzung. Sie neigen deswegen dazu, überstürzt zu handeln und Ihr Ziel mit zu großer Ungeduld anzustreben. Sie können es kaum erwarten, es zu erreichen und geraten leicht in einen Zustand, in dem Sie weder nach rechts noch links sehen, in dem Sie den Gegebenheiten der Situation nicht mehr gerecht werden und einfach zu schnell sein wollen. Doch schneller, als es in der Eigenart einer Sache liegt, geht es eben nicht, da können Sie sich noch so rabiat gebärden und vor Ungestüm platzen. Das einzige, was Sie damit erreichen, sind die Zerstörung des Erreichten und größere Verzögerungen, weil Sie es am nötigen Augenmaß fehlen lassen. Ihre Ungeduld bringt Ihnen neben entsprechenden körperlichen Störungen genau das Gegenteil des Gewünschten ein. *Impatiens* ist das Mittel für dieses Verhalten. Es kann Ihnen die nötige Übersicht und die Geduld zurückgeben, damit Sie nicht immer wieder über die eigenen Füße stolpern.

Langes Zögern oder Überlegen liegt Ihnen nicht. Kaum ist ein Gedanke aufgetaucht, muß er schon ausgeführt werden.

Das kann zu bemerkenswerten Erfolgen führen, wenn Sie den richtigen Weg gewählt und ein erreichbares Ziel angepeilt haben. Wenn Sie aber wieder einmal mit dem Kopf durch die Wand wollen, statt die Türe zu benützen, wenn Sie immer den gleichen Fehler machen, weil Sie sich nicht darum bemühen, eine Zwischenbilanz zu ziehen und aus den bisherigen Mißerfolgen zu lernen, werden Sie allenfalls zum Gespött der Leute, die an Ihrer Intelligenz zu zweifeln beginnen. Sie mögen keine Analysen und Theorien, sind es gewöhnt, aus dem Moment und der Situation heraus zu entscheiden. Wenn Sie es sich dabei aber zu einfach machen und nichts aus Ihren schlechten Erfahrungen lernen wollen, dann erzielen Sie keinen wirklichen Fortschritt. Ihre große Kraft, die besondere Leistungen und Werke hervorbringen könnte, verbraucht sich im törichten und eigensinnigen Versuch, die Wand doch noch einzurennen. *Chestnut Bud* kann Ihnen hier weiterhelfen, denn es ermöglicht Ihnen, aus den Fehlern zu lernen und den richtigen Weg zu finden. Es wird Sie sehr befriedigen, wenn Sie bei einem der nächsten Male gleich zum Ziel kommen, weil Sie inzwischen dazugelernt haben.

Kaum jemand ist so begeisterungsfähig und einsatzfreudig wie Sie. Wenn Sie Ihren Willen auf ein Ziel gerichtet haben, sind Sie so schnell nicht mehr davon abzubringen. Sie sind nur noch darauf eingestellt, lassen sich durch nichts ablenken und stehen unter ständiger Spannung, bis Sie es erreicht haben. Dieses Vorgehen ist ja Ihre Stärke; deshalb erreichen Sie so viel. Wo andere längst auf der Strecke geblieben sind, starten Sie bereits zum neuen Angriff, ohne sich Ruhe zu gönnen. Dabei können Sie sich bis an den Rand Ihrer Leistungsfähigkeit bringen, nur weil Sie so unbedingt zum Erfolg kommen wollen. Dann brauchen Sie *Vervain.* Es kann Ihnen helfen, wieder Herr Ihres Willens und Antriebs zu werden, sich innerlich zu entspannen und mit dem erforderlichen Abstand an Ihr Vorhaben zu gehen. Bevor Sie eines Tages der Schlag trifft, weil Sie sich zu stark unter Streß und Druck gesetzt haben, sollten Sie einmal über das Unsinnige an Ihrem Verhalten nachdenken. Vervain wird Ihnen dabei helfen, nicht nur, indem es Ihren inneren Hochdruck mildert, sondern indem es Ihnen ermöglicht, die Dinge auch einmal anders zu sehen.

Löwe, Sonne oder 5. Haus betont

Sie sind ein großzügiger Mensch. Kleinlichkeit und Geiz, Federfuchserei und strenge Vorschriften, Vorsicht und Berechnung sind Ihnen in der Seele zuwider. Sie lieben es, mit dem großen Löffel zu essen. Sie nehmen lieber ein bißchen mehr als weniger und haben eine Schwäche für großartige Gesten und Auftritte. Sie kommen den Menschen offen und herzlich entgegen, denn Sie haben keine Angst davor, sich etwas zu vergeben. Ihre Gäste werden mit freier Hand bewirtet und Ihre Freunde reichlich beschenkt. Sie haben ein weites Herz und eine offene Hand, lieben die großen Gesellschaften, Häuser und Autos, imposantes Auftreten und das Leben aus dem Vollen. Wo sich andere lieber im Schatten des Geschehens aufhalten, genießen Sie es, im Rampenlicht zu stehen und den offenen Beifall Ihrer Bewunderer entgegenzunehmen.

Ihr Symbol ist die Sonne: von unerschöpflicher Kraft, an der alle teilhaben können, warm und strahlend, lebenspendend und am Himmel thronend. So ist auch Ihr Lebensgefühl. Es liegt Ihnen nicht zu dienen. Zwar geben Sie gerne, doch es bedeutet kein Opfer, weil Sie aus dem Überfluß geben. Ja, Sie brauchen geradezu Menschen, denen Sie Ihre Wohltaten zukommen lassen können, Ihren Schutz, Ihren weisen Rat, Ihre Beziehungen, Ihren fast unbrechbaren Optimismus. Sie sind unter Ihren Freunden tonangebend, und wenn Sie in eine Gesellschaft kommen, stehen Sie nach kurzer Zeit im Mittelpunkt.

Sie lieben es, bewundert und aufs Podest gestellt zu werden, denn innerlich sind Sie davon überzeugt, daß Ihnen das zusteht. Deshalb reagieren Sie auch äußerst empfindlich, wenn jemand Ihre Qualitäten anzweifelt, Ihnen nicht mit Respekt begegnet oder Sie gar öffentlich in Frage stellt. Dann können Sie Ihre menschenfreundliche Haltung verlieren und zum unversöhnlichen Verfolger werden, der erst Ruhe hat, wenn der Gegner vernichtet ist oder sich unterworfen hat. Über vieles können Sie großzügig hinwegsehen, aber persönliche Diskriminierungen gehen Ihnen an den Lebensnerv.

Kein Mensch hat ein so großes Selbstbewußtsein wie Sie, keiner versteht es, das Leben in so großen Zügen zu genießen. Doch können Sie sich eingestehen, wie sehr Sie von den Schmeicheleien Ihrer Bewunderer abhängig sind? Wie sich, seit Sie einmal verlacht oder respektlos behandelt wurden, immer wieder eine gewisse Unsicherheit in Ihre Auftritte mischt – die untergründige Angst davor, daß Ihnen so etwas wieder passieren könnte? Können Sie sich eingestehen, daß es nichts Schlimmeres für Sie gibt, als nicht anerkannt zu werden und daß Sie Ihr Leben von vornherein so einrichten, daß Sie »groß herauskommen«?

Vielleicht sind Sie sich tatsächlich darüber im klaren, daß Ihre Lebensentfaltung von Ihrem unbedingten Bedürfnis nach einer Führungsrolle bestimmt ist. Gerade für einen Menschen mit Ihrer Natur ist es ja so außerordentlich schwer, sich einzugestehen, daß er nicht immer der Überlegene sein kann und daß sich alles in Frage stellen läßt. Die Vorstellung, sich einem Stärkeren unterordnen zu müssen, ist Ihnen ein Horror, so daß Sie lieber ein anderes Terrain suchen, auf dem Sie »Platzhirsch« sein können. Gewöhnt, die Ovationen entgegenzunehmen, ist es Ihnen fast unmöglich, einem anderen zu applaudieren.

Hoffentlich hat Ihre Umwelt in Ihrer Kindheit dafür Verständnis gehabt und Sie nicht gedemütigt und zurückgesetzt. Denn das würde mit ziemlicher Sicherheit ein schweres seelisches Trauma in Ihnen zurückgelassen haben. Es ist ja nicht so, daß Ihr dominierendes Selbstwertgefühl Ihre eigene Erfindung ist, die man Ihnen einfach austreiben kann oder die Sie selbst ablegen könnten. Es ist vielmehr das Gesetz, nach dem Sie angetreten sind und das Sie verwirklichen müssen. Ihre Bewußtwerdung vollzieht sich im Spannungsbereich zwischen Dominanz und Demütigung, Erhöhung und Erniedrigung, Stärke und Ohnmacht. Solange Sie sich nur in Ihrer löwenhaften Kraft und Selbstdarstellung erfahren, solange kein Mensch Ihnen Ihre Position streitig macht, verläuft Ihr Leben unbeschwert, aber auch unbewußt und automatisch. Man wird Ihnen hinter Ihrem Rücken dann vielleicht mangelnde Selbstkritik, Hochmut und Stolz, Dummheit und Angeberei vorwerfen. Man wird Sie mit Schmeicheleien an der Nase herumführen oder Sie einfach unerträglich finden. Doch Sie werden von alledem nichts merken, weil Sie sich im Spiegel Ihrer Wunschvorstellungen betrachten und auf den Rücken der Sie umgebenden Speichellecker posieren, weil Sie alles Unangenehme kurzerhand vom Tisch wischen und die Problematik des menschlichen Lebens nicht zur Kenntnis nehmen.

Vielleicht sehen Sie gar nicht, wie Sie in Gesellschaft anderer Menschen nur darauf bedacht sind, sich ins rechte Licht zu setzen, indem Sie entweder offen mit Ihrem Besitz, Ihrer Intelligenz, Ihrer Schönheit oder Macht protzen, indem Sie sich selbstgefällig in den Vordergrund spielen, das Gespräch auf sich lenken, mit lauter Stimme reden, oder indem Sie durch entsprechende Posen oder geheimnisvolle Andeutungen, sozusagen ohne Worte, die Aufmerksamkeit auf sich lenken. Denn für den Hintergrund sind Sie ja nicht geschaffen.

Vielleicht haben Sie aber schon bemerkt, wie sehr Sie dadurch Ihre Unabhängigkeit, die ja die Voraussetzung für wirkliche Größe ist, verlieren. Vielleicht haben Sie es schon einmal gewagt, sich auch mit den Augen Ihrer Umwelt, sozusagen objektiv, zu betrachten, und erkannt, wie schwach Ihre Position in Wirklichkeit ist, weil Sie auf Bewunderer angewiesen sind, deren Erwartungen Sie wiederum erfüllen müssen. Vielleicht haben Sie auch gefühlt, daß Sie das Herz der Menschen auf diese Weise nicht gewinnen können. Sie können sich zwar auf den Standpunkt stellen, daß Ihnen daran nicht gelegen sei, solange man Sie nur respektiere – dann aber sind Sie dabei, auf wirkliche menschliche Größe zu verzichten.

Jeder von uns braucht die Auseinandersetzung mit sich selbst, das heißt die Spiegelung in seinen Mitmenschen. In ihnen können wir uns sehen, sie zeigen uns unsere Schwächen.

Für Sie ist das die Erfahrung, nicht immer der Starke und Überlegene zu sein, für einen anderen Menschen etwas anderes. Ihr schmerzlichstes Erlebnis ist die Demütigung, und an ihm können Sie die Demut lernen. Nur aus unseren Schwächen und Fehlern können wir wachsen.

Das bedeutet aber nicht, daß Sie sie durch noch größeren Pomp und Prunk zu überspielen lernen sollen, sondern erkennen, daß Ihre menschliche Würde sich nicht auf der Anerkennung von außen begründen darf, sondern sich daraus ergibt, daß Sie sich zu sich selbst bekennen – auch zu den Fehlern und scheinbaren Lächerlichkeiten. Nur so kann sich Ihr wahres Wesen, das ja weiterhin das Prinzip des Löwen in sich trägt, in der richtigen Weise entfalten, unabhängig von Schmeichlern und Speichelleckern, ohne groteske Protzerei oder übertriebenen Aufwand. Wenn Ihre Selbsterkenntnis soweit gediehen ist, werden Sie bereit sein, *Heather* zu nehmen, entweder, um zu verhindern, daß sich bereits vorhandene Ansätze weiter ausbilden oder um einen Teil Ihrer Eitelkeit zu verlieren, die Sie in Wirklichkeit innerlich verunsichert.

Da Sie von Natur aus dazu neigen, sich selbst als das Zentrum der Welt zu sehen und nur das gelten zu lassen, was Sie meinen oder repräsentieren, besteht die Gefahr, daß Sie die Toleranz gegenüber Andersartigen verlieren. Toleranz bedeutet ja auch Respekt, und da Sie ihn von Ihrer Umwelt erwarten, müssen Sie ihn – so schwer Ihnen das vielleicht fallen mag – auch ihr entgegenbringen. *Vine* wird Sie hierin unterstützen. Es wird Ihren Blick auch für die unzähligen andersartigen »Welt-Zentren« (das heißt Menschen) öffnen und dadurch sich selbst besser erkennen lassen.

Ihr schwacher Punkt ist Ihre Unfähigkeit, sich in Frage zu stellen oder stellen zu lassen. Es kann Sie bis in den Lebensnerv treffen, diskriminiert, lächerlich gemacht oder entmachtet zu werden. Sie wissen es instinktiv und haben vielleicht schon eine solche Situation erlebt. Für diesen Fall benötigen Sie *Holly,* um die Wut unter Kontrolle halten zu können, die dann in Ihnen aufsteigt und aus der heraus Sie den unverschämten Majestätsbeleidiger am liebsten vernichten würden. *Star of Bethlehem* kann Ihnen helfen, um das schockierende Erlebnis, das Ihnen noch lange in den Knochen sitzen wird, zu überwinden, denn es kann dazu führen, daß Ihr Selbstvertrauen erschüttert ist und Sie aus Angst vor weiteren Niederlagen auch Situationen aus dem Weg gehen, denen Sie eigentlich gewachsen wären. (Ein solches Trauma kann auch in früher Kindheit liegen und ereilt manchen Löwen.) Auch wenn Sie gelernt haben, es mit Ihrer großen Selbstüberzeugung vom Tisch zu wischen oder zu überspielen, so werden Sie in Ihrem Gehabe doch nicht mehr die natürliche Großzügigkeit und Unangreifbarkeit haben, die eigentlich Ihrer Natur entsprechen würde. Star of Bethlehem kann Ihnen Ihre unbeschwerte Natürlichkeit wieder zurückgeben.

Schütze, Jupiter oder 9. Haus betont

Sie sind der geborene Idealist. In allen Ihren Gedanken, Gefühlen und Handlungen läßt sich ein Hang zum Höheren finden. Sittliche Normen sind für Sie kein leeres Gerede, sondern sie ermöglichen Ihnen, über die Niederungen des menschlichen Lebens zu schreiten. Mögen Sie dabei gelegentlich auch stolpern oder sich an der Niedertracht Ihrer Mitmenschen einen blauen Flecken holen – Ihre Motivation ist ein höheres Ziel, die Verwirklichung eines ethischen Ideals, der Eintritt in den Kreis der Erhabenen, Vornehmen, Ausgezeichneten. Es ist nicht das dürftige Licht am Hause der Menschen, das Sie anzieht, sondern der am Himmel leuchtende Komet.

Das kann ein religiöses Leitbild, eine sozial wertvolle Institution oder geachtete Position sein. Es kann der Missionar sein, der der Menschheit das Licht bringen will, der Künstler, der sein Werk in den Dienst einer großen Sache stellt, der Sportler, der um den Lorbeer kämpft (aber nicht für sich, sondern zum Ruhme seiner Nation) oder der Repräsentant einer großen Idee oder Institution.

Überhaupt, das Repräsentieren ist eine Ihrer Stärken. Sie

sind in der Lage, sich mit etwas Höherem und moralisch Wertvollem zu identifizieren, sind von seinem Wert durchdrungen. Das kann Ihnen die erforderliche Würde verleihen, um ihm Achtung und Respekt zu verschaffen. Wo andere noch ihre kleinlichen persönlichen Interessen im Auge haben, sind Sie ganz von der Bedeutung Ihres Auftrags durchdrungen – wodurch er überhaupt erst Glaubwürdigkeit bekommt.

Von Natur aus unternehmungslustig, begeisterungsfähig und robust liegt Ihnen der aktive Einsatz für Ihre Überzeugung. Sport bedeutet für Sie nicht nur die Möglichkeit des edlen Wettstreits und der Auszeichnung, sondern er ermöglicht Ihnen auch, Ihren Körper leistungsfähig und frisch zu halten, was für Sie wichtig ist. Ihr tägliches Leben ist ja ähnlich: kein faules Hinter-dem-Ofen-Sitzen, keine ängstliche Vogel-Strauß-Politik, keine Trägheit, Laschheit oder Interesselosigkeit, sondern aktiver Einsatz, Bewegung und Unternehmung, Begeisterung und edle Empörung, das Streben nach den Sternen, das Feuer des Idealismus.

Was auch immer Sie unternehmen, es hat stets einen Hauch des Besonderen an sich. In ihm drückt sich immer der Wunsch aus, dem Großartigen, moralisch Hochstehenden, über das Menschliche dem Erhabenen zu dienen oder zumindest nicht kleinlichen Interessen zum Opfer zu fallen. Sie sind auf das Optimum aus und daher grundsätzlich optimistisch. Gleichsam hoch erhobenen Hauptes schreiten Sie den Sternen entgegen, und das Gefühl, im Dienste einer höheren Moral zu stehen, macht Sie immun gegen die kleinlichen und egoistischen Schwächen des »normalen« Menschen.

Wenn sich diese charakteristischen Eigenschaften auch nicht immer in so reiner Form zu erkennen geben, so wird sich doch in irgendeiner Schicht Ihres Wesens die Suche nach dem Ideal, der Wunsch nach dem Ausgezeichneten und der Auszeichnung, die Freude an Würde und Verehrung feststellen lassen. Vielleicht ist Ihr äußeres Leben danach ausgerichtet, und Sie haben es zu Rang und Ehre gebracht, vielleicht stehen Sie (innerlich oder äußerlich) im Auftrag einer moralisch wertvollen Sache, einer humanitären Institution, einer Glaubensgemeinschaft – vielleicht drücken Sie durch Ihre Erscheinung und Ihr Gehabe das Besondere aus oder erfassen die Welt und das Leben durch die Brille Ihrer Ideale und sittlichen Werte, empört über menschliche Gemeinheit und Niedertracht oder auch Respektlosigkeit.

Vielleicht haben diese Ihre Eigenschaften zu Ihrem menschlichen Wachstum beigetragen und Sie sind im Einklang mit Ihrem inneren Gesetz. Es kommt aber nicht so selten vor, daß Menschen von Ihrer Art die Welt allzusehr nach ihren Vorstellungen von Gut und Böse, Richtig und Falsch bewerten, in heiliger Entrüstung alles andere ablehnen und den Blick für die Vielgestaltigkeit, die ja auch ihren Sinn haben muß, verloren haben.

Das kann Sie unelastisch, engstirnig und intolerant machen, die Menschen und ihre Handlungsweise aufgrund von Vorurteilen beurteilend. Es kann dazu führen, daß Sie einer fixen Idee, auch wenn sie einen hochtrabenden Namen trägt, nachjagen und die höchste Kraft, die sich ja eben in diesen seltsamen »unidealen« Erscheinungen unseres Lebens äußert, nicht erkennen. Sie sind dann wie ein Mensch, der die retuschierte Fotografie der unvollkommenen Wirklichkeit vorzieht, der den Wolken nachjagt und dabei die Blumen zu seinen Füßen zertritt. Dann brauchen Sie *Beech*. Es hilft Ihnen, flexibler, toleranter und menschlicher zu werden. Sie werden nicht nur Ihrem Ideal nachstreben, sondern es gleichzeitig in Frage stellen können, um dem höchsten Wert: der Wahrheit, zu dienen, die ja in allem liegt.

Ihr starkes Bedürfnis nach dem Erhebenden und Wertvollen kann dazu führen, daß Sie Wunschbildern nachjagen, die Sie sich selbst geschaffen haben. Es ist ja sehr angenehm, in den eigenen Traumschlössern zu leben und Ziele zu verfolgen, die man sich selbst auf den Leib geschneidert hat – natürlich unter Berücksichtigung aller Annehmlichkeiten.

Ideale haben immer etwas Unwirkliches an sich, weil sie Vorstellungen und Wünsche ausdrücken. Sie ermöglichen uns, aus der Wirklichkeit auszusteigen und das Bestehende zugunsten dessen, was wir wollen, abzulehnen. Ideale sind Tagträumereien und erweisen sich immer als Fata Morgana. Wenn Sie Ihre momentane Realität einer ausgedachten Idealsituation opfern, bekommen Sie überhaupt nichts, denn an Ihrem Idealpunkt wird wieder eine – andere – Realität herrschen, und sie wird Ihnen erst dann etwas nützen, wenn Sie sie akzeptieren, das heißt als »ideal« bezeichnen.

Wir können die Wirklichkeit nie ändern, wir können nur versuchen, aus und an ihr zu wachsen und zu reifen. Die Suche nach dem Ideal ist der Ausdruck eines bestimmten, persönlichen Bedürfnisses, das momentan nicht befriedigt wird. Zwar können wir uns eingestehen, daß vieles (für uns) besser sein könnte, und das kann uns zu persönlichem Fortschritt und Bemühen motivieren, doch müssen wir gleichzeitig in der Lage sein, im Seienden den Ausdruck eines höheren Ideals, geschaffen von einer »göttlichen« Kraft, zu sehen.

Clematis ist das Mittel für Tagträumereien und Wunschvorstellungen. Es hilft Ihnen, in die Realität zurückzukehren und, sie erkennend, den nächsten richtigen Schritt zu tun, denn auch wenn Sie etwas in seine Idealform überführen wollen, müssen Sie dort beginnen, wo Sie stehen. Dann werden Sie auch erkennen können, inwieweit Ihre Titel und Auszeichnungen, Ihre gesellschaftliche Position und Ihr Prestige der Wirklichkeit entsprechen, oder ob Sie nur Ihrem zu starken Bedürfnis danach zum Opfer gefallen sind, ob Sie mehr scheinen, als Sie sind, ob alles nur eine hohle, lächerliche Fassade ist. Ihr Wunsch kann Ihren Blick getrübt haben und Sie zur wandelnden Illusion, zur Karikatur gemacht haben. Ein klarer Blick für die Realität ist für jede Selbsterkenntnis unerläßlich.

Grundsätzlich sind Sie in allen Ihren Lebensäußerungen ja moralisch abgesichert. Das ist die Voraussetzung für jede missionarische Tätigkeit. Ihre große Begeisterungsfähigkeit und Ihr Bedürfnis nach vitalem Einsatz passen gut dazu, so daß Sie immer wieder Gefahr laufen, das rechte Maß dabei zu verlieren. Übertriebener Einsatz und innere Hochspannung, Missionieren um jeden Preis und »ohne Rücksicht auf Verluste« können die Folge sein. Wenn aber das Gleichgewicht zwischen

Einsatz und Ruhe, Ziel und Standpunkt nicht vorhanden ist, gehen alle die positiven Möglichkeiten, die in Menschen Ihres Typs liegen, verloren. Dann brauchen Sie *Vervain,* um wieder den richtigen Abstand zu gewinnen, zu sich selbst, Ihren Zielen und Ihren Mitmenschen.

Sie sind ein Mensch, der von großer Verantwortlichkeit motiviert ist. Sie fühlen die Verpflichtung gegenüber Ihren Mitmenschen, Ihren Idealen, Gott oder einer moralischen Instanz. Das läßt Sie Besonderes leisten, kann aber unter bestimmten Umständen zur übergroßen Belastung werden. Wenn Sie bemerken, daß Ihre Aufgabe Ihnen über den Kopf zu wachsen beginnt, daß der Berg, den zu erklimmen Sie angetreten sind, zu hoch ist und die Gefahr besteht, daß Sie vor dem Ziel zusammenbrechen, brauchen Sie *Elm.* Es gibt Ihnen Ihren Optimismus und die Kraft zum Weitermachen zurück und bewahrt Sie davor, an sich selbst zu verzweifeln.

Erdzeichen

Stier, Venus oder 2. Haus betont

Hast und Unruhe sind nichts für Sie. Sie brauchen ein Leben in Muße und Beschaulichkeit, in gesicherten finanziellen Verhältnissen und in Gesellschaft gutmütiger Menschen. Es soll sich entfalten wie ein üppiger Garten: im Rhythmus der Natur, allem die nötige Zeit zu Wachstum und Reife lassend, durchsetzt von duftenden und schönen Blumen, wohlschmeckenden Früchten und sättigendem Gemüse. Die Erde, die Natur, der Wechsel der Jahreszeiten, die Sicherheit des Ursprünglichen, die Geduld der Pflanzen und Bäume, die das Leben über sich ergehen lassen und daran wachsen, den Platz, den sie einmal eingenommen haben, nicht mehr verlassend: All dies entspricht Ihrem Lebensgefühl und gestaltet das Bild Ihrer Ideale.

Sie brauchen die Möglichkeit, Ihren eigenen Rhythmus zu leben, und Sie gestehen sie auch Ihrer Umwelt zu. Ihr Hang zur Gemütlichkeit, Ihre Vorliebe für gutes und reichliches Essen und überhaupt Ihre Freude an den irdischen Genüssen macht Sie zum friedlichen und angenehmen Zeitgenossen. Ihr Symbol ist die Venus, hier (anders als bei der Waage) den Lebens- und Sinnengenuß bedeutend, das Schöne in der Natur und im ursprünglichen Leben. Auch sie meidet Streit und Disharmonie, indem sie sie einfach nicht zur Kenntnis nimmt. So wirken Sie auf andere Menschen harmlos und gutmütig, bequem, lebensfroh und geduldig, aber auch etwas schwerfällig, genußsüchtig und verfressen. Dementsprechend neigen Sie ja auch zu größerer Leibesfülle.

Ihr Bedürfnis nach dem Soliden und Zuverlässigen macht es Ihnen unmöglich, sich schnell von Gewohnheiten und einmal gewonnenen Einsichten zu trennen. Daher haben Sie eine Vorliebe für das Gewachsene, die Tradition, das Zuverlässige. Ihre Philosophie baut auf dem Bewährten, Verläßlichen und Praktischen auf. Sie ist aus den klaren, ewigen Gesetzen der Natur entstanden, im Laufe Ihres Lebens gewachsen wie eine Eiche und an der Möglichkeit optimaler Entfaltung orientiert. Sie lieben es, wenn sich die Tage Ihres Lebens wie Perlen aneinanderreihen, in Schönheit und Gleichmaß.

Ihre Vorliebe für Besitz entspringt Ihrem Bedürfnis nach einer soliden Basis. Sie brauchen einen festen Untergrund, auf dem Sie, gleichsam breitbeinig stehend, den Unwägbarkeiten und Katastrophen des Lebens trotzen können. Was Sie besitzen, gibt Ihnen Kraft und Zuversicht, es ist die Voraussetzung für Ihre freie Lebensentfaltung, Sie brauchen es wie die Luft zum Atmen. Zwar werden Sie es immer wieder erleben, daß man Sie deswegen angreift, doch nicht jeder ist so strukturiert wie Sie und kann das Geheimnis des Besitzens verstehen. Aber Sie werden, allen Widerständen zum Trotz, mit Beharrlichkeit danach streben, zu erwerben und zu behalten. Das betrifft nicht nur Vermögen und Grundbesitz, sondern auch das Nicht-Materielle. Daher geben Sie eine einmal gefaßte Meinung nicht so leicht wieder auf, richten sich nach bestimmten, unveränderlichen Erkenntnissen und schätzen Kunstwerke nicht zuletzt wegen ihres Geldwertes.

So ist Ihr Ideal ein ruhiges und beschauliches Leben, durch Besitz gesichert und durch Sinnes- und Gaumenfreuden bereichert, den Rhythmen der Natur und des Lebens hingegeben. Doch ein Ideal ist eben nur eine Wunschvorstellung. Die Realität konfrontiert Sie immer wieder mit ihren Grenzen.

Die Schwierigkeiten, die uns begegnen, liegen in uns selbst begründet, und so bleibt uns keine andere Wahl, als uns ihrer bewußt zu werden. Vielleicht haben Sie schon bemerkt, daß Ihr Hang zum friedlichen, ruhigen Leben, wenn er das rechte Maß überschreitet, Sie zum schwerfälligen Dickhäuter machen kann; daß Sie allem, was von Ihnen eine lebendige Reaktion oder einen Schritt in eine neue Richtung verlangt, aus dem Weg gehen oder es einfach ignorieren; daß Ihre Fähigkeit, Unangenehmes geduldig zu ertragen, dazu geführt hat, daß Sie ein Leben in Dumpfheit führen, alles klaglos hinnehmen, jede Anregung vorübergehen lassen und nur noch nach den einfachen, animalischen Funktionen leben.

Träge und unempfindlich, die vordergründigen Bissen Ihres Lebens wiederkäuend, können Sie dann in einen immer unlebendigeren Zustand geraten, aus dem heraus Sie nicht einmal mehr den Garten Ihres Lebens bestellen können. Dann brauchen Sie *Wild Rose,* das Ihr Interesse daran wieder weckt und dazu führt, daß Sie – selbstverständlich in der angemessenen Bedächtigkeit – sich Ihrem Leben wieder zuwenden und erkennen, daß es mehr bedeutet, als das stumpfe und unbeteiligte Absitzen einer irdischen Zeitspanne. Sie haben ja die Fähigkeit, etwas Solides, Dauerhaftes zu schaffen und das Prinzip des organischen Gleichmaßes, in dem aber auch der ständig lebendige Anstoß wirkt, in dieser Welt zu verwirklichen.

Ihr Bedürfnis nach eigenem Rhythmus ist von so großer Bedeutung für Sie, daß Sie ihn unter allen Umständen einzuhalten versuchen. Manche Irritationen lassen Sie einfach an Ihrem dicken Fell abgleiten, manchen Ärger schlucken Sie hinunter, um sich dadurch nicht zu sehr aus dem Gleichmaß bringen zu lassen. Man kann auf Ihnen geradezu herumtrampeln, Ihnen Lasten aufbürden, Ihnen auf der Nase herumtanzen. Meist werden Sie nur um so trotziger oder sturer, je mehr von Ihnen verlangt wird. Das ist Ihr Selbstschutz. Schon Ihre Erzieher haben erlebt, daß Sie nur getan haben, was Sie selbst wollten und daß weder gutes Zureden noch Prügel dagegen halfen.

Sie haben dann das Gefühl, daß Sie sich selbst verraten würden, wenn Sie sich einem fremden Willen unterwürfen. Zum Glück haben Sie Ihr dickes Fell, so daß die in Ihnen wirkende große Kraft nicht bei jeder Gelegenheit zur Explosion führt. Doch es gibt einen Punkt, an dem die Bombe platzt. Sie wissen, wie gefährlich das ist, und versuchen deshalb, diesen Zeitpunkt so weit wie möglich hinauszuschieben, indem Sie immer wieder schlucken. Aber wenn es soweit ist, werden Sie gemeingefährlich. Dann entlädt sich die große angestaute Wut mit einer Gewalt, die niemand, auch Sie nicht, mehr kontrollieren kann.

Wenn Sie bemerken, daß sich eine solche Situation entwikkelt oder wenn es zuviel in Ihrem Leben gibt, das Sie reizt und ärgert, brauchen Sie *Holly.* Es kann verhindern, daß die Wut sich zum Punkt der Zerstörung anstaut und darüber hinaus Ihre Reizbarkeit herabsetzen, denn sie ist ja auch der Ausdruck Ihrer inneren Unbeweglichkeit, Ihrer allzu starren Einstellung, die Sie verteidigen zu müssen glauben.

Das Solide, Bewährte und Besitzbare gibt Ihnen Ihren notwendigen inneren Halt. Doch wenn Sie darin zu starr geworden sind, wird man Sie als engstirnig und intolerant empfinden. Das Neue, die Veränderung, macht Ihnen Angst. Sie sind ihm von Ihrer Natur her nicht gewachsen, vor allem, wenn es zu schnell abläuft. Deshalb kann es sein, daß Sie sich besonders stark an Ihre bewährten Erkenntnisse klammern und sich gegen alles Andersartige abzusichern versuchen. Wenn Ihnen das nicht bewußt ist, können Sie das Gefühl dafür verlieren, daß sich Ihre Meinung auch nur auf Sie selbst beziehen kann, andere Menschen das Leben aber durchaus unter anderen Gesichtspunkten sehen können. In solchen Situationen brauchen Sie *Vine,* denn es kann Ihnen die nötige Toleranz zurückgeben. Vielleicht wird Ihnen dann bewußt, daß Ihre Ansicht nur für Sie gilt, daß Sie aber geistig verarmen, wenn Sie sich nicht auch mit dem Andersartigen auseinandersetzen.

Aus der ungenügenden Elastizität gegenüber dem Neuen kann sich auch die Unfähigkeit zum Lernen ergeben. Denn ein Mensch, der zu sehr an dem festhält, was er weiß und sich angeeignet hat, der dem Neuen gegenüber zu wenig geöffnet ist, hat dafür keinen Raum. *Chestnut Bud* kann Ihren Geist aufgeschlossener machen und Ihnen die Fähigkeit vermitteln, Altes loszulassen, um Neues anzunehmen – was ja Lernen bedeutet.

Vielleicht ist Ihnen schon bewußt geworden, wie sehr Sie auf Sicherheit durch Besitz angewiesen sind, wie verloren Sie sich mit leeren Händen fühlen, wie sehr Ihr Selbstwertgefühl davon abhängt, daß Sie etwas haben. Vielleicht glauben Sie, daß man Sie nur respektiert, wenn Sie reich oder wenigstens kein Habenichts sind; vielleicht fürchten Sie sich sogar davor, zu verhungern, wenn Sie kein Vermögen oder Einkommen haben; vielleicht fühlen Sie sich nur frei, wenn Sie sich auf Ihre Rücklagen verlassen können, weil sie es Ihnen ermöglichen, Ihren Lebensrhythmus einzuhalten. Doch wenn Ihr Bedürfnis nach Besitz zu stark wird, brauchen Sie *Chicory.* Es wird Ihnen helfen, die Grenze zu erkennen, an der Sie egoistisch werden und nur noch nehmen, aber nicht mehr geben können. Dies ist der Punkt, an dem aus Ihrer Anlage Geiz oder Habgier geworden ist.

Besitz macht nicht nur frei, er kann Sie auch versklaven. Und gerade Sie, der Sie sehr darauf angewiesen zu sein glauben, haben darunter zu leiden. Die Angst vor der Armut, vor dem Verlust Ihrer Besitztümer, wie auch immer sie aussehen mögen: Geld, Familie, Image, Überzeugung, Glaube – wird Sie unfrei machen und peinigen. Dann werden Sie mit *Mimulus* die notwendige Ruhe zurückfinden können. Es löst die Angst, die Ihren Vorstellungen entsprungen ist, auf, denn solange Sie Ihren Besitz haben, brauchen Sie sich ja nicht mit dem Gedanken an Verlust zu quälen. Falls er eintritt, sieht Ihr Leben sowieso anders aus als jetzt. Dann wird man weitersehen. Sie aber werden ohnehin nach kurzer Zeit wieder etwas besitzen.

Jungfrau, Merkur oder 6. Haus betont

Ordnung und Reinlichkeit sind bei Ihnen keine leeren Worte. Sie geben Ihrem Leben einen Sinn. Ob das nun die soziale oder die häusliche Ordnung, die Reinlichkeit Ihres Körpers oder die Reinheit Ihrer Seele ist: Ihr Leben orientiert sich immer an klaren Richtlinien, und ständig arbeiten Sie daran, neue zu entdecken. Überschwang der Gefühle, Prinzipienlosigkeit, Laster und Unklarheiten jeder Art lehnen Sie ab, denn Sie fühlen instinktiv, daß diese Sie den sicheren Boden unter den Füßen verlieren und Ihnen Ihr Leben entgleiten lassen würden.

Ordnung und Moral dagegen geben Ihnen Halt. Sie brauchen klare Richtlinien, Maßstäbe oder Vorschriften, an die Sie sich halten können, und empfinden es als richtig, sich unterzuordnen oder zu dienen. Aus dem Bedürfnis heraus, alles richtig zu machen, sich keine Übertretungen oder Schnitzer zu leisten, sind Sie bewußt oder unbewußt immer dabei, Regeln und Richtlinien zu suchen oder aufzustellen, an denen Sie sich orientieren können. Zu diesem Zweck müssen Sie alles analysieren, durchleuchten und nach dem »Haar in der Suppe« fahnden. Ihr scharfer Blick für die Abweichung von der Regel, Ihre Disziplin, wenn es um Genauigkeit bis ins letzte Detail geht, ermöglicht Ihnen, in manchen Berufen oder Situationen unübertreffbare Leistungen zu erbringen. Hingebung ist Ihre große Stärke, und man schätzt Ihre unbedingte Treue und Zuverlässigkeit.

Die Grenzen, die Sie sich setzen, und die Richtlinien, die Sie für andere aufstellen, haben eine praktische Bedeutung und sollen dem reibungslosen Ablauf des Lebens oder eines Vorgangs dienen. Sie wissen, daß man Exaktheit, Pünktlichkeit und Ordnung nur dadurch erreichen kann, daß man sich nicht unkontrolliert irgendwelchen Emotionen oder Eingebungen überläßt, sondern sich an die Regeln hält, alles möglichst gut plant und das Unkontrollierbare, Unvorhersehbare meidet. Nicht nur in kleinen Dingen, sondern auch im menschlichen Zusammenleben ist Ordnung für Sie unerläßlich. Sie würden in innere Schwierigkeiten kommen, wenn Sie nicht die Forderungen der Gemeinschaft erfüllen und die Erkenntnis außer acht lassen würden, daß ein soziales System nur dann reibungslos funktioniert, wenn alle Mitglieder sich ihm unterordnen. Deshalb sind Sie bereit, wie ein Zahnrad in einer Maschinerie, darin Ihre Funktion möglichst perfekt zu erfüllen, nüchtern und praktisch, reinlich und genau.

Sie werden jedoch, vor allem, wenn Sie darin Ihren Perfektionismus zu sehr auf die Spitze treiben, in Konflikt mit anders eingestellten Menschen kommen. Dann kann es Ihnen passieren, daß man Sie als kleinkarierten Pedanten, herzlosen Ordnungsfanatiker oder amusischen Alltagsmenschen bezeichnet. Sie werden feststellen können, daß vor allem die emotional veranlagten Menschen, die Sie für unordentlich, unklar und unreinlich halten, Ihnen Ihre Reinlichkeit und Genauigkeit vorwerfen, denn das Gefühl läßt sich ja in keine Regel oder Vorschrift zwingen. Es zeichnet sich, als Ausdruck des Unbewußten, dadurch aus, daß es uns überraschend und unkontrollierbar überflutet, wie eine Naturkatastrophe. Es ist das Gegenstück zum nüchtern und exakt kalkulierenden Verstand und ein natürlicher Bestandteil des Menschen.

Wenn Sie Ihre Reinlichkeit übertreiben, hat sie ihren Sinn verloren und Sie dem Leben und Ihren Mitmenschen entfremdet. Vielleicht können Sie erkennen, daß Sie immer wieder der Versuchung erliegen, alles zu ordentlich, zu reinlich und zu moralisch zu beurteilen, und dabei Ihre Lebendigkeit zu verlieren und auf Ihre Umwelt einen Einfluß auszuüben, den sie als unangenehm empfindet. Deshalb ist *Crab Apple* eines der wichtigen Mittel für Sie, denn es ermöglicht Ihnen, hierin das rechte Maß einzuhalten.

Ihr Bedürfnis, ein perfekt funktionierendes Rädchen in der gesellschaftlichen Maschinerie, ein ordentliches Mitglied der menschlichen Gemeinschaft, ein getreuer Erfüller der Ihnen auferlegten Pflichten zu sein, birgt in sich immer die Gefahr, Schuldgefühle zu bekommen. Sie bemühen sich zwar nach besten Kräften, doch werden Sie das, weil Sie eben auch eine unbewußte, unbeherrschbare Seite haben, niemals perfekt können. Wenn Sie Ihre naturgegebene Unvollkommenheit nicht bewußt akzeptieren, werden Sie sich Vorwürfe machen, sich schuldig, schmutzig oder unwürdig fühlen. Diese Erfahrung haben Sie vielleicht schon in der Kindheit gemacht, als Sie sich redlich darum bemühten, die Ihnen auferlegten Regeln zu erfüllen und eben wegen Ihrer menschlichen Schwächen darin versagten. Menschen wie Sie suchen den Fehler immer bei sich und bemühen sich dann besonders krampfhaft um Perfektion und Pflichtentreue. In diesem Falle hat sich Ihre Stärke gegen Sie gewandt, weil Sie die Einsicht in die Schwächen der menschlichen Natur verloren haben und damit eigentlich Kritik an jener Kraft üben, die uns so unvollkommen geschaffen hat. *Pine* wird Sie von diesem Irrtum befreien, der Sie in schwerste innere Schuldkonflikte stürzen kann. Es wird Ihnen den rechten Blick für die menschlichen Dimensionen und Ihre persönlichen Fähigkeiten zurückgeben, es wird Sie mit Ihren Schwächen aussöhnen und Ihnen ermöglichen, Ihre Aufgaben in innerer Entspanntheit zu erfüllen.

Ihr perfektes Detailwissen und Ihre soziale Verpflichtung macht Menschen wie Sie zu idealen Lehrern. Sie haben alles genau gelernt, Sie beherrschen jede Einzelheit, haben alles analysiert und erwarten Ähnliches von Ihren Schülern. Wenn Ihre Fähigkeit zur genauen Reproduktion, Ihr Bedürfnis, sich einer Ordnung zu unterwerfen, ihr natürliches Maß verloren hat, und Sie zum engstirnigen Pedanten und kleinlichen Schulmeister geworden sind, der nicht nur seine Schüler, sondern auch seine Umgebung ständig erzieht, dann benötigen Sie *Vine*. Jeder Mensch funktioniert nach seinem eigenen Gesetz, und sein Leben kann nur dann seinen Sinn entfalten, wenn er das Prinzip verwirklicht, das in ihm angelegt ist. An reinem Fachwissen, Daten und Tatsachen ist nicht zu rütteln, doch es kann keinem Menschen die lebendige Erfahrung, die Fehler und Mißerfolge, die Übertretungen und Unordentlichkeiten ersetzen, die in Wirklichkeit Ausdruck eines in ihm wirkenden höheren Prinzips sind und die seine andere Seite darstellen. Das Leben entfaltet sich nach seinem eigenen Gesetz, und Sie werden es nicht in Ihre Vorstellungen zwingen können. Wenn Sie eine bestimmte Ordnung als für Sie richtig erkannt haben, wird es Ihren Mitmenschen nützen, wenn Sie sie ihnen mitteilen. Sie werden jedoch Schaden anrichten, wenn Sie sie ihnen aufzwingen. Vine wird Ihnen dafür die nötige Selbsteinsicht vermitteln. Sie können der geborene Lehrer sein, wenn Sie es vermeiden, ein Schulmeister zu werden.

Ihr Bedürfnis danach, sich in die soziale Gemeinschaft einzuordnen und damit einer höheren Ordnung zu dienen, macht es Ihnen unmöglich, sich vorlaut nach vorne zu drängeln oder anderen ihren Platz streitig zu machen. Hingebung ist eine Ihrer Stärken, und es befriedigt Sie, bescheiden Ihre Pflicht erfüllt zu haben. Doch kann das leicht dazu führen, daß Sie das Gefühl für Ihren eigenen Wert verlieren und kein Vertrauen in Ihre eigenen Fähigkeiten entwickeln. Dann verzichten Sie auf vieles von vornherein, was den Einsatz Ihrer Persönlichkeit erfordern würde, oder verstecken sich hinter anderen – der Gesellschaft, Ihrem Chef oder Ihren Eltern. Wenn Sie aber genau und objektiv hinsehen, können Sie feststellen, daß Ihre Minderwertigkeitsgefühle keine Berechtigung haben und Ihr persönliches Wachstum gerade hier blockiert ist. Natürlich können Sie dieses Problem nicht auf einmal über Bord werfen. Doch sollten Sie jede kleine Gelegenheit nützen, um sich zu zeigen, daß Sie doch erheblich mehr können, als Sie sich zutrauen. *Larch* kann Ihnen dabei helfen, Ihre falsche Bescheidenheit aufzugeben, denn wie heißt es doch: Niemand soll sein Licht unter den Scheffel stellen.

Steinbock, Saturn oder 10. Haus betont

Sie lieben das Zuverlässige und Bewährte. Traditionen bedeuten Ihnen etwas. Sie stellen keine Einengung oder Last für Sie dar, sondern bilden die Basis Ihrer Lebensentfaltung. Sie können ihnen einen Sinn abgewinnen, denn sie erlauben Ihnen die Orientierung in dieser Welt und zeigen Ihnen den Ausgangspunkt Ihrer Lebensarbeit. Sie brauchen die Gesetzmäßigkeit, die feste Form, Regeln, Sitten und Dogmen. Sie sind darauf angelegt, das Prinzip des Soliden, Dauerhaften und Zuverlässigen durch Ihr Leben zu verwirklichen. Sie haben das Bedürfnis, Ihre Pflichten zu erfüllen. Verantwortung schreckt Sie nicht ab, sondern gibt Ihnen Halt und Motivation, und Widerstände sind für Sie da, um überwunden zu werden.

Saturn ist Ihr Symbol. Es bedeutet die Begrenzung und die Pflicht, das Feste, Alte und Tiefe, das Gesetz und das Dauernde, aber auch die Tendenz zu Erstarrung und Verhärtung, das Harte und Kalte, Dunkle und Schwere. Und so zieht Sie nicht der sich wechselnde und vergängliche Lebensaugenblick, das Verantwortungsfreie und Spielerische an, sondern Sie wählen instinktiv den geregelten Weg sozialer Verantwortung, auf dem Sie Schritt für Schritt, das Ziel fest vor Augen, unaufhaltsam vorrücken. Sie sind der geborene Realist und brauchen diese Lebensform. Sie entspricht Ihrem inneren Bedürfnis, und es würde Ihnen Angst bereiten, völlig in der Luft zu hängen und sich an nichts orientieren zu können. Deshalb ziehen Sie auch stets das Praktische und Nützliche der Flüchtigkeit des zweckfreien, künstlerischen Ausdrucks vor.

Es befriedigt Sie, festzustellen, daß Sie langsam vorankommen, und Sie wissen ja, daß nicht jeder Ihre Zähigkeit und Unbeirrbarkeit hat. Vor Widerständen, die sich Ihnen dabei in den Weg stellen, schrecken Sie nicht zurück. Aufgeben würde ja Selbstaufgabe bedeuten, und oft genug haben Sie erlebt, daß nur das unbeirrbare Durchhalten Ihnen den Erfolg brachte. Wenn andere längst aufgegeben haben, ziehen Sie wie ein Dauerläufer noch Ihre Runden, ruhig atmend und mit den Kräften sparsam umgehend, das Ziel fest im Auge und der eigenen Kraft vertrauend. Meistens gewinnen Sie den Marathonlauf, denn Sie kennen sein Geheimnis: richtige Technik und unbedingten Durchhaltewillen.

Pflicht und Aufstieg – für Sie ist beides eng miteinander verknüpft. Sie sind ja ehrgeizig und wollen nach oben. Aber Sie wollen nichts geschenkt, Ihre Position muß redlich verdient sein. Sie soll zeigen, daß Sie eine Leistung erbracht haben, sich getreu an die Regeln haltend und das eigene Wohl dem Gemeinwohl unterordnend. Sie wollen ein Vorbild sein, ein Monument der Zuverlässigkeit und Pflichtentreue, der Sparsamkeit und Selbstbeherrschung. Ihr Leben soll ein Beispiel dafür sein, daß alles, was Gewicht und Bedeutung hat, in althergebrachter Ordnung wurzeln, Verantwortung in sich tragen und im Dienste einer überpersönlichen Ordnung stehen muß.

Deshalb machen Sie es sich nicht leicht. Selbstbeherrschung ist eine Ihrer Tugenden, aber sie muß erarbeitet sein, ebenso wie Ihnen keine Erfolge in den Schoß fallen. Sie bauen nicht auf das Glück, sondern auf Ihre Fähigkeiten und Ihren Willen. Die Früchte, die Sie so ernten, wiegen schwer und befriedigen Sie. Ihre Aufgaben verlangen Ernst und Sammlung. Es liegt Ihnen nicht, einfach alles liegen zu lassen, irgendwelche Verrücktheiten zu begehen und dadurch alles, was Sie sich mühsam erarbeitet haben, aufs Spiel zu setzen. Verantwortung kann man nicht einfach ablegen, Verpflichtungen nicht einfach kündigen, wenn es einem gerade in den Sinn kommt. Es gibt zwar Menschen, die aus einer plötzlichen Eingebung alles Erreichte über Bord werfen und sich von allem lossagen können – Ihnen liegt das jedoch nicht. Mag das Leben noch so schwer sein, Pflichten geben auch Halt und Richtung.

Ob Sie nun der weise Patriarch sind, »der Alte«, der durch seine gemessene Art, sein Wissen um das Althergebrachte und seine praktische, von Emotionen nicht beeinträchtigte Vernunft zum Vorbild wird, ob Sie in beharrlicher Kleinarbeit ein schwieriges Werk gestaltet haben oder ein verantwortungsvolles, diszipliniertes Leben führen, ob Sie es zu hohen Würden oder Wohlstand gebracht haben oder auf dem Weg dorthin sind, stets wird sich das in Ihnen wirkende Prinzip in irgendeiner Form bemerkbar machen. Es wird auch Ihre persönliche Art, Ihre Stimmung und Ausstrahlung beeinflussen. Sie finden es richtig, sich zurückzuhalten, vorsichtig, selbstbeherrscht und bedacht zu sein. Genauigkeit und Pünktlichkeit, Zuverlässigkeit sind Ihnen selbstverständlich. Daß Sie dabei keine überschwenglichen Gefühle, keine unbeschwerte Heiterkeit oder oberflächliche Sorglosigkeit entwickeln können, versteht sich von selbst.

Doch nicht nur im Überschwang, sondern auch in der Bremsung kann das rechte Maß verlorengehen. Ihre Fähigkeit, gegen jeden Widerstand durchzuhalten, nie aufzugeben und bis zum Letzten zu kämpfen, kann sich auch gegen Sie wenden. Gerade ein Mensch wie Sie neigt dazu, auch dann noch zu kämpfen, wenn die Schlacht bereits verloren ist und das Ziel keinen Sinn mehr hat. Es bedeutet, daß Sie Ihre Gabe nicht in den Dienst Ihrer Lebensaufgabe stellen, die unter anderem darin besteht, Bewährtes zum Nutzen der Allgemeinheit weiterzuentwickeln, sondern aus Verbohrtheit einen Schein aufrechterhalten. Das kann Sie früher oder später in eine Katastrophe stürzen, aus der Sie dann endlich die nötige Erkenntnis beziehen müssen, falls nicht vorher ein körperlicher Zusammenbruch erfolgt ist. *Oak* aber wird Ihnen helfen, auch im Durchhalten das rechte Maß zu wahren und den Überblick darüber zu behalten, ob Ihr Einsatz noch sinnvoll ist oder Sie sich einem anderen Ziel zuwenden müssen.

Ihre Selbstdisziplin ermöglicht Ihnen manche Leistung, und die daraus gewonnenen Erfolge befriedigen Sie besonders. Sie brauchen den inneren Halt und das Gefühl, Herr Ihrer selbst zu sein. Nicht nur Ihr äußeres Leben, sondern auch Ihr Selbstverständnis muß sich an gewissen unumstößlichen Regeln orientieren. Sie geben Ihnen Halt und Stärke und stellen die Verbindung zum geheimnisvollen Ursprung des Lebens her.

Doch haben Sie schon bemerkt, daß Sie dabei Gefahr laufen, zu starr und unbeweglich, zu über- und damit unmenschlich zu werden? Es mag vielleicht unter besonderen Umständen im Interesse einer Sache erforderlich sein, sich strenge Disziplin aufzuerlegen, aber dafür muß etwas anderes geopfert werden: die Lebensfreude, auf der die menschlichen Beziehungen auch beruhen, und die eine der Voraussetzungen des Lebens überhaupt ist. *Rock Water* wird Ihnen helfen, auch hier nicht ins Extrem zu verfallen. Sie werden ja ohnehin immer wieder zu hören bekommen, daß Sie zu spröde und gefühlskalt, zurückhaltend oder berechnend seien. In Ihrer Umwelt können Sie auch sich selbst erkennen. Wenn andere Menschen auch anders strukturiert sind, so können Sie doch zumindest in ihren Beschwerden Ihre unterentwickelte Seite erkennen. Rock Water macht Sie lockerer, schließt Sie dem Leben gegenüber auf und versetzt Sie in die Lage, auch einmal eine Regel zu übertreten. Sie werden sehen, wie gut Ihnen das tut.

Es liegt Ihnen, aus Traditionen einen Sinn zu schöpfen. Genauigkeit ist eine Ihrer Stärken. Sie können überliefertes Wissen weitergeben, ohne es zu verändern oder zu entstellen. Das macht Sie zum geborenen Lehrer. Es kann aber auch dazu führen, daß Sie die Welt nur noch durch die Brille Ihrer Prinzipien sehen und für Andersartiges keinen Spielraum mehr lassen. Man wird Sie dann als ewigen Schulmeister, der seine Umgebung ständig mit Ermahnungen und Reglementierungen belästigt, ablehnen. *Vine* aber versetzt Sie in die Lage, elastischer auf Ihre Umwelt zu reagieren und, statt sie beschneiden oder beschränken zu müssen, selbst von ihr zu lernen.

Solange Sie nicht erkannt haben, daß Ihr Äußeres die Spiegelung Ihres inneren Zustandes ist, daß es deshalb so schwer und freudlos ist, weil Sie es so sehen, werden Sie versucht sein, Ihr Schicksal, Gott, äußere Umstände oder andere Menschen dafür anzuklagen. Das wird Ihre Situation nicht verbessern, sondern Sie nur noch tiefer in die Schwierigkeiten bringen. Die Umstände werden sich Ihnen zuliebe nicht ändern, aber Sie könnten versuchen, sie anders zu sehen und Ihre Haltung zu ändern. Sie sind nun einmal ein Mensch, der von zwei Möglichkeiten stets die schwerere wählt, weil er Widerstand und Kampf braucht, um stark zu werden und einen Lebenssinn zu bekommen. Also sind Sie selbst es, bei dem Sie sich beschweren müssen, falls Sie es nach dieser Erkenntnis überhaupt noch wollen. Auf jeden Fall wird *Willow* Sie dabei unterstützen, Ihre sinnlose Verbitterung aufzugeben und in der unangenehmen Situation eine Möglichkeit zu persönlichem Wachstum zu sehen, was ja Ihrer Natur entspricht.

Vielleicht empfinden Sie von Zeit zu Zeit, wie Sie noch tiefer in Ihre ohnehin schon melancholische Stimmung hineinfallen, noch düsterer oder depressiver werden. Sicherlich haben sich die Menschen Ihrer Umgebung aber schon darüber beschwert. Ihr Planet Saturn repräsentiert auch diese Stimmungslage. Weil er die Erstarrung und Unterdrückung symbolisiert, hat er auch auf Ihr Gemüt diesen Einfluß. Oft wissen Sie keinen konkreten Grund, und doch überfällt es Sie wie eine düstere Wolke, und das Leben wird freudlos für Sie.

Mustard ist das Mittel für solche Zustände. Sie werden es öfters brauchen, bis Sie vielleicht eines Tages die Depression in einen Zustand des Ernstes und der stillen Selbstfindung verwandeln können.

Ihr großes Verantwortungsgefühl gegenüber der Gesellschaft, der Tradition, der Moral und sich selbst verlangt von Ihnen hohe Leistungen. Ihr Leben ist ja gekennzeichnet davon, diese Forderungen zu erfüllen, oft mit großer Selbstüberwindung. Sie werden es aber, als menschlicher und schwacher Mensch, immer wieder erleben, daß Sie darin versagen und nicht alle Aufgaben erfüllen können. Das wird Ihnen das Gefühl der Schuld vermitteln, das ja immer dann auftritt, wenn wir eine geforderte Leistung nicht erbringen können.

In der Regel liegt es jedoch darin begründet, daß die Forderung unangemessen und unerfüllbar ist. Wenn Sie Ihr Schuldgefühl daraufhin überprüfen, werden Sie meistens feststellen können, daß es unberechtigt ist, weil Sie gar nicht anders handeln konnten. Wir können unser Leben ja nur zu einem kleinen Teil mit unserem Willen bewältigen. Es gibt größere Zusammenhänge, als wir begreifen können, und wir müssen uns auch als Werkzeug jener Kraft, die man Vorsehung nennt, verstehen. *Pine* wird Sie wieder Frieden mit sich selbst, auch mit Ihren Schwächen, schließen lassen.

Hoffentlich werden Sie dann auch erkennen, wie unberechtigt Ihre Gewohnheit ist, anderen Menschen ein schlechtes Gewissen zu machen.

Sie sind von Natur aus verschlossen und beherrscht und lösen Ihre Probleme allein. Sie sind der geborene Einzelgänger, der genau weiß, was er will und es unbeirrt verfolgt. Sie teilen sich ungern anderen Menschen mit, denn in Ihren Gedanken und Gefühlen herrscht eine solche Schwere und Tiefe, daß sie ohnehin kaum von jemandem nachvollzogen werden können. Für Sie zählt die Tat, nicht das Wort, das Sie eher als Zeit- und Kraftverschwendung betrachten. Der Ernst Ihres Lebensgefühles verträgt keine leichten Mitteilungen oder oberflächlichen Bemerkungen. Sie sind aus der Tiefe Ihres Wesens heraus ein einsamer Wanderer, und das gibt Ihnen die Stärke, Ihren Weg unbeirrt zu gehen.

Doch wenn Sie durch zu große Verschlossenheit den Kontakt zur Welt verlieren, wird Ihrer Leistung die menschliche Wärme fehlen. Man wird Sie spröde und gefühlsarm, verschlossen und wortkarg, ungesellig und unergiebig finden, und das kann Sie isolieren. Dann beginnen Sie, im Gefängnis Ihrer eigenen Verschwiegenheit zu ersticken und verlieren die Fähigkeit, ein Gefühl auszudrücken. Man wird Sie nicht mehr als Mitmensch, sondern als kalten Stein empfinden, und Sie werden darunter zu leiden beginnen. Denn auch Sie brauchen die Wärme und Lebendigkeit der Gefühle. Nicht umsonst suchen Sie immer wieder die Gesellschaft weicher und sensibler Menschen. *Agrimony* kann Ihnen helfen, wenn Sie zu stark in die innere Isolation geraten sind und Ihr inneres Leben zu stark vom äußeren getrennt haben.

Luftzeichen

Zwillinge, Merkur oder 3. Haus betont

Sie sind ein schneller Denker, vielseitig interessiert und immer auf der Suche nach geistigen Anregungen. Sie pflegen die Probleme, die Ihnen das Leben stellt, durch Ihre klare Logik schnell zu lösen. Wo andere Menschen emotionale Probleme und innere Verstrickungen haben, wo sie sich in Unklarheiten und Widersprüchen verfangen, finden Sie durch kurzes Nachdenken eine nützliche und plausible Lösung, auf die Sie sich einstellen und nach der Sie handeln können.

Sie wissen: Schnelligkeit und Intelligenz sind Ihre hauptsächlichen Eigenschaften. Ihr Verstand braucht, weil er alles so schnell und reibungslos bewältigt, immer wieder neue Nahrung, neue Anregungen, neue Fragestellungen. Deswegen lieben Sie kulturelle Veranstaltungen, Ausstellungen, Vorträge, Konzerte und sind ein häufig und gern gesehener Gast bei geselligen Zusammenkünften. Denn nicht nur Ihr Verstand ist schnell, sondern auch Ihre Zunge. Es fällt Ihnen nicht schwer, Kontakt zu anderen Menschen zu finden. Es gefällt Ihnen, wie ein Schmetterling von einer Gesellschaft zur anderen zu flattern und in geistreichen Diskussionen mit Gedanken und Argumenten wie mit Pingpongbällen zu spielen.

Wo Sie sich aufhalten, da geht es lebendig zu, da kommt kein langes oder peinliches Schweigen auf, denn Sie haben die nötige Unbefangenheit und Schwerelosigkeit, um sich mit jedem über alles unterhalten zu können. Ihre Interessengebiete sind nicht begrenzt, und Sie sind selten beleidigt. Das macht es anderen Menschen leicht, mit Ihnen in Verbindung zu treten. Sie können allem ohne Vorurteil oder Hemmung entgegentreten, um es unter die Lupe Ihres klar ordnenden Verstandes zu nehmen.

Ihr Symbol ist Merkur, der ja den Verstand repräsentiert. Bei Ihnen (anders bei der Jungfrau, die ihn ebenfalls hat) ist es die leicht bewegliche, anregbare Seite des Verstandes, in der stets etwas Heiteres und Verspieltes liegt. Sie ziehen es vor, bestimmte Gedanken nur leichthin anzudeuten, statt in klebriger Zähigkeit bei ihnen zu verharren und sie bis ins letzte Detail auszuarbeiten. In der Zeit, die andere Menschen damit verbringen, über eine Idee oder eine Äußerung nachzusinnen und sie in jeder Kleinigkeit zu beleuchten, haben Sie bereits manchen geistigen Sprung vollzogen und sind meilenweit vom ursprünglichen Thema entfernt.

Da Sie sich die Welt verstandesmäßig erschließen und Ihre Gefühlsseite eher als belastend, vielleicht sogar als nicht geheuer betrachten, lieben Sie es, alles mit Hilfe Ihres »Computers« einer schnellen Kontrolle zu unterziehen und es in Ihr logisches System einzuordnen, denn eines benötigen Sie unbedingt: eine klare innere Position, aus der heraus Sie Ihr Leben bewältigen können. Sie werden es bei anderen Menschen als ein Manko empfinden, wenn sie langsam oder gründlich denken, schwerfällig in ihren Urteilen oder nicht vielseitig interessiert sind, wenn sie in Gefühlsprobleme verstrickt, in Depressionen, Eifersüchte oder unklare Haltungen verfallen, wenn sie nicht kulturell interessiert, kontaktfreudig, geistreich, unterhaltsam und sprachgewandt sind. Denn dies alles sind Ihre Stärken, und in ihnen liegen Ihre Möglichkeiten, dem Leben einen Sinn abzugewinnen.

Sie werden es aber immer wieder erleben, vor allem, wenn diese Ihre Eigenschaften nicht Ihrer bewußten Kontrolle unterstellt sind, daß man Sie als oberflächlich und geschwätzig, leichtfertig und gefühlskalt bezeichnet. Der Geist ist leicht und schnell. Er kann den Realitäten des Lebens in Sekundenschnelle vorauseilen, die Schranke von Zeit und Raum überwinden, sich dabei aber auch zu weit von der anderen Seite des Menschen, seiner emotionalen und tiefgründigen, entfernen. Menschen von anderer Struktur werden Sie als ungeduldig, nervös und machmal gereizt empfinden. Sie werden von Ihrer Art, anderen das Wort aus dem Munde oder die Arbeit aus der Hand zu nehmen, weil es Ihnen nicht schnell genug geht, frustriert sein.

Wenn Sie aber Ihre Mitmenschen als begriffsstutzig, langsam oder unbeweglich, verbohrt oder »unterbelichtet« bezeichnen, bedeutet das, daß Sie Ihre eigenen Grenzen nicht erkannt haben. Sie sollten *Impatiens* nehmen, weil es verhindert, daß aus Ihrer natürlichen Schnelligkeit Ungeduld und Oberflächlichkeit wird. Es ermöglicht Ihnen, etwas mehr in die Tiefe zu gehen, die Gedanken reifen zu lassen und sich fundiertere Erkenntnisse zu erschließen. Es beruhigt Ihr nervöses Temperament, unter dem Sie ja selbst zu leiden haben, und verhindert, daß Sie übereilte Urteile fällen oder aus Fahrigkeit Handlungen begehen, die Sie später bereuen.

Es fällt Ihnen nicht schwer, sich täglich aufs neue den sich ändernden Situationen anzupassen und sich von Meinungen, die Sie noch gestern vertreten haben, zu trennen, wenn Sie heute eine neue Erkenntnis gewonnen haben. Doch wenn Sie mit zu großer Oberflächlichkeit oder Sprunghaftigkeit den zähen Stoff Ihres Lebens bearbeiten wollen, dann werden Sie daran scheitern. Der Geist ist zwar beweglich, er ist die Luft, die schwerelos hin und her weht. Unser Leben jedoch hat auch die Schwere der Erde. Es ist wie ein Felsblock, aus dem der Künstler sein Kunstwerk meißeln muß. Das wird ihm ohne eine gewisse Kontinuität und Konsequenz nicht gelingen. Ihre Fähigkeit, schnelle und große geistige Sprünge zu machen, kann dazu führen, daß Sie in Ihr Leben keine Klarheit bekommen, daß Sie heute hierhin und morgen dorthin springen, Gesagtes zurücknehmen und Getanes rückgängig machen müssen.

Die vielen Seiten eines Phänomens oder einer Situation, das Entweder-Oder, das Hier und Dort, das Für und Wider kann Sie blockieren, so daß Sie keinen realen Schritt machen können. Zwar werden Sie im Geiste alle Möglichkeiten durchspielen, alle Alternativen prüfen und wieder verwerfen, innerlich hin- und herpendeln – doch in Ihrem Leben wird sich daraus kein Fortschritt ergeben, und es wird ein frustrierender Leerlauf bleiben. *Scleranthus* ist dann das richtige Mittel. Es kann Sie in die Lage versetzen, in Ihre Gedanken ein klares Konzept und in Ihr Leben eine gewisse Konsequenz zu bringen. Es hilft Ihnen, Ihre innere Sprunghaftigkeit, die Nervosität und die Konzentrationsschwäche zu überwinden, entschlußfähig, weitblickend und effektiv zu werden.

Waage, Venus oder 7. Haus betont

Sie sind auf Sympathie und Harmonie eingestellt. Wie die Waage suchen Sie immer das Gleichgewicht und wollen zwischen den Gegensätzen vermitteln. Es fällt Ihnen schwer, eine klare Position zwischen zwei Streitenden zu beziehen, oder sich zwischen zwei Alternativen zu entscheiden, weil Sie immer beide Seiten sehen und verstehen können. Nicht das Entweder-Oder, sondern das Sowohl-als-Auch hat Geltung für

Sie. So sind Sie der geborene Diplomat, der zwischen den streitenden Parteien hin- und herpendelt und zu vermitteln versucht – vor allem aber darauf bedacht ist, von beiden akzeptiert zu werden, denn Sie können es nicht ertragen, wenn jemand auf Sie böse ist. Falls Sie sich bei Ihrem sanguinischen Temperament aber doch einmal zu einem Wutausbruch haben hinreißen lassen, weil Ihr Bedürfnis nach Ausgeglichenheit zu stark verletzt wurde oder weil jemand Ihnen zu einseitig oder intolerant erschien, so geht es doch nicht lange, bis der gerechte Zorn verraucht ist und in Ihnen das unwiderstehliche Bedürfnis auftaucht, sich auszusöhnen. Nichts ist schlimmer für Sie, als eine unausgeglichene Situation. Es ist Ihnen unmöglich, längere Zeit in Streit mit jemandem zu liegen. Erst wenn wieder Friede eingekehrt ist, und wenn auch nur oberflächlich, haben Sie Ihre innere Ruhe.

Am liebsten jedoch versuchen Sie von vornherein, die Situation zu entschärfen und der Konfrontation auszuweichen, auch wenn Sie dabei eigene Positionen aufgeben müssen. Dafür werden Sie es aber immer wieder erleben, daß man Sie als lasch oder charakterlos bezeichnet. Menschen, deren Lebensgefühl sich daraus entfaltet, daß sie feste Positionen und Meinungen beziehen, von denen aus sie handeln und die sie mit aller Kraft verteidigen, können natürlich nicht verstehen, warum Sie immer zum Einlenken, zum Beschwichtigen und Vermitteln bereit sind. Sie brauchen ja nicht den Ausgleich, sind nicht wie Sie darauf angewiesen, bei allen beliebt zu sein.

Ihr Planet ist Venus. Bei Ihnen symbolisiert er (anders als beim Stier) die Harmonie, das Schöne, die Gerechtigkeit, den Ausgleich und die Gemeinsamkeit. Dies ist der Grundton Ihres Lebens.

Er drückt sich in Ihrer ebenmäßigen Erscheinung oder Ihrer persönlichen Umgebung aus, zum Beispiel der Wohnung, die mit Geschmack und einem gewissen Symmetriegefühl eingerichtet ist. Er zeigt sich in der großen Aufmerksamkeit, die Sie Ihrer Kleidung widmen und mit der Sie Ihr ganzes Äußeres gestalten. Daß man Sie dafür eitel nennt, werden Sie gewöhnt sein, und es wird Sie nicht besonders erschüttern, denn Sie halten ein schönes Aussehen für unerläßlich und genießen es dafür um so mehr, wenn man Ihnen deswegen Komplimente macht. Sicher wissen Sie, daß das Vergnügen an Schmeicheleien eine Ihrer Schwächen ist. Manchmal werden Sie sich deswegen mit der Oberflächlichkeit, dem schönen Schein, zufriedengeben.

Sie sind ein Mensch, der nicht gerne allein ist. Sie brauchen Kontakte, nicht zuletzt, um sich in Ihren Mitmenschen zu spiegeln, um ihre Sympathien und das Gefühl der Gemeinsamkeit zu genießen. Deswegen arbeiten Sie zum Beispiel gerne im Team, besuchen Freunde, Bekannte oder Feste. Die menschliche Kommunikation ist ein Lebenselixier für Sie. Sie können auf sie nicht verzichten und sind bereit, viel dafür zu opfern.

Das Gefühl, gerne gesehen zu sein, mit anderen Menschen im Gleichklang zu stehen, gibt Ihrem Leben einen Sinn. Leicht und heiter, spielerisch und verspielt, so fühlen Sie sich am wohlsten. Zwar wird man Sie deswegen oberflächlich und gefallsüchtig nennen, Ihren Dekorationen den »nötigen Ernst« absprechen, doch für Sie ist das Leben eine schöne, vergängliche und spielerische Angelegenheit, die vor allem aus dem Augenblick lebt und sich in ihm entfaltet, wie eine Blüte. Das Dauernde, Schwere und Ernste verhindert das sich immer neu Ergebende, das Spiel der Farben und Formen, die Lebendigkeit der sich täglich aufs neue und ohne ersichtlichen Zweck schmückenden Natur. Natürlich fehlt ihr die Dauer, dafür aber kann sie uns im Augenblick erquicken, wie ein Schluck frischen Wassers, ein Duft, ein Lied, ein Gefühl.

Sie haben die Aufgabe, das Schöne in unsere Welt zu bringen. Zwar kann sich niemand etwas dafür kaufen, aber wenn es uns nicht ständig formt, bleiben wir grobe Steine. Die Natur mit ihrer vergänglichen Schönheit ist Ihre Rechtfertigung gegenüber allen, die Sie für nichtsnutzig, oberflächlich oder eitel halten. Allerdings können Ihre Gaben auch ihr harmonisches Maß verlieren. Es besteht die Gefahr, daß Ihr Harmoniebedürfnis zur ständigen Suche nach Komplimenten und Schmeicheleien wird, daß Ihre Freude daran, sich zu schmücken und zum lebendigen Kunstwerk zu werden, zur Eitelkeit und ängstlichen Gefallsucht wird, daß Sie Ihr Selbstwertgefühl verlieren und permanent auf der Suche nach Bestätigung sind. Dann kann *Heather* ein wichtiges Mittel für Sie sein. Es läßt Sie die Lächerlichkeit Ihres Verhaltens erkennen und befreit Sie aus der Angst, nicht beachtet oder geschätzt zu werden.

Ihr Bedürfnis danach, es allen recht zu machen, Ihre Suche nach Gerechtigkeit und Ausgleich kann aber auch Ihre Lebensentfaltung behindern, statt sie, wie es Ihre Natur will, zu fördern. Wahrscheinlich wird es Ihnen dann immer wieder passieren, daß Sie, im Konflikt zwischen zwei Alternativen, sich überhaupt nicht mehr entscheiden können, oder, nachdem Sie einen Weg eingeschlagen haben, im nächsten Moment alles wieder rückgängig machen, um eine neue Richtung zu wählen. Dabei können Sie in totale Entscheidungsunfähigkeit geraten und aufgrund der Tatsache, daß Sie nicht wissen, was Sie tun sollen, Ihre Lebensfreude verlieren und verwirrt und ratlos werden. Für diese Schwäche ist *Scleranthus* das geeignete Mittel, denn es macht Sie wieder (oder endlich) entscheidungsfähig und läßt Sie im Konflikt zwischen zwei Alternativen doch den Weg finden, der Ihrer Selbstverwirklichung am ehesten entspricht.

In vielen Fragen Ihres Lebens ist es Ihnen wichtiger, sich in einem Konsens mit Ihrer Umwelt zu befinden, als Ihrer eigenen Intuition zu folgen. Das kann aber dazu führen, daß Sie Ihre Identität verlieren und nur um der Gemeinsamkeit willen ein Leben führen, das Ihnen nicht entspricht. Wenn Sie, statt der eigenen Meinung zu trauen, ständig fremden Rat befolgen, wenn Sie also zuviel von sich aufgeben, nur um eine Gemeinsamkeit mit einem anderen Menschen herzustellen, dann benötigen Sie *Cerato*. Sie brauchen mehr Vertrauen in sich selbst und die Erkenntnis, daß man keineswegs auf Sie böse ist, wenn Sie auch einmal Ihrer eigenen Stimme folgen, sondern daß die menschlichen Gemeinsamkeiten auch auf höheren Ebenen liegen als der täglichen Uniformität.

Aus den gleichen Gründen kann es auch dazu kommen, daß Sie sich, nur um das Wohlwollen Ihrer Umwelt nicht zu verlieren, zu stark anpassen und Ihre eigene Identität und Ihren Willen verlieren. Zwar wird mancher das im Moment angenehm finden, doch er wird Sie insgeheim dafür verachten und es Sie auch fühlen lassen. Um nicht zu tief in einen solchen verhängnisvollen Kreislauf von Anpassung und Selbstaufgabe, Unterdrückung und Verachtung zu kommen, benötigen Sie *Centaury,* das Mittel für Menschen, die immer darauf bedacht sind, anderen einen Gefallen zu tun, die in ihrer angeborenen Freundlichkeit und Gutmütigkeit das rechte Maß und ihre menschliche Würde verlieren. Es ermöglicht Ihnen, auch Ihren eigenen Bedürfnissen gerecht zu werden.

Wenn Sie feststellen, daß Sie aus Angst, die Sympathie Ihrer Mitmenschen zu verlieren, dazu übergegangen sind, ihnen etwas vorzuspielen, benötigen Sie *Agrimony.* Ihre angeborene Fähigkeit, überall harmonische Verhältnisse zu schaffen und Streit zu vermeiden, kann dazu führen, daß Sie jeder ehrlichen menschlichen Auseinandersetzung aus dem Wege gehen. Ihre Abneigung gegen Unfrieden, Konflikt oder Verstimmung kann so groß werden, daß Sie in der Tat zum notorischen Drückeberger werden und in die Rolle des stets Heiteren, nicht zu Beleidigenden und Angenehmen gehen.

Dadurch hoffen Sie, unbequemen Wahrheiten aus dem Wege gehen und den schönen Frieden aufrechterhalten zu können. Doch wenn Sie ehrlich sind, werden Sie sich in Ihrer ängstlichen Künstlichkeit, die jede schwierige Situation mit einem übertriebenen Lachen oder falscher Unempfindlichkeit überspielt, selbst nicht gefallen. Und in Ihrer mimosenhaften Empfindlichkeit werden Sie spüren, daß Ihre Umwelt sich gerade deswegen in Ihrer Gegenwart unwohl zu fühlen beginnt. Agrimony kann Ihnen dabei helfen, zu Ihrer natürlichen Heiterkeit, aus der heraus allein sich eine harmonische Situation ergibt, zurückzufinden. Vielleicht werden Sie dann erkennen, daß jeder, mit dem Sie zu tun haben, es vorziehen würde, wenn Sie ihm gegenüber ehrlich wären. Es ist zwar manchmal etwas unangenehm, aber längst nicht so schlimm, wie wenn Sie ständig einem offenen Wort ausweichen und versuchen, ihn durch Ihr künstliches Verhalten in eine ähnliche Rolle zu zwingen.

Sie sind ein Mensch, der das Außergewöhnliche liebt. Sie gehen Ihre eigenen Wege und halten Abstand von Ihren Mitmenschen, weil Ihnen nichts so verhaßt ist wie Unterordnung und gesellschaftliche Zwänge, Ideologien, Traditionen oder Normen. Gerade das Unnormale ist es, was Sie anzieht und das sich zum Beispiel in Ihren originellen Kleidern, Ihrer ungewöhnlichen Lebensweise oder Ihren ausgefallenen Ansichten äußert.

Uranus ist Ihr Symbol, und es bedeutet Neuerung, Umwälzung, Veränderung, Umsturz. Dieses Bedürfnis kann sich auch in sehr abrupter oder gewalttätiger Form äußern, wie beim Revolutionär, es kann weltweite geistige Neuerungen, wie große Entdeckungen und Erfindungen, hervorrufen, es kann sich aber auch nur in Ihrer privaten Biografie durch ständige Veränderungen, Berufs-, Wohnungs- oder Meinungswechsel manifestieren. Innerlich sind Sie stets auf der Suche nach Abwechslung, denn liebgewonnene Gewohnheiten und ausgetretene Wege – eben das, was man als normal bezeichnet – sind Ihnen einfach zu langweilig.

Das Bedürfnis nach Eigenständigkeit und Individualität läßt Sie immer eine gewisse Distanz zu anderen Menschen halten. Wer versucht, Sie in ein festes System, eine Regel oder eine strenge Ordnung einzugliedern, wird mit Überraschung feststellen, zu welch erbittertem oder sogar rücksichtslosem Widerstand Sie, der sonst einen so menschenfreundlichen und unverbindlichen Eindruck macht, fähig sind. Die Einschränkung Ihrer persönlichen Freiheit geht Ihnen an den Lebensnerv. Sie müssen ja gerade das Außergewöhnliche suchen, und wie sollten Sie das auf eingefahrenen Geleisen und unter dem Zwang irgendwelcher Vorstellungen oder Regeln können?

Die Distanz, die Sie zu Ihren Mitmenschen halten, macht Sie frei. Sie bedeutet keineswegs, daß Sie sie verachten oder nichts mit ihnen zu tun haben wollen, denn Sie sind in Wirklichkeit der geborene Philanthrop und wollen ihnen die Früchte Ihrer geistigen Exkursionen ins Außergewöhnliche zur Verfügung stellen. Weil Sie aber aus einer höheren Perspektive an die Probleme gehen, benötigen Sie auch einen größeren Abstand dazu.

Sie sind ein geistiger Mensch, und es liegt Ihnen mehr, Impulse zu geben und Probleme in der Theorie zu lösen, statt sich sozusagen die Ärmel hochzukrempeln und tatkräftig Hand anzulegen. Das ist etwas für andere Menschen. Sie überspringen mühelos die Hürden des täglichen Lebens oder des normalen Denkens. Theorie ist Ihnen wichtiger als Praxis, und die geistige Leichtigkeit, das Fehlen von Leidenschaften und Emotionen, die mangelnden Verknüpfungen und Verstrikkungen mit dem praktischen Alltag führen oft dazu, daß Sie ungeduldig und nervös werden. Im Geiste befinden Sie sich längst am Ziel, während die Realität, in der Sie Ihren Körper empfinden, langsam oder gar nicht hinterherhinkt. Wenn Sie in den zu weit auseinanderklaffenden Raum zwischen Theorie und Praxis geraten, werden Sie darin aufgerieben. *Impatiens* kann Ihnen Ruhe und Geduld geben, um Ihr Wollen und Ihr Können, Ihr Denken und Ihr Tun aufeinander abzustimmen. Geduld ist jene Tugend, die uns ermöglicht, im richtigen Moment zu handeln. Es liegt nicht in unserer Hand, ihn herbeizuzwingen, und Ihre Ungeduld bedeutet in Wirklichkeit, daß Sie sich gegen das Gesetz auflehnen, nach dem alles seinen aufeinander abgestimmten Verlauf nimmt. Statt nervös an den Fesseln der unbezwingbaren Realität zu zerren, wäre es besser, wenn Sie versuchen würden, in Einklang mit ihr zu kommen.

So wie Sie selbst in Ihrer Eigenart anerkannt werden wollen, respektieren Sie Andersdenkende und hassen es, Vorschriften zu machen oder Regeln aufzustellen. Gerade die Vielfalt und Varianz erfreut Sie, weil sie Sie anregt und freiläßt. Wenn Sie auch dazu neigen, menschliche Probleme in einem großen – oft etwas weltfremden – Entwurf zu lösen, sind Ihnen kleinliches Rassen- oder Klassendenken, religiöser oder politischer Fanatismus und oft sogar Traditionen verhaßt. Es geht Ihnen um persönliche und geistige Freiheit. Solange Sie diese, in welcher Form auch immer, haben, empfinden Sie Ihr Leben als sinnvoll.

Sie werden jedoch immer wieder auf Unverständnis treffen, wenn Sie sich auf Ihren eigenen Wegen zu weit von ihren Mitmenschen entfernt oder vergessen haben, daß Ihre Ideale keineswegs für alle gültig sind. Wenn Sie aus der Leichtigkeit Ihres Denkens den Boden unter den Füßen verloren haben, dann werden Sie in einen Konflikt mit Ihrer Umwelt kommen. Es wird Sie zwar vielleicht noch befriedigen, wenn man Sie für exklusiv oder ein Original hält – arrogant oder snobistisch genannt zu werden, wird Ihnen jedoch Unbehagen bereiten, weil Sie spüren, daß Sie an die Grenzen Ihres Freiraums gelangt sind und latent von Ihrer Umwelt bedroht werden, denn alles, was Ihnen fremd ist, beunruhigt Sie, und was Sie nicht verstehen, verfolgt Sie.

Sie werden sich dann vielleicht über die Engstirnigkeit und Intoleranz, Kleinkariertheit und Primitivität Ihrer Mitmenschen beschweren, doch in einer zu extremen Außenseiterrolle verlieren Sie den Kontakt zu ihnen. Sie brauchen sie aber für Ihre Geistesblitze und Erfindungen, Ihre Philosophie, Ihre Kunst, die Neuerungen und Verbesserungen. Zwar werden Sie die Isolation immer noch dem Leben in der Konformität vorziehen, aber Sie werden doch unter der Einsamkeit leiden. Vielleicht kompensieren Sie dann Ihren Zustand dadurch, daß Sie in die Rolle des Vornehmen oder Überheblichen oder zumindest des Außenseiters gehen, und aus Ihrer Unfähigkeit, Ihren Platz in der Gesellschaft einzunehmen, eine Tugend zu machen versuchen. Doch Ihr Stolz, Ihre Extravaganz oder Arroganz werden die Situation nur verschlechtern.

In dieser Situation brauchen Sie *Water Violet*. Mit seiner Hilfe können Sie wieder in die Gemeinschaft zurückfinden und auch gefühlsmäßige statt nur geistige Kontakte pflegen. Es hilft Ihnen vom stolzen Roß herunter und ermöglicht Ihnen, Ihre emotionale, warme und menschlich-direkte Seite zu entwikkeln. Es macht Sie wieder »normaler«.

Der Konflikt mit Normen, Traditionen, gesellschaftlichen Vorschriften oder der Moral, in dem Sie sich ja ständig latent befinden, kann unter bestimmten Bedingungen zum übergroßen Verlangen werden, die Fesseln zu sprengen, alles umzustürzen oder zu zerstören. Wenn Sie das Gefühl haben, daß Sie dabei sind, unter den Zwängen Ihres Lebens, unter der Intoleranz oder den Vorschriften Ihrer Umwelt durchzudrehen oder gar verrückt zu werden, dann nehmen Sie *Cherry Plum*, bevor man Sie tatsächlich für verrückt erklärt.

Und denken Sie daran, daß Ihre Fähigkeit zu außergewöhnlichen Gedanken und Ihr Bedürfnis nach Unabhängigkeit und Freiheit Sie zerstörerisch und gesellschaftlich untragbar oder zumindest intolerant werden lassen kann. Sie verachten das Enge, Normale, Gewöhnliche, aber es besteht immer die Gefahr, daß Sie darin zu einseitig werden und übersehen, daß auch die Regel, die Norm und die Tradition ihren Sinn und ihre Berechtigung haben. Für Sie vielleicht nicht, aber für andere. *Beech* wird Ihnen helfen, Ihrer Umwelt die Toleranz entgegenzubringen, die Sie auch von ihr erwarten und brauchen. Denn wenn Sie den Kreis Ihrer eigenen freiheitlichen Lebensentfaltung zu rücksichtslos übertreten, werden Sie der Gegenkraft, die sich als Gesetz, Norm oder Engstirnigkeit ausdrückt, zum Opfer fallen.

Wasserzeichen

Krebs, Mond oder 4. Haus betont

Wer so sensibel ist wie Sie, hat es nicht leicht in dieser Welt. Nur wenige ahnen, wie beeindruckbar, zart und empfindsam – und dabei verletzlich – Sie sind. Es ist nicht leicht, hinter Ihrem starken Familiensinn, Ihrem Bedürfnis nach einem eigenen, warmen Heim, Ihrer Fürsorge oder Hilflosigkeit das ewig gleiche Thema zu entdecken: die Suche nach der Gefühlsbeziehung, die allein Ihnen Kraft und Mut zum Leben gibt. Es ist stets die (ausgesprochene oder unausgesprochene) Frage: liebt ihr mich auch?

Ihr Symbol ist der Mond. Er bedeutet das geheimnisvolle

Zu- und Abnehmen innerer Kräfte, das Wechselspiel der Stimmungen, das Sanfte, Verborgene, das Unbewußte. Es macht Sie weich und empfindlich, einfühlsam, beeinflußbar und launisch, liebend und leidend.

Die Natur hat Ihnen keine rauhe Schale, keine robuste Durchsetzungsfähigkeit, keinen Kampfesmut gegeben, dafür aber die List des Schwachen. Schutz und Geborgenheit finden Sie hauptsächlich in der innigen menschlichen Beziehung, denn Sie leben aus den Gefühlen. Nur ein Mensch wie Sie kann an ihren feinen Nuancen aufblühen, am Unterton in der Stimme, an einem kleinen Zeichen, liebevoller Zuwendung und einer zarten Berührung. Ihre Beziehungen sind entsprechend intensiv. Ob das nun Personen aus Ihrer Kindheit, Ihr Ehepartner, Ihre Kinder, Freunde, Bekannte, ja selbst Ihr Hund oder die Blumen auf dem Fensterbrett sind – alles wird auf eine persönliche und intime Weise geliebt.

Doch weil das so lebenswichtig für Sie ist, haben Sie ständig Angst, die Zuwendung zu verlieren, verlassen oder abgelehnt zu werden. Vielleicht sind Sie dann beleidigt und schmollen tagelang, vielleicht versuchen Sie, einen jämmerlichen Eindruck zu erwecken, stellen sich hilfsbedürftig oder werden sogar krank, um Schuldgefühle oder Beschützerinstinkte hervorzurufen, oder versuchen die verschiedenartigsten subtil zugeschnittenen Erpressungen. Zwar ist vieles dabei übertrieben und gespielt – wahr ist aber Ihr unbedingter Wunsch, keine Zuwendung zu verlieren.

Doch – ob Sie sich als Kind an die Mutter klammerten, sie mit der Forderung nach ständigem Liebesbeweis tyrannisierten oder als Mutter Ihr Kind an sich binden und es zur Befriedigung Ihres Liebesbedürfnisses benützen und es durch übergroße Fürsorge lähmen, ob Sie Ihren Ehepartner, Ihre Freunde und Bekannten, ja selbst Ihren Hund mit Hilfe Ihres reichhaltigen Gefühlsrepertoires an sich zu fesseln versuchen – es wird keinem der Beteiligten guttun, denn bei ehrlicher Selbstbeobachtung werden Sie, je geringer Ihr Erfolg dabei ist, feststellen, wie giftig und ungerecht, bösartig und rachsüchtig Sie dadurch werden können. Bei Ihnen liegen Liebe und Haß sehr nahe beieinander. Weil Sie so empfindlich und verletzlich sind, neigen Sie dazu, den empfundenen Schmerz vielfach potenziert zurückzuzahlen.

In jeder Abhängigkeit steckt der Wunsch nach Befreiung, die nur mit Schmerzen erfolgen kann. Um dieser Gefahr vorzubeugen, könnten Sie rechtzeitig *Chicory* nehmen. Sie werden dann der Versuchung widerstehen können, durch übergroße Fürsorge andere Menschen unter Ihren Einfluß zu bringen, sie sich zu verpflichten und lebensunfähig zu machen. Wer gibt, um zu bekommen, macht sein Geschenk wertlos, denn in ihm liegt die unabdingbare Forderung nach Dankbarkeit. Es ist dann allenfalls ein (aufgezwungenes) Geschäft.

Sie brauchen Selbstüberwindung, sich einzugestehen, daß Sie mit Ihren guten Taten, Ihrer Fürsorge und Aufopferung als Mutter oder Kind, Ehepartner oder Freund, Arzt oder Helfer, primär in die eigene Tasche arbeiten. Auch Ihr Selbstmitleid, das ja nur eine Variante des Versuches darstellt, durch Mitleid zum Ziel zu kommen, gehört hierher. Alles Jammern und Klagen hilft nichts, wenn etwas verloren ist; wir können nichts rückgängig machen oder uns einer Schicksalsaufgabe entziehen. Doch Chicory (ein Dauermittel für Krebse), kann Ihnen helfen.

Der Sinn Ihres Lebens ergibt sich aus Ihren Gefühlsbeziehungen zu Menschen und Tieren, Pflanzen und Gegenständen, einer künstlerischen Tätigkeit oder einer bestimmten Lebenssituation. Wenn Sie sie verlieren, wird der Schmerz darüber intensive Haß- und Rachegefühle in Ihnen wecken. *Holly* kann Ihnen dann aus der Negativität heraushelfen und (vorausgesetzt, daß Sie es wollen) es Ihnen ermöglichen, nicht so giftig und gemein zu sein, wie Sie es manchmal aus Ihrem verletzten Gefühl sein können.

Da Sie so leidenschaftlich wünschen können, werden Sie im Falle einer Versagung oder eines Verlustes in ebenso tiefe Verbitterung geraten können. Der Groll gegenüber einem Menschen oder auch dem Schicksal kann Sie zum verbiesterten Misanthropen (oder zumindest zur »beleidigten Leberwurst«) machen, der jahrelang ein vermeintliches Unrecht mit sich herumträgt und in alle seine Lebensäußerungen einbringt. *Willow* kann Sie davor behüten. Das Leben ist ja stets voller Möglichkeiten. Wenn Sie eine verloren haben, dann nur deshalb, weil Sie eine andere bekommen sollen. Sie müssen sie aber sehen können. Doch Verbitterung und Beleidigtsein verdirbt das Wertvollste an Ihnen: Ihre Gefühle. Und Sie sind es in erster Linie, der darunter zu leiden hat.

Sie können ein Mensch sein, der am Leben leidet, weil er sich aufgrund seiner großen Sensibilität dem Lebenskampf nicht gewachsen fühlt. Aber wo Schatten ist, da muß auch Licht sein. Und so sind Sie der geborene Künstler. Sie können das Unsagbare und Unbegreifliche erfühlen und erleben. Doch wenn es Ihnen nicht gelingt, dem Unfaßbaren Ihres Gefühls eine verständliche und realistische Form zu geben, so gleicht Ihre Gabe einem wertvollen Samen, der nicht aufgeht. Wir stehen mit einem Bein im Jenseits und mit dem anderen im Diesseits, und diese unsere Doppelnatur muß sich in allen unseren Lebensäußerungen ausdrücken. Fühlen allein genügt nicht, Sie müssen auch denken! Sonst bleiben Sie ein halber, ein unbewußter und lebensunfähiger Mensch. Geben Sie nicht jeder aufsteigenden Gefühlswahrnehmung, jeder aus dem Unbekannten auftauchenden Ahnung den erstbesten Namen. Lassen Sie keine Einbildung oder fixe Idee daraus werden, begnügen Sie sich nicht immer mit der leichtesten Erklärung, die bei Ihnen ja oft einen hinterlegten Zweck verfolgt. Sprechen Sie nicht von dunklen Ahnungen, erlauben Sie sich keine unbeweisbare Beschuldigung und konstruieren Sie keine unhaltbaren Zusammenhänge, nur weil es gerade wieder mal über Sie gekommen ist. Sie als Gefühlsmensch müssen lernen, realistischer und rationaler zu werden. *Aspen* wird Ihnen dabei helfen.

Sie verfügen über einen großen inneren Reichtum, und was andere, robustere Menschen nicht einmal wahrnehmen, kann Ihre zarte Seele tief berühren und beglücken. Das Leuchten einer Farbe, das Lächeln in einem Gesicht, ein Ton, eine Nuance in der Stimme eines Menschen, ein Lufthauch, eine Andeutung – für Sie sind sie Mitteilungen von großer Bedeutung.

Sie sind Ihren Gefühlen ausgeliefert, wie eine Rauchfahne, die der Wind verweht. Sie müssen sie durchleben und lernen, Ihre Angst davor zu verlieren. Verletzlichkeit hat auch ihren Sinn, und Empfindsamkeit bedeutet menschliche Qualität. Doch die große Ängstlichkeit, von der Sie oft befallen werden, weil Sie einen Eindruck überbewerten oder einen Schmerz (für Sie das Schlimmste, was es gibt!) erwarten, beeinträchtigt Ihr menschliches Wachstum, das nun einmal im Durchleben der Gefühle besteht. Deshalb brauchen Sie immer wieder *Mimulus*. Es kann Sie mutiger machen, so daß Sie dem Schicksal positiv entgegensehen können, mag es nun Krankheit oder Schmerz, Verletzung oder Verlust mit sich bringen. Nur so können Sie auch seine positiven Seiten durchfühlen.

Ihre große Angst davor, Sympathien zu verlieren, verführt Sie immer wieder dazu, sich zu verstellen. Je unsicherer Sie sind, je mehr Sie verbergen zu müssen glauben, desto mehr bemühen Sie sich, die brenzlige Situation zu überspielen. Übertriebenes Lachen, schnelles Sprechen, künstliches Gehabe sollen Ihr Gegenüber von Ihrem wunden Punkt ablenken, weil Sie fürchten, einen Schmerz zu erleiden oder Zuwendung zu verlieren. Nicht ohne Grund empfindet man Sie dann als unehrlich und falsch und überträgt den momentanen Eindruck auf Ihre ganze Person.

Es ist für einen Außenstehenden schwer zu erkennen, daß es Ihnen in Wirklichkeit um seine Sympathie geht (die Sie sich aber gerade durch Ihr Verhalten verscherzen). Aber Sie wissen doch selbst am besten: nichts befriedigt uns so sehr, wie eine ehrliche und offene Haltung, auch wenn wir dabei einmal etwas Unangenehmes über uns erfahren müssen und vorübergehend verärgert sind.

Agrimony ist daher wichtig für Sie, weil es Ihre Natürlichkeit wiederherstellen kann. Zwar ist es schwer für Sie, sich Ihre Künstlichkeit einzugestehen, weil Sie damit auch an Ihre Verletzlichkeit erinnert werden, aber immer in Angst und hinter einer Maske leben zu müssen, ist noch schlimmer.

Sie sind nun einmal kein Mensch, der sich mit den Ellbogen durchsetzt. Wenn Sie dabei aber nicht so ehrgeizig wären, würde daraus kein besonderes Problem entstehen. So aber stehen Sie immer wieder im Konflikt zwischen Ihren Wünschen und Ihren Möglichkeiten, was Sie zu allerlei Tricks verleiten kann. Auch hierfür brauchen Sie Agrimony. Sie müssen sich zu Ihrer eigentlichen Stärke bekennen, die Sie auch jedes gewünschte Ziel erreichen läßt. Sie ist im Motto: »Steter Tropfen höhlt den Stein« ausgedrückt. Sonst besteht die Gefahr, daß Sie sich in Minderwertigkeitsgefühlen selbst zerfleischen und versuchen, sie durch besonders grimmiges Gehabe oder übertriebene Aggressivität zu überspielen, denn aus Angst vor dem Versagen und der eigenen Schwäche könnten Sie weit über das Ziel hinausschießen.

Auf der Suche nach Schutz und Geborgenheit ist ein Mensch wie Sie immer versucht, sich in die Vergangenheit zu begeben. Sie ist angenehm für ihn, denn in seinen Erinnerungen kann er sich ungefährdet mit Problemen auseinandersetzen, die in der Realität nicht beherrschbar sind, oder er kann sich mit schönen Erinnerungen trösten. Doch was er gerade lernen muß: in der rauhen Welt zu bestehen und eine festere Form zu gewinnen, versäumt er dabei. Jedes Problem Ihrer Vergangenheit ist auch momentan vorhanden. Wenn Sie wirklich wollen, können Sie es suchen und an ihm arbeiten. Dann kommen Sie voran und verlieren viele Ihrer Ängste. *Honeysuckle* ist das Mittel, das Ihnen dabei hilft, sich aus dem Sog der Erinnerungen und Träumereien zu befreien und in die Realität zurückzukehren, um wirklich leben zu können.

Skorpion, Mars, Pluto oder 8. Haus betont

Geheimnis und Wahrheit, Wandlung und Läuterung, Krise und Tod: das sind Begriffe, die für Sie eine besondere Bedeutung haben. Aber auch: Macht und Wille, Leidenschaft und Exzeß, Suggestion und Magie. Von allen astrologischen Typen vereinen Sie die größten Extreme in sich, im positiven wie im negativen Sinne. Sie können emporsteigen in die Höhen sittlicher Vorbildlichkeit und selbstloser Leistung, aber auch der

Versuchung erliegen, Menschen Ihrem Machttrieb und Ihrer Zerstörungsfreude zu opfern, denn nichts, was Sie unternehmen, entspringt naiver Unschuld. Sie verfolgen stets einen Zweck, haben einen Hintergedanken oder eine geheime Absicht.

Mehr als andere Menschen müssen Sie sich um Bewußtwerdung bemühen, denn Sie haben Zugang zu den unbewußten Tiefen der menschlichen Natur. Ihre Vorliebe für das Geheime ist kein Zufall. Sie ist Verpflichtung und Möglichkeit. Wo andere vor dem Sumpf ihrer unbewußten und verdrängten Leidenschaften und Triebe zurückschrecken, wo sie sich lieber einem klar geregelten und gesicherten Leben hingeben, müssen Sie hinabsteigen zu Ihrer dunklen Seite und im Kampf mit ihr zu Läuterung und Selbsterkenntnis kommen. Wenn Sie die verborgenen Schwächen und Laster Ihrer Mitmenschen aufspüren, sie erbarmungslos ans Licht zerren, die Pflaster von den eitrigen Wunden der Seele reißen und sie den qualvollen Blick in den Spiegel tun lassen, dann müssen doch in Wirklichkeit Sie es sein, der sich darin erkennt.

Immer wieder zieht es Sie dorthin, wo das Licht fehlt, Geheimnis und Verbot herrschen. Mit sicherem Spürsinn pflegen Sie auf den wunden Punkt loszugehen, vor dem Schmerz der Entdeckung nicht zurückschreckend. Doch es hängt von Ihrer »Moral« ab, ob Sie auf den verborgenen Schwächen der Menschen eine subtile Schreckensherrschaft errichten, sie an dem leiden lassen, was sie an sich nicht ertragen können und deshalb verdrängt haben, oder ob Sie daraus Ihren eigenen Kampf machen – wohl wissend, daß alles, was Sie aufstöbern, auch in Ihnen liegt. Sie können sich für Ihre Handlungen verantwortlich fühlen und den Gespenstern menschlicher Perversion und Niedertracht, die Sie im Mitmenschen erkennbar machen, Ihren Namen geben und ihre Überwindung zu Ihrer eigenen Sache machen. Wer das Wissen nutzt, besitzt die Macht. Auf diese zu verzichten und aus dem Wissen ein Licht für Ihre Mitmenschen zu machen, ist Ihre große Möglichkeit.

Der Mensch scheut vor nichts so sehr zurück, wie vor seiner dunklen, unbewußten Seite. Er fühlt ihre Existenz und fürchtet sie, weil er ihr nicht gewachsen ist. Er symbolisiert sie in der Vorstellung der Hölle, in der der »Teufel« (nämlich er selbst) haust. Skorpion-Menschen haben die Gabe, dort hinunterzusteigen und Licht hineinzubringen. Deshalb zieht Sie jedes Geheimnis geradezu magisch an, deshalb kann ein Mensch wie Sie Forscher oder Analytiker, Detektiv, Geheimnisträger oder Beichtvater sein, aber auch mit Hilfe seiner Kraft, die seiner Umwelt oft als magisch, suggestiv oder hypnotisch erscheint, als Demagoge, graue Eminenz, Spion, Schnüffler oder Erpresser auftreten.

Stirb und werde – das ist Ihr Prinzip. Und Sie haben ja oft genug – von der Umwelt unbemerkt – erlebt, wie Sie aus dem Fegefeuer des Selbstzweifels, aus inneren Krisen und Leiden, aus dem Kampf mit Ihrer negativen Seite, den geheimen Lastern und entarteten Bedürfnissen, wie Phönix aus der Asche erstanden sind. Ständig gärt es in Ihrer verschlossenen und grüblerischen Natur, damit der klare Geist der Erkenntnis und der Wahrheit ans Tageslicht treten kann.

Sie können nicht unbeschwert in den Tag leben, die Augen schließen und das Unangenehme verdrängen. Sie haben nicht die Unschuld, die es Ihnen ermöglichen würde, die Fünf gerade sein zu lassen. Ihre Umwelt wird über die unvermuteten Eruptionen dunkler Leidenschaft erschrecken. Sie wird Ihren unbeugsamen Willen und Ihre Kraft, etwas Begonnenes zu Ende zu führen, kennen. Sie stehen im Bann jener geheimnisvoll-dunklen Kraft, die Sie suchen und die von Pluto symbolisiert wird. Sie scheuen vor Schwierigkeiten und Komplikationen nicht zurück, wenn es um eine von Ihnen erkannte Wahrheit geht. Sie müssen den Kampf gegen die Angst und die Unwahrheit wagen – das ist Ihre Natur. Sie müssen sich immer wieder überwinden: Das ist die größte Leistung, die ein Mensch vollbringen kann. Sonst leiden Sie in Ihrer eigenen Hölle.

So rücksichtslos, wie Sie dabei gegen sich selbst vorgehen müssen, sind Sie dann oft auch zu Ihren Mitmenschen, nur vom Drang beseelt, den vereiterten Zahn zu ziehen, den Abszeß zu öffnen, die faule Stelle herauszuschneiden. Verbohrt und von Leistungsehrgeiz besessen, verfolgen Sie zielstrebig das Angepeilte: im negativen Falle Macht und Einfluß, im positiven Reinigung und Selbstüberwindung. Das kann sich in den unterschiedlichsten Situationen manifestieren, im Kleinen wie im Großen. Es kann Ihnen nur darum gehen, Ihre Überzeugung durchgesetzt und Ihr Ziel erreicht zu haben, es kann sich in Ihrer Sexualität zeigen, die von starker Triebkraft und dem untergründigen Wunsch nach Macht und Unterwerfung gekennzeichnet ist, in Exzessen jeder Art, in Selbstkasteiung, in der Zerstörung des Heiligen und Übertretung des Tabus.

Wenn Sie aber das Opfer Ihres Willens und Leistungszwanges zu werden drohen, nicht mehr ausruhen oder ausatmen können, brauchen Sie *Oak*. Diese Gefahr besteht immer wieder bei Ihnen. Doch damit Ihr Werk gelingt, müssen sich Spannung und Entspannung im Gleichgewicht befinden, wenn auch auf einem hohen Niveau. Oak läßt Sie durchhalten, ohne daß Sie an Ihrem Durchhaltewillen zerbrechen.

Wenn Sie, von großem Verantwortungsgefühl getrieben, plötzlich das Gefühl haben, Ihrem inneren Auftrag nicht mehr gewachsen zu sein, wenn Sie glauben, daß der Berg zu hoch sei und Sie an ihm scheitern werden, nehmen Sie *Elm*. Es ist für Menschen, die sich vorübergehend ihrem selbstgewählten Auftrag nicht mehr gewachsen fühlen. Sie wollen die Kohlen aus dem Feuer holen, und das ist oft eine übermenschliche Leistung.

Manchmal wird Ihre Zielstrebigkeit, die fast immer im Dienst eines inneren Auftrags steht, Ihre Einsatzfreude und Ihr missionarischer Eifer zu groß. Dann geraten Sie in Hochspannung, die Sie auch auf andere übertragen. Sie gefährden Ihre Aufgabe und Ihre Gesundheit dadurch und verlieren das innere Gleichgewicht. *Vervain* kann es Ihnen zurückgeben und Sie aus der Rolle des gnadenlosen Antreibers (sich selbst und anderen gegenüber) befreien.

Von Ihren Wahrheiten oft zu überzeugt, werden Sie versucht sein, an Ihre Umgebung zu strenge Forderungen zu stellen. Auch wenn Sie etwas für richtig halten und sich immer selbst treu bleiben müssen, so sollten Sie doch nicht vergessen, daß jedes Ding tausend Seiten hat und viele Wege nach Rom führen. Jeder Mensch hat sein eigenes Gesetz und findet auf seine Weise zu einem sinnvollen Leben. Und Ihre Art, schonungslos den schmerzhaftesten Punkt anzusteuern, kann nicht jeder ertragen.

Sie könnten ein guter Lehrer sein, weil Sie Einblick in die menschliche Psyche haben und den Wunsch, dem Richtigen zum Durchbruch zu verhelfen. Aber wenn Sie zu verbohrt werden und an jedem in Ihrer Umgebung herumerziehen, schlagen Ihre Bemühungen ins Gegenteil um. Dann werden Sie zum verhaßten Haustyrannen, der nur kritisiert und nichts Andersartiges in seiner Umgebung dulden kann. *Vine* kann Ihnen dann die Toleranz geben, die im menschlichen Zusammenleben unerläßlich ist. Sie können dann durch die Überzeugungskraft Ihrer Wahrheiten wirken und nicht durch Zwang und Kritik.

Eine Ihrer großen Schwächen ist das Bedürfnis nach Macht. Ihr Wunsch, Menschen unter Ihren Einfluß zu bringen, läßt Sie oft der Versuchung erliegen, ihre Gefühle zu diesem Zweck zu mißbrauchen. Sie vermitteln Ihren Kindern, Ihrem Partner, Ihren Freunden oder den Schwächeren das Gefühl der Schutzbedürftigkeit, verpflichten sie durch geschickt eingesetzte menschliche Zuwendung zu Dank und machen sie lebensunfähig. Aus Angst vor dem psychischen Druck, der seelischen Bestrafung und den Schuldgefühlen sind sie dann unfähig, ihre eigenen Wege zu gehen. Sie selbst aber gefallen sich in der Rolle des immer Schützenden, des Starken und sich Aufopfernden, der Übermutter oder des großen Vaters, ohne die sie verloren sind.

Nach außen ist das eine moralisch hochstehende Rolle, aber Sie wissen nur zu gut, daß Sie damit Ihren Egoismus und Ihr Machtbedürfnis befriedigen. *Chicory* ermöglicht es Ihnen, auch diese Schwäche zu überwinden und selbstlos für Ihre Lieben zu sorgen. Dann können Sie sie frei lassen und sich daran erfreuen, daß Sie es ihnen ermöglicht haben.

Ihre Leidenschaften und Triebe tragen immer eine gewisse Aggressivität in sich. Sie brauchen sie, um Ihre hohen Ziele zu erreichen oder den Kampf mit dem Drachen des Lebens zu bestehen. Aber oft bricht sie unkontrolliert in ihrer negativen Form aus Ihnen hervor: als Eifersucht, Haß, Neid, Mißtrauen, Besitzgier. Gerade wenn nicht alles nach Ihrem Willen geht, wenn etwas vom festgelegten Kurs abweicht, regen sich in Ihnen die dunklen Kräfte der Aggression. *Holly* ist daher ein Mittel, das Sie immer wieder brauchen, damit aus Ihrer Kraft etwas Positives und Aufbauendes wird. Zwar wird es Sie momentan erleichtern, Ihre negativen Gefühle an anderen abgelassen zu haben, doch auf die Dauer werden Sie feststellen, daß Sie nur sinnlos zerstören und Ihre Kraft verschwenden, statt gleichzeitig aufzubauen.

Sie haben ja die besondere Fähigkeit, das Verdorbene, Falsche, Pervertierte aufzuspüren. Daraus ergibt sich Ihr Wunsch, es zu überwinden. Bei jedem Menschen entdecken Sie den Flecken auf der weißen Weste, und im günstigen Falle tun Sie es auch bei sich selbst. Das kann aber, wenn Sie darin den Überblick verlieren, zu einem Wahn führen. Dann fühlen Sie sich vergiftet oder beschmutzt und leiden unter sich oder Ihrer Umgebung. Es ist zwar immer etwas Richtiges an diesem Gefühl, denn wir alle brauchen ständig Reinigung, aber wenn Ihre Angst vor Infektionen, Umweltgiften oder negativen menschlichen Einflüssen beginnt, Sie zu tyrannisieren und entmündigen, brauchen Sie *Crab Apple*. Es reinigt Körper und Seele.

Fische, Neptun oder 12. Haus betont

Sie lieben das Ungewisse, Unbestimmte, Transzendente, bewegen sich gern im Hintergrund der Geschehnisse, die Strömungen der Situation erfühlend und sich ihnen hingebend oder die Grenzen zu einer anderen Welt mühelos überschreitend. Sie empfinden das Leben mit seinen konkreten Forderungen oft als schwer, Ihre Mitmenschen sind Ihnen zu gefühllos, zu oberflächlich, zu gewalttätig. Doch Sie können ihrem allzu direkten Zugriff ins Uferlose und Unverständliche ausweichen. Ihre starke Beeindruckbarkeit, Ihre reiche Gefühlswelt, Ihre Fähigkeit, mit anderen Menschen zu leiden, kann Sie leicht zu ihrem Opfer machen, und Ihre Bereitschaft, anderen zu helfen, dazu führen, daß man Sie ausnützt. Es ist nicht nur Selbstschutz, daß Sie sich ihnen immer wieder entziehen. Denn Ihr Leben entfaltet sich in den Zwischenebenen, im Formlosen. Sie schwimmen in einer für Außenstehende nicht zugänglichen Welt.

Niemand weiß, wie reich Ihr Innenleben ist, und niemand braucht es zu wissen. Die Welt Ihrer Phantasie ist überreich. In ihr können Sie alles finden, was Ihnen die mühselige äußere Welt verweigert. In ihr können Sie sich entfalten und ausleben. Sie ist Ihre Zufluchtsstätte, Ihre innere Insel. Sie brauchen sie, denn immer wieder verlangt man etwas von Ihnen, was Sie nicht können: sich in der Welt der egoistischen Interessen, des Konkurrenzkampfes durchzusetzen, einen Platz in ihr zu erobern und zu behaupten. Es erscheint Ihnen sinnlos und mühsam, Erfolgen nachzurennen, die nur anderen etwas, Ihnen aber nichts bedeuten. Ihre wirkliche Welt liegt innen.

Alles, was nicht konkret, starr und festgelegt ist, was verschwommen, ahnungsvoll, flüchtig und unbegrenzt ist, hat einen besonderen Reiz für Sie. Stets haben Sie das Gefühl, daß die Phänomene unserer konkreten Welt mit einer anderen, formlosen, kosmischen Dimension verwoben sind. Sie erfassen sie durch Ihre Gefühle, Intuitionen, Träume und Ihre Kunst. Musik zieht Sie besonders an, weil sie Ihnen wie eine Botschaft aus dem Jenseits erscheint, weil sie flüchtig und unfaßbar ist, Ihren Gefühlen Farbe und Intensität gibt und Sie dieser Welt entrückt. Das Verschwommene und Verschwimmende, die sich ständig ändernden Bilder des fließenden Wassers, das Lodern des Feuers, Wolken, Düfte – überhaupt alles Vergängliche spricht Sie in Ihrer Seele an. Sie finden in ihm einen Zugang zu Ihrem eigentlichen Wesen, das auf die Überschreitung der Grenzen angelegt ist.

In dieser menschlichen Welt aber sind Sie nicht recht zu Hause. Sie entziehen sich ihr ja auch immer wieder. Es fällt Ihnen schwer, eine berufliche Karriere einzuschlagen, die von

Ihnen Pünktlichkeit, Zuverlässigkeit und ständig gleichbleibende Leistung verlangt. Sie mögen keine gesellschaftlichen Positionen, in denen Sie die Vorstellungen Ihrer Umwelt erfüllen müssen, Sie sind nicht der Fels in der Brandung, sondern Ihr Leben vollzieht sich gleichsam im Spiel von Schatten und Licht, von Tönen und Düften, Bewegungen und Gefühlen.

Sie fühlen zu stark die Gegenwart jener Welt, die nach anderen Prinzipien funktioniert als die menschliche. Zwischen beiden hin- und herschwimmend, Ihren Eingebungen und Gefühlen ausgeliefert und sich ausliefernd, finden Sie es unmöglich, pünktlich zu sein, Verantwortung zu übernehmen und die Erwartungen Ihrer Mitmenschen zu befriedigen, die Sie deswegen unverbindlich und verantwortungslos nennen.

Alles verstehend, sich in alles hineinfühlend, fällt es Ihnen schwer, klare Positionen einzunehmen oder Verurteilungen auszusprechen. Im Grunde hat für Sie alles seine Richtigkeit, weil Sie seinen Zusammenhang mit der kosmischen Dimension sehen, weil in Ihnen das Gefühl liegt, daß alles, was geschieht, der Ausdruck einer in menschlichen Begriffen nicht faßbaren Kraft ist: Ihr Fühlen ist stets auch ein Mitfühlen; das Leiden anderer Menschen wird zum Mitleiden. So können Sie sich oft ihren Forderungen oder ihrem Unglück nicht entziehen, sondern versuchen, ihren Schmerz, der dadurch auch der Ihre ist, zu lindern und ihnen ihr Schicksal tragen zu helfen, für das Sie oft mehr Verständnis haben als sie selbst.

Immer wieder stellen Sie fest, daß Ihr Wissen um das Geheimnis dieses Lebens größer ist als bei anderen Menschen, daß Sie Zugang zu Dimensionen haben, denen jene ratlos gegenüberstehen und daß Ihnen daraus auf eine seltsame Weise mehr Kraft als den von ihrem Schicksal Gebeutelten erwächst.

So entfalten sich Ihr Lebenssinn und Ihr Selbstverständnis aus dem Wissen um die Transzendenz aller Phänomene dieser Welt, aus dem Formlosen, dem Fluktuierenden, dem alles umfassenden und verstehenden Gefühl, der Toleranz und dem Verständnis, der Suche nach Erweiterung, nach Gott und dem »Jenseits«. Doch Sie werden in diesem Leben immer wieder an Grenzen stoßen, Sie werden sich nicht nur als Subjekt, sondern als Objekt erfahren. Wenn es Ihnen gelingt, aus der Kritik und den Vorwürfen, die Ihnen die objektive Umwelt macht, eine Erkenntnis zu formen, dann werden Sie auch Ihre Unarten und schwachen Seiten erkennen. Sie werden sehen, daß man Ihnen nicht ganz zu Unrecht vorwirft, sich treiben zu lassen und sich dem Leben willenlos zu überantworten, keine Initiative zu entwickeln und das Schicksal klaglos anzunehmen. Sie brauchen *Wild Rose,* um wieder Anschluß an das Leben zu bekommen.

Ihre Fähigkeit, sich innere Welten zu erschließen, Ihre große Phantasie und Vorstellungskraft können dazu führen, daß Sie sich hauptsächlich Tagträumereien und Spekulationen hingeben. Sie ermöglichen es Ihnen, den momentanen Problemen Ihres Lebens auszuweichen, doch werden Sie dadurch immer in den Konflikt mit der Notwendigkeit, ihm eine Form zu geben und es real zu gestalten, geraten. *Clematis* wird Sie hierin unterstützen, denn es richtet Ihren Blick auf die Gegenwart, in der Sie nun einmal leben. *Honeysuckle* dagegen ist für Ihre Neigung, schönen Erinnerungen nachzuhängen, der Vergangenheit nachzutrauern oder in ihnen einen Unterschlupf zu suchen.

Die Formlosigkeit, die es Ihnen ermöglicht, zwischen den Welten zu wandern und sich dem lebendigen, alles ständig verändernden Fluß des Lebens einzufügen, kann dazu führen, daß Sie das willenlose Opfer anderer Menschen werden und sich allzu selbstlos ausnützen lassen. Dann brauchen Sie *Centaury,* das Ihren Willen und Ihre Durchsetzungskraft stärkt.

Ihre Verbindung zum Jenseits, zu einer außerirdischen Dimension, Ihr Gefühl, dem »Göttlichen«, Transzendenten, Ewigen verpflichtet zu sein und doch als schwacher Mensch darin immer wieder zu versagen, kann in Ihnen Selbstvorwürfe und Schuldgefühle auslösen. Sie fühlen sich einer höheren Instanz verantwortlich, die Sie aber auch zum Beispiel im leidenden Mitmenschen wahrnehmen, und erleben immer wieder, daß Sie in Ihrer menschlichen Unzulänglichkeit diese Forderungen nicht oder nur teilweise erfüllen können, so daß Sie sich Gott oder Menschen gegenüber schuldig fühlen. Dann wird Ihnen

Pine weiterhelfen, weil es Sie erkennen läßt, daß Schuldgefühle unberechtigt sind, denn Sie handeln in jedem Moment so gut, wie Sie tatsächlich können. Die Tatsache, daß Sie es zu einem anderen Zeitpunkt vielleicht besser machen könnten, hat dafür keine Bedeutung. Auch unsere Fehler sind kein Zufall, sondern sie gehören in einen höheren, wenn auch schwer verständlichen Plan.

Aus der Verbindung zur unsichtbaren Welt, aus der starken Empfänglichkeit für das Unaussprechliche und Ungreifbare können Sie leicht der Versuchung erliegen, dieses Formlose, Geahnte in die Dimension unserer »realistischen« Welt zu übertragen, so daß Sie ihr mit unerklärlichen Ängsten oder Ahnungen entgegentreten. *Aspen* hilft Ihnen dann, Ihre medialen Fähigkeiten in Klarheit und Bewußtsein zu verwandeln, statt sich in Einbildung und Beziehungswahn, durch den auch der Okkultismus so oft gekennzeichnet ist, zu verlieren.

Ein Mensch wie Sie: nicht zu Hause in dieser Welt und am Leid seiner Mitmenschen leidend, neigt dazu, sich in traurigen und niedergedrückten Stimmungen zu verlieren. Sie kommen über ihn, ohne daß er sich dagegen wehren kann. Doch sie bedeuten in Wirklichkeit Zustände besonderen Ernstes und die Chance zu außergewöhnlichen Erkenntnissen. Statt sich ganz in sie hineinfallen zu lassen und auch Ihre Umgebung damit zu belasten, sollten Sie versuchen, ihre Bedeutung und die in ihnen liegenden Mitteilungen zu verstehen. *Mustard* wird Ihnen dabei helfen, auch in den schweren Zeiten die Verbindung zu Ihrem höheren Wissen nicht zu verlieren und »trotz allem« innerlich heiter zu bleiben. Dann werden Sie vielleicht auch erkennen, daß jede Depression in Wirklichkeit die Verweigerung einer höheren Erkenntnis ist, denn alles, was uns begegnet, hat seinen Sinn. Gerade Sie, die Sie so sehr zur Depression neigen, müßten und könnten zu ihm finden.

Edelstein Aquamarin

Register

Literaturverzeichnis

Dr. Edward Bach: *Blumen, die durch die Seele heilen.* Hugendubel Verlag

Dr. Edward Bach: *Gesammelte Werke.* Aquamarin Verlag

Dr. Edward Bach/Jens-Erik R. Petersen: *Heile dich selbst mit den Bach-Blüten.* Droemersche Verlagsanstalt

Julian Barnard: *Blumen für die Seele.* Integral Verlag

J. und M. Barnard: *Das Bach-Blüten-Wunder.* Heyne Verlag

Dr. Götz Blome: *Das neue Bach-Blüten-Buch.* Verlag Hermann Bauer

Philipp M. Chancellor: *Handbuch der Bach-Blüten.* Aquamarin Verlag

Peter Damian: *Astrologie und Bach-Blütentherapie.* Aquamarin Verlag

Dietmar Krämer/Helmut Wild: *Neue Therapien mit Bach-Blüten.* Band 1–3. Ansata Verlag

Joanna Salajan/Sita Cornellissen: *Bach-Blütentherapie: Zubereitungen und Anwendungen.* Aurum Verlag

Mechtild Scheffer: *Bach-Blütentherapie.* Hugendubel Verlag

Mechtild Scheffer: *Erfahrungen mit der Bach-Blütentherapie.* Hugendubel Verlag

Mechtild Scheffer: *Selbsthilfe durch Bach-Blütentherapie.* Heyne Verlag

Mechtild Scheffer: *Original Bach-Blütentherapie.* Jungjohann Verlag

Gregory Vlamis: *Die heilenden Energien der Bach-Blüten.* Aquamarin Verlag

Nora Weeks: *Edward Bach.* Hugendubel Verlag